304烧伤外科新护士临床护理手册

主　编　王淑君　周　体

副主编　张　燕　曾登芬　亢　君　张　玲　王力勤

编　者（排名不分先后）

马春亭　王　伟　王彩云　王淑君　邓虎平　朱文君

孙天骏　李大伟　李方容　李东杰　李菊清　杨　华

吴娜娜　宋喜鹤　张　琳　张子娟　张文静　张晓影

张媛媛　林彦璐　国聪聪　岳丽青　柳聪颖　保佳佳

祝红娟　聂婷婷　董金平　鲁虹言　蔡建华　魏雪菁

科学技术文献出版社
SCIENTIFIC AND TECHNICAL DOCUMENTATION PRESS

·北京·

图书在版编目（CIP）数据

304烧伤外科新护士临床护理手册 / 王淑君，周体主编. —北京：科学技术文献
出版社，2021.3（2024.7重印）
ISBN 978-7-5189-6533-5

Ⅰ.①3… Ⅱ.①王… ②周… Ⅲ.①烧伤—护理—手册 Ⅳ.① R473.6-62

中国版本图书馆 CIP 数据核字（2020）第 043193 号

304烧伤外科新护士临床护理手册

策划编辑：马永红　　责任编辑：马永红　田淑华　责任校对：张吲哚　责任出版：张志平

出　版　者	科学技术文献出版社
地　　　址	北京市复兴路15号　邮编 100038
编　务　部	（010）58882938，58882087（传真）
发　行　部	（010）58882868，58882870（传真）
邮　购　部	（010）58882873
官 方 网 址	www.stdp.com.cn
发　行　者	科学技术文献出版社发行　全国各地新华书店经销
印　刷　者	北京虎彩文化传播有限公司
版　　　次	2021 年 3 月第 1 版　2024 年 7 月第 4 次印刷
开　　　本	787×1092　1/16
字　　　数	373千
印　　　张	18.75
书　　　号	ISBN 978-7-5189-6533-5
定　　　价	78.00元

仅以此书纪念我们一起奋斗在解放军总医院第四医学中心（原中国人民解放军第304医院）烧伤护理岗位上三十余年的美好岁月！

王淑君

自 序

很高兴您选择了《304烧伤外科新护士临床护理手册》，这既是一本烧伤专科护士初入职场的指导书籍，又是一本烧伤专科护理管理者实施系统培训的教材，内容包括专科临床护理、专科临床护理技能、应急与抢救预案、重症监护室制度、专科质量标准，以及身心并护临床护理路径和烧伤科常用各类药品的宣教篇等。专科临床护理内容涵盖烧伤基础知识和急救，从患者入院开始直至出院涉及的每一个关键环节护理，烧伤专科疾病护理全覆盖；专科临床护理技能包括基础操作和专科操作，既有通科护理操作，也有烧伤涂药、点眼、翻身床和悬浮床使用、呼吸机和血透机的应用、负压封闭引流技术等专科护理操作，共计40项；应急与抢救预案包含了39个专科常见的病情变化和突发情况的处置流程，既有专业抢救流程，也有监护室停电、护患纠纷、患者坠床等应对策略；重症监护室制度包括收治范围、转入和转出程序、探视管理、各班工作职责标准及流程、护士岗位准入标准等；专科质量标准涉及烧伤专科疾病护理质量标准和常见合并症、并发症的护理质量标准；附录中的"身心并护"临床护理路径、常用药品宣教和常用化验正常值及意义为临床护士所要了解和掌握的必需和扩充。该书由解放军总医院第四医学中心和第八医学中心的工作人员编写，将临床实践经验和研究成果相结合，编写以贴近临床，确保实用性、系统性和可操作性为原则。

时光荏苒如白驹过隙，1989年我从第四军医大学护校毕业，便与烧伤护理结缘。满怀热情和憧憬，带着在校所学有限的烧伤护理知识，初次踏入病房，面对面目全非的烧伤患者，那时的恐慌和无措，至今仍然历历在目。30余年护理生涯，我始终在临床一线患者身旁，既十分珍惜这份职业带给我的收获和成长，也坚定了要为这份挚爱的事业和更多的同行做些什么的信念。护理过上万的患者，培养带教过很多护士，在自己成长与见证他人成长的道路上，我深知一本好的实用的专科手册的确能起到事半功倍的效果，一本全面系统归纳式的指导手册能有效解决带教过程中的层层困惑。

　　我组织编写这本手册的目的有两点：一是满足专科发展、临床救治护理的需要。由于烧伤护理专业性强，随着医疗的快速发展，护理如何迎头赶上，是每一名烧伤护理管理者的责任担当和任务使命。当前临床存在烧伤专科护士更新快、新入职护士知识水平参差不齐、护理质量无法保障、培训任务艰巨等现状，为新护士提供实用、专业的指导手册，使其能更快地掌握烧伤护理理论、技能，更快地适应繁重的烧伤护理工作，满足临床需求。二是满足应急战备抢救的需要。近年来，火灾、爆炸、公交爆燃等突发事故频发，受伤人数多，经常会有非烧伤专科护士参与一线救护，而大面积烧伤、批量伤员救治难度大，指导这些非烧伤专科护理人员尽快熟悉专业和进入状态，使其保质保量地完成救护任务，从而提高患者的救治成功率。

　　随着医学的不断发展，护理专业的不断进步，烧伤护理还会有需要不断补充的内容，希望大家多提宝贵意见。

　　30年弹指一挥间，感谢所有我生命中的严师和挚友，感谢为本书辛苦付出的每一位编者！期待烧伤护理的明天更加辉煌、灿烂！

目　录

第一部分　专科临床护理 ·· 1
　一、烧伤基础知识 ··· 1
　二、烧伤急救护理 ··· 4
　三、烧伤入院护理 ··· 6
　四、烧伤基础护理 ··· 9
　五、烧伤创面护理 ··· 13
　六、围手术期护理 ··· 22
　七、特殊部位烧伤护理 ··· 31
　八、特殊原因烧伤护理 ··· 34
　九、特殊年龄烧伤护理 ··· 38
　十、吸入性损伤护理 ··· 45
　十一、烧冲复合伤护理 ··· 48
　十二、大面积烧伤护理 ··· 49
　十三、批量烧伤护理 ··· 57
　十四、烧伤转运护理 ··· 59
　十五、烧伤康复护理 ··· 61
　十六、烧伤出院护理 ··· 68

第二部分　专科临床护理技能（基础篇）······························· 70
　一、静脉输液 ··· 70
　二、皮内注射 ··· 73
　三、肌内注射 ··· 74
　四、皮下注射 ··· 77
　五、导尿术（男性、女性患者）·· 78
　六、心肺复苏（单人、双人）··· 81
　七、中心管道吸氧法 ··· 82
　八、中心管道吸痰法 ··· 83
　九、经口腔冲洗式口护吸痰法 ··· 85
　十、膀胱冲洗 ··· 87
　十一、卧床患者更换床单法 ··· 89
　十二、静脉采血法（注射器、真空采血针）······························ 91
　十三、动脉采血法（注射器、血气针）··································· 92
　十四、灌肠法 ··· 94
　十五、留置胃管法 ··· 98

十六、鼻饲法 ··· 99

十七、心电监护仪的应用 ································· 101

十八、中心静脉压测定 ··································· 102

十九、微量泵的应用 ····································· 103

二十、输液泵的应用 ····································· 105

第三部分　专科临床护理技能（专科篇） ········· 107

一、创面涂药法 ··· 107

二、眼部滴药法 ··· 108

三、鼻部滴药法 ··· 110

四、耳部滴药法 ··· 111

五、小儿口服给药法 ····································· 112

六、翻身床双人操作法 ··································· 114

七、悬浮床 ··· 117

八、营养泵 ··· 118

九、红光治疗仪 ··· 119

十、半导体激光治疗仪 ··································· 121

十一、远红外线烤灯 ····································· 122

十二、振动排痰仪 ······································· 123

十三、亚低温治疗仪（降温毯） ························· 125

十四、负压封闭引流技术 ································· 126

十五、PDA ·· 127

十六、呼吸机 ··· 128

十七、GEM Premier 3000 血气分析仪 ···················· 129

十八、费森尤斯血透机 ··································· 131

十九、动脉血压监测 ····································· 133

二十、PICC 置管 ·· 134

第四部分　应急抢救预案及处置流程 ············· 137

一、呼吸机使用过程中发生故障应急预案及处置流程 ······· 137

二、呼吸机脱机后非计划拔管应急预案及处置流程 ········· 138

三、气管导管意外脱管抢救预案及处置流程 ··············· 139

四、气管套管堵塞抢救预案及处置流程 ··················· 141

五、输液过程中出现肺水肿应急预案及处置流程 ··········· 142

六、患者发生静脉空气栓塞应急预案及处置流程 ··········· 142

七、血管活性药物外渗应急预案及处置流程 ··············· 143

八、患者发生躁动应急预案及处置流程 ··················· 144

九、患者坠床、摔倒应急预案及处置流程 ················· 145

十、监护室突遇断电应急预案及处置流程 ………………………………… 146

十一、护患纠纷应急处理预案及处置流程 ………………………………… 148

十二、医疗锐器损伤应急预案及处置流程 ………………………………… 148

十三、烧伤休克抢救预案及处置流程 ……………………………………… 149

十四、心搏呼吸骤停抢救预案及处置流程 ………………………………… 151

十五、猝死抢救预案及处置流程 …………………………………………… 152

十六、急性心肌梗死抢救预案及处置流程 ………………………………… 154

十七、快速性心律失常抢救预案及处置流程 ……………………………… 155

十八、急性左心衰竭抢救预案及处置流程 ………………………………… 157

十九、心源性休克抢救预案及处置流程 …………………………………… 158

二十、高血压脑病及高血压危象抢救预案及处置流程 …………………… 159

二十一、急性呼吸窘迫综合征抢救预案及处置流程 ……………………… 160

二十二、咯血抢救预案及处置流程 ………………………………………… 161

二十三、重度哮喘抢救预案及处置流程 …………………………………… 162

二十四、肺栓塞抢救预案及处置流程 ……………………………………… 164

二十五、烧伤合并急性呼吸衰竭抢救预案及处置流程 …………………… 165

二十六、烧伤后上消化道大出血抢救预案及处置流程 …………………… 166

二十七、肝性脑病抢救预案及处置流程 …………………………………… 167

二十八、脑疝抢救预案及处置流程 ………………………………………… 168

二十九、脑出血抢救预案及处置流程 ……………………………………… 169

三十、癫痫大发作抢救预案及处置流程 …………………………………… 171

三十一、癫痫持续状态抢救预案及处置流程 ……………………………… 172

三十二、患者出现精神症状应急预案及处置流程 ………………………… 174

三十三、过敏性休克抢救预案及处置流程 ………………………………… 175

三十四、溶血反应抢救预案及处置流程 …………………………………… 176

三十五、烧伤合并急性肾衰竭抢救预案及处置流程 ……………………… 177

三十六、电击伤血管破裂大出血抢救预案及处置流程 …………………… 178

三十七、烧伤合并弥散性血管内凝血抢救预案及处置流程 ……………… 179

三十八、患者发生误吸应急预案及处置流程 ……………………………… 180

三十九、烧伤合并高钠血症抢救预案及处置流程 ………………………… 181

四十、烧伤合并高血糖抢救预案及处置流程 ……………………………… 182

四十一、高热患者降温抢救预案及处置流程 ……………………………… 183

四十二、侵袭性感染与创面脓毒症抢救预案及处置流程 ………………… 184

四十三、创面侵袭性真菌感染抢救预案及处置流程 ……………………… 185

四十四、静脉导管感染抢救预案及处置流程 ……………………………… 185

四十五、大手术后未清醒患者抢救预案及处置流程 ……………………… 186

四十六、俯卧翻身床发生窒息抢救预案及处置流程 ……………………… 187

　　四十七、卧翻身床发生坠床抢救预案及处置流程 ·············· 188
　　四十八、卧悬浮床发生电解质紊乱抢救预案和处置流程 ·········· 189

第五部分　重症监护室制度 ································· 190
　　一、烧伤整形科监护室规章制度 ······················ 190
　　二、重症监护单元质量评价标准 ······················ 193
　　三、烧伤监护室收治范围与转出指征 ·················· 194
　　四、患者入室工作程序 ···························· 194
　　五、患者入室床单位及监测物品准备 ·················· 195
　　六、患者转出工作程序 ···························· 195
　　七、患者转出床单位及监测物品处理 ·················· 196
　　八、转运途中安全程序 ···························· 197
　　九、烧伤整形病房探视管理制度 ······················ 198
　　十、急救设备应急管理规定 ·························· 198
　　十一、监护室工作人员管理规范 ······················ 199
　　十二、监护室护士岗位准入标准 ······················ 201
　　十三、监护室各班次工作职责、标准及流程 ·············· 201
　　十四、监护室消毒隔离措施 ·························· 204
　　十五、监护室手卫生管理制度 ························ 205

第六部分　专科质量标准 ································· 206
　　一、烧伤患者护理质量标准 ·························· 206
　　二、吸入性损伤患者护理质量标准 ···················· 207
　　三、负压封闭引流治疗患者护理质量标准 ················ 209
　　四、皮肤软组织扩张手术Ⅰ期患者护理质量标准 ··········· 210
　　五、皮肤软组织扩张手术Ⅱ期患者护理质量标准 ··········· 211
　　六、皮瓣移植手术患者护理质量标准 ·················· 212
　　七、植皮手术患者护理质量标准 ······················ 214
　　八、连续性血液净化护理技术质量标准 ················· 215
　　九、血液透析患者护理质量标准 ······················ 216
　　十、肺炎患者护理质量标准 ·························· 217
　　十一、急性肺栓塞患者护理质量标准 ·················· 218
　　十二、呼吸衰竭患者护理质量标准 ···················· 219
　　十三、急性心肌梗死患者护理质量标准 ················· 220
　　十四、高血压患者护理质量标准 ······················ 222
　　十五、心功能不全患者护理质量标准 ·················· 223
　　十六、心律失常患者护理质量标准 ···················· 224
　　十七、上消化道出血患者护理质量标准 ················· 226

　　十八、急性胃肠炎患者护理质量标准 ……………………………… 227

　　十九、消化性溃疡患者护理质量标准 ……………………………… 228

　　二十、糖尿病患者护理质量标准 …………………………………… 229

　　二十一、糖尿病合并心血管疾病患者护理质量标准 ……………… 230

　　二十二、糖尿病足患者护理质量标准 ……………………………… 231

　　二十三、低血糖症患者护理质量标准 ……………………………… 232

　　二十四、脑梗死患者护理质量标准 ………………………………… 233

　　二十五、癫痫患者护理质量标准 …………………………………… 234

　　二十六、睡眠呼吸暂停综合征患者护理质量标准 ………………… 235

　　二十七、呼吸道感染患儿护理质量标准 …………………………… 236

　　二十八、腹泻患儿护理质量标准 …………………………………… 237

参考文献 ………………………………………………………………… 238

附　录 ………………………………………………………………… 240

　　附录 1　专科"身心并护"临床护理路径 ………………………… 240

　　附录 2　烧伤整形科常用静脉药品宣教 …………………………… 266

　　附录 3　烧伤整形科常用口服药品宣教 …………………………… 274

　　附录 4　烧伤整形科常用注射药品宣教 …………………………… 276

　　附录 5　烧伤整形科常用外用药品宣教 …………………………… 278

　　附录 6　烧伤整形科常用化验正常值及意义 ……………………… 281

专科临床护理

一、烧伤基础知识

（一）皮肤结构

皮肤是人体最大、最重要的器官之一，全身皮肤占人体体重的 4%～6%，连同皮下组织为体重的 15%～17%，同属于生命脏器。按其解剖结构来说，皮肤由表皮、真皮、皮肤附件组成。

（1）表皮：由角质层、透明层、颗粒层、棘细胞层和基底细胞层（即生发层）组成。

（2）真皮：由浅层（即乳头层）、深层组织组成。

（3）附件：包括汗腺、皮脂腺、毛囊等皮肤的附件结构。

（二）皮肤功能

皮肤覆盖于人体表面，且与外界直接接触，皮肤具有以下功能。

（1）保护功能：表皮各层细胞、真皮中的胶原纤维及弹力纤维的紧密连接，使皮肤柔韧耐摩擦。

（2）防御功能：皮肤的表面呈酸性，不利于细菌的生长繁殖，完整的皮肤能减少有害物质和细菌微生物的侵入。更重要的是，皮肤具有参与主动免疫的功能。

（3）分泌、排泄功能：皮肤是水和电解质的储备库，对整个机体水分的需求有调节作用，也是水和电解质排泄的重要途径之一；皮肤还可以参与一些物质代谢，合成维生素 D。

（4）调节体温作用：皮肤主要是通过浅层血管的舒缩和汗腺的蒸发来参与保温调节，感受器向体温调节中枢提供温度环境的信息；效应器是物理性调节的重要方式。

（5）感觉功能：皮肤具有丰富的感觉神经末梢，包括单一感觉和复合感觉，表现为对冷、痛、湿、光等的感觉。

（6）吸收功能：小分子的营养物质通过角质细胞吸收，脂溶性物质通过皮脂孔吸收，少量大分子物质和水溶性物质通过汗孔吸收。

（三）烧伤面积评估

1. 评估方法

（1）新九分法：适用于中、大面积烧伤的评估，将人体体表面积分为 9% 或 9% 的倍数，共计 11 个 9% 加 1%。

（2）手掌法：适用于小面积烧伤的评估，将患者手掌五指并拢，其单掌手指尖至腕横纹的面积为 1%。

2. 成人和小儿烧伤面积评估

（1）成人烧伤面积计算：头颈部为 9%（1×9%，头部 3%、面部 3%、颈部 3%），双上肢为 18%（2×9%，双手 5%、双前臂 6%、双上臂 7%），躯干为 27%（3×9%，前躯干 13%、后躯干 13%、会阴部 1%），双下肢为 46%（5×9%+1%，臀部为 5%、双足 7%、双小腿 13%、双大腿 21%），共为 11×9%+1%=100%。

为了便于记忆，面积计算总结口诀为：3，3，3；5，6，7；7，13，21；躯干前后 27；外加臀部 1 个 5（表 1-1）。

表 1-1　成人烧伤面积计算

部　位			占成人体表面积
头　颈	头　部	3	9%
	面　部	3	
	颈　部	3	
双上肢	双上臂	7	9%×2
	双前臂	6	
	双　手	5	
躯　干	前躯干	13	9%×3
	后躯干	13	
	会　阴	1	
双下肢	双　臀	5	9%×5+1
	双大腿	21	
	双小腿	13	
	双　足	7	

（2）小儿烧伤面积的计算：头、面、颈体表面积（%）=9+（12 − 年龄），双下肢（含臀部）体表面积（%）=46 −（12 − 年龄）。其他部位体表面积计算同成人。

3. 注意事项

（1）Ⅰ度烧伤面积不计算在内。

（2）男性臀部占 5%，双足占 7%；女性臀部和双足各占 6%。

（3）大面积烧伤患者，为方便快速评估，可先计算健康皮肤的面积，然后用 100% 减去健康皮肤面积即可。

（4）吸入性损伤虽然不计算面积，但诊断中需列出，并注明严重程度。

（四）烧伤深度评估

1. 四度五分法：根据高温对皮肤的损伤程度，用来估计和划分烧伤深度的一种方法，即将烧伤分为 Ⅰ、Ⅱ、Ⅲ、Ⅳ 度，其中Ⅱ度又分为浅Ⅱ度与深Ⅱ度。烧伤后皮肤组织学的改变及愈后如下。

Ⅰ度烧伤：皮肤损伤仅限于表皮的浅层，即角质层、透明层、颗粒层。因基底细胞层（生发层）未受损伤，故有较强的再生能力，一般 3 ～ 5 天可修复。愈合后可有脱屑，偶有轻度色素沉着，多可恢复正常，不留瘢痕。

Ⅱ度烧伤：皮肤损伤深达真皮层，根据对真皮层损伤程度分为浅Ⅱ度和深Ⅱ度烧伤。浅Ⅱ度烧伤是损伤表皮全层和真皮浅层，仍有残留的生发层，故有上皮再生能力，创面如无感染，一般 1 ～ 2 周可修复，不需要植皮，愈后可有色素沉着，不留瘢痕。深Ⅱ度烧伤是损伤表皮全层、真皮深层和部分皮肤附属结构。创面的愈合主要靠皮肤附件上的上皮细胞增生修复，由于不同程度坏死真皮存在，修复时间较长，如不施行手术治疗，需 3 周左右愈合。

Ⅲ度烧伤：皮肤全层和皮下组织不同程度的损伤。热液烫伤创面多呈苍白色，刺激无痛感；火焰烧伤创面多为白色或棕黄色干痂，焦痂下呈现黑色网状或树枝状损伤血管网。除很小的Ⅲ度创面可由创周上皮细胞增生覆盖修复和畸形愈合外，一般需要行植皮手术封闭创面。

Ⅳ度烧伤：损伤严重程度达深筋膜以下，有不同程度肌肉损伤，有可能损伤肌腱、血管、神经、器官等深部组织，需进行扩创、皮瓣移植等手术修复。

2. 烧伤深度评估注意事项

（1）人体不同部位皮肤厚度不一，同一致伤条件下的烧伤，其深度也有差异，皮肤较厚的部位烧伤大多偏浅。

（2）烧伤原因不同，临床表现也不同。另外，如果化学烧伤和热力渗透，深度还有一个继续加深的过程，所以需动态判断调整。

（五）烧伤严重程度评估

1.烧伤严重程度评估：目前临床多用小面积、中面积、大面积和特大面积等来表示轻度、中度、重度、特重度烧伤。

（1）成人烧伤严重程度分类标准（1970年全国烧伤会议，表1-2）。

表1-2　成人烧伤严重程度分类标准

严重程度	烧伤总面积（%）	Ⅲ度烧伤面积（%）
轻度	≤ 10	0
中度	11 ～ 30	≤ 10
重度	31 ～ 50	11 ～ 20
特重度	> 50	≥ 20

（2）小儿烧伤严重程度分类标准（1970年全国烧伤会议，表1-3）。

表1-3　小儿烧伤严重程度分类标准

严重程度	烧伤总面积（%）	Ⅲ度烧伤面积（%）
轻度	< 5	0
中度	5 ～ 15	< 5
重度	15 ～ 25	5 ～ 10
特重度	> 25	> 10

2.烧伤严重程度评估注意事项

（1）成人总面积、Ⅲ度以上烧伤面积虽未达到重度烧伤面积，但已有休克发生，有复合伤或有中度以上吸入性损伤等情况发生者，均属于重度烧伤。

（2）小儿烧伤总面积虽不足15%，有以下情况者仍属于重度烧伤范围：吸入性损伤者、全身情况差或已有休克者、合并有化学药物中毒者、婴儿头面部烧伤超过5%者。

二、烧伤急救护理

（一）热力烧伤急救护理

1.火焰烧伤后急救护理

（1）指导患者掌握一定的自救及互救方法。

（2）嘱患者迅速脱离致伤现场，尽快脱去燃着的衣服，尤其化纤衣料不仅易燃，且与皮肤紧贴，可使烧伤加深、加重。

（3）灭火：迅速卧倒，慢慢在地上滚动，以压灭火焰；用水将火浇灭或跳进附近水池、河沟内灭火；就地取材，用手边的棉被、毯子等浸湿后覆盖着火部位。

（4）灭火后可将烧伤局部冲洗或浸泡于冷水中 1～2 小时。

（5）尽量冲洗干净烧伤创面的污渍，用清洁毛巾包裹后到专科医院就诊。

（6）急救注意事项：①一旦着火切忌奔跑、呼喊或用手扑打火焰；②烧伤面积＞20% 时，严禁冷水浸泡，避免休克加重；③心前区、后背、腹部严禁冷水直接冲洗，避免发生心律失常、感冒、腹泻等情况。

2. 热液烫伤后急救护理

（1）冲：迅速将受伤部位浸泡于冷水中或以流动的自来水冲洗。

（2）脱：小心除去烫伤部位的衣物，必要时用剪刀剪开，或暂时保留粘住部分。

（3）泡：进一步浸泡于冷水中，可减轻疼痛及稳定情绪。烫伤面积大者、婴幼儿、老年人除外。

（4）盖：用清洁干净的纱布或床单覆盖受伤部位。

（5）送：立即送往医院做进一步处理，若需住院治疗，则最好送到设施条件好的烧伤专科医院。

（6）急救注意事项：①脱去烫伤部位的衣服时，动作要快、轻，尽量避免将水疱弄破；②在冲洗过程中，要注意保暖；③禁止在受伤部位涂抹米酒、酱油、牙膏、糨糊、草药等；④对于头面部轻度烫伤，可不必包扎，使创面充分暴露，保持干燥，加快创面愈合；⑤如大面积烫伤，应尽早建立静脉通路，实施补液治疗，防止发生休克。

（二）电击伤急救护理

1. 脱离电源：立即拉开电闸，切断电源；或用干燥的木器、竹竿将触电者与电源分开。

2. 触电者脱离电源后，若神志清醒，立即查看伤口部位，有无合并症，并严密观察；若患者神志不清，应就地平卧并确保气道通畅，用 5 秒时间呼叫或拍打患者，以判断是否丧失意识；对呼吸、心搏停止的患者，应立即进行有效的人工呼吸和胸外按压，直到心跳、呼吸恢复为止。

3. 检查有无复合伤，骨折应妥善固定。

4. 转送烧伤专科医院治疗。

5. 急救注意事项

（1）脱离电源时，切勿用手直接推拉触电者。

（2）救护人员不可用金属或潮湿物品作为救护工具。

（3）在判断患者神志时，禁止摇动患者头部，防止引起脑部损伤。

（4）应严密观察患者有无合并症，如高空坠落时发生骨折或头部损伤等。

（三）化学烧伤急救护理

1. 立即脱掉被浸湿、污染的衣服。

2. 迅速用大量清水长时间冲洗（0.5～1小时），不建议使用中和剂。

3. 磷烧伤者，应立即扑灭火焰，脱去污染衣服，用大量清水冲洗创面，最后将患部浸入流动的水中，洗掉磷质。如暂时缺水，可用多层湿布覆盖创面，使磷与空气隔绝，防止继续燃烧。

4. 急救注意事项

（1）若眼部烧伤，应用清水彻底冲洗，严禁用手或手帕揉搓。

（2）生石灰烧伤者，需先用干纱布将生石灰擦去，再用清水冲洗。

（3）磷烧伤时禁用任何油质敷料包扎创面，以免增加磷的溶解与吸收，引起更严重的磷中毒。

（4）碱烧伤会出现渐进式加深，应随时观察患者反应和创面情况。

（四）放射性烧伤急救护理

1. 迅速转移患者，将其安置到安全地点。

2. 嘱患者脱去外衣和鞋。

3. 对烧伤创面进行快速冲洗：冲洗液配比为钙促排灵（CaDTPA）1 g、2% 利多卡因 10 ml 加入 0.9% 氯化钠溶液 10 ml。

4. 对污染皮肤的处理：放射物质不详时可选用 5% 次氯酸钠溶液或 6.5% 高锰酸钾溶液浸泡后再用 10%～20% 盐酸羟胺刷洗，去污过程中宜用 40 ℃左右温水。

5. 急救注意事项

（1）禁用硬毛刷和肥皂等刺激性强的制剂。

（2）对污染皮肤的去污次数一般不超过 3 次。

（3）受伤部位禁止日光或紫外线照射，减轻衣服对受损部位的摩擦。

三、烧伤入院护理

（一）接诊护理

1. 接诊护士主动起身，微笑迎接，认真核对患者信息（询问患者姓名、查看腕带）；对小儿及昏迷患者，应向其直系亲属确认其身份并核对腕带。

2. 向患者及其家属进行自我介绍。

3. 责任护士根据患者情况合理安排床位，将患者送入病房。

4. 协助患者摆放合适的体位

（1）头面部烧伤：床头摇高，取半坐卧位。如合并双耳和颈部烧伤，应给予患者去枕头正中后仰卧位。

（2）颈部烧伤：采取头正中后仰位，在颈后或肩胛部垫一软垫，使颌颈部充分暴露。

（3）四肢烧伤：指导患者四肢持续抬高位，高于自身心脏水平，保持手（足）部功能位，并观察指（趾）端血运。

（4）会阴部烧伤：指导患者保持"大"字卧位，双下肢充分外展。

（5）臀部烧伤：指导患者俯卧位和侧卧位交替进行，定时翻身。

5. 协助患者更换病号服，询问患者有何不适。

6. 登记患者手机号，如有家属陪护者，同时可留取家属姓名、电话号码等信息，以方便在院时沟通交流和出院后对患者进行延伸护理。

（二）入院评估

1. 生命体征的评估：体温、脉搏、呼吸、血压、神志。

2. 患者一般情况：年龄、性别、身高、体重、职业、民族、文化程度、现病史、既往病史、药物及食物过敏史、宗教信仰、饮食、睡眠、大小便情况。

3. 各项风险评估：对自理能力、压力性损伤、跌倒、疼痛、营养、液体外渗、导管滑脱等进行评分。

4. 专科评估：烧伤面积、深度、部位、严重程度、合并症、并发症。

5. 心理和社会情况评估：患者情绪、精神状态、心理状态、对疾病的认知、家庭经济状况、社会支持现状等。

（三）入院处置

1. 入院后24小时内由责任护士或早晚班护士完成患者的清洁护理，做到六洁（口腔、毛发、手足、会阴、肛门、皮肤清洁）和三短（头发短、胡须短、指/趾甲短）。

2. 必要时遵医嘱建立静脉通路，行过敏试验，结果及时报告医生。

3. 对于头面部烧伤患者，经同意后剔除头发。电击伤及合并复合伤患者更衣过程中认真检查全身，排查伤口，给予床旁备粗止血带。大出血患者立即使用无菌棉垫按压止血，近心端止血带结扎，报告医生并配合抢救处理。骨折患者遵医嘱局部制动。颅脑外伤者做好头颅 CT、磁共振检查准备。腹腔脏器疑似穿孔、破裂者做好手术准备。合并脊柱压缩性骨折患者卧硬板床，绝对卧床休息。

4. 协助医生进行创面处置

（1）遵医嘱准备换药包、医用敷料、手套等用物。

（2）创面如需行负压封闭引流治疗的患者，准备墙壁负压或简易负压装置。

（3）配合医生清创和创面处置。

（四）入院宣教

1. 责任护士向患者及其家属介绍主管医生、病区主任、护士长。

2. 介绍病房环境、陪护、作息时间、探视制度、请销假制度和活动范围等

（1）向患者介绍医生办公室、护士站、开水间、洗手间及污物间等位置。

（2）向患者及其家属介绍陪护管理制度，7岁以下儿童及70岁以上老人签署《陪护告知本》《各类风险告知登记本》等协议。

（3）告知患者及其家属病区门禁管理制度，探视制度（每日探视时间、方式、场所及注意事项等）。

（4）住院期间患者一律着病号服，保持服装整洁，污染破损随时更换。

（5）病房内设有卫生间，请患者保持病区卫生。

（6）等级护理及活动范围：根据医生开具的护理等级医嘱，明确活动范围。

特级护理：绝对卧床休息。

一级护理：床上活动。

二级护理：床周围自行活动，可借助轮椅活动。

三级护理：可在病室外活动，但不能离开医院。

3. 介绍住院所需准备的用物

（1）为患者提供"患者物品准备清单"，向患者家属讲解清单中物品的用途，并交予患者家属，方便采购。

（2）介绍医院餐卡办理手续、办理地点、订餐时间及送餐方式等。

4. 介绍安全管理规定（禁烟、用电、用水、贵重物品保管、防摔倒、防坠床、微波炉的使用等）

（1）病室内设有氧气装置，病房和病区内禁止吸烟；严禁私拉电线和使用高功率电器，防止发生火灾。

（2）指导患者节约用电、用水，杜绝病室长明灯及长流水现象。

（3）住院期间尽量勿携带贵重物品，如有请注意妥善保管，严防丢失。

（4）介绍床档和陪护椅的使用，进行安全宣教，特别是患儿家长，离开时一定要将床档支好，防止患儿坠床。

（5）病区配餐室设有微波炉，告知患者及陪护人员其正确使用方法。

5.饮食宣教，以高热量、高蛋白、高维生素饮食为宜。

6.宣教记录

（1）宣教完毕后，护士在健康宣教表上打钩、签字，请患者逐项检查、核实宣教掌握情况，指导患者或家属在相应位置上签字。

（2）将健康宣教表、床头卡置于床尾，提示卡置于床头。

（3）"入院须知"置于病历夹中。

（4）完善护理记录，将病史、宣教内容及患者掌握情况记录于护理记录中。

四、烧伤基础护理

（一）病室环境护理

1.病房保持清洁、整齐、安静、舒适、安全。

2.病室定时通风，每日 2 ～ 3 次，每次 15 ～ 30 分钟。

3.病室保持适宜的温度和湿度。室温，普通病房 22 ～ 24℃，特护间 28 ～ 32℃；湿度，普通病房 50% ～ 60%，特护间 30% ～ 40%。

（二）患者清洁护理

1.保持床单位清洁、干燥，被服每周至少更换 1 次，如有污染随时更换。

2.患者着病号服，汗湿或污染应立即更换。

3.按照等级护理要求，完成相应的基础护理。

☆ 特级护理

（1）晨间护理：整理床单位、面部清洁和梳头、口腔护理等。

（2）晚间护理：整理床单位、面部清洁、口腔护理、会阴护理和足部清洁等。

（3）排泄护理：需要时给予失禁护理及床上使用便器，如有留置尿管，做好尿管护理。

（4）皮肤清洁护理：在病情允许情况下，每 2 ～ 3 日床上温水擦浴 1 次。

（5）其他护理：需要时协助更衣和指（趾）甲护理，病情允许时，床上洗头，每周 2 次。

☆ 一级护理

（1）晨间护理：整理床单位、面部清洁和梳头、口腔护理；生活部分自理者，协助完成。

（2）晚间护理：整理床单位、面部清洁、口腔护理、会阴护理、足部清洁；生活部分自理者，协助完成。

（3）排泄护理：需要时给予床上使用便器护理。

（4）皮肤清洁护理：在病情允许情况下，每 2 ～ 3 日床上温水擦浴 1 次；生活部分自理者，协助完成。

（5）其他护理：需要时协助更衣和指（趾）甲护理，病情允许时，床上洗头，每周 1 次。生活部分自理者，协助完成。

☆ 二级护理

（1）晨间护理：整理床单位，协助面部清洁、梳头、刷牙等。

（2）晚间护理：协助面部清洁、口腔护理、足部清洁。

（3）清洁护理，做到六洁和三短，每周 1 次。

☆ 三级护理

（1）晨间护理：整理床单位。

（2）根据患者需要更换病号服。

（三）各类管道护理

1. 胃管护理

（1）遵医嘱留置胃管。

（2）胃管的选择：根据使用目的及患者情况，选择粗细合适的胃管，成人 12 ～ 16 号，小儿 6 ～ 8 号。

（3）插入深度：常规留置胃管，成人插入 45 ～ 55 cm，鼻饲者插入 70 ～ 75 cm；小儿插入从发际线到剑突下的长度。

（4）胃管的固定：正常皮肤使用蝶型胶带固定，头面部烧伤患者使用固定带固定。根据创面肿胀情况随时调整，保证松紧适宜。

（5）胃管的观察：插管时应注意有无呼吸道刺激症状，如有明显呛咳，表示误入气道，应立即拔除。注入食物前检查胃管是否在位，要抽取胃内容物，观察食物是否排空，是否有出血。

（6）胃管的维护：保持胃管口清洁，停止鼻饲后应注入温开水 20 ～ 50 ml 冲洗胃管，并夹闭胃管，以免胃内容物反流；普通胃管每周更换 1 次，喂养管每月更换 1 次，更换时一般在最后一次鼻饲后拔除，次日晨鼻饲前再从另一侧鼻孔插入。

（7）注意事项：①胃管固定带固定时应一侧经耳廓上，一侧经耳垂下，然后交叉系在一侧；②卧翻身床患者，翻身前后应检查胃管是否在位，防止脱出；③留置胃管期间，口腔护理每日 2 次，并进行鼻腔清洁，可每日滴入石蜡油 1 ～ 2 滴，以保护鼻黏膜；④胃肠减压患者，鼻饲药物后应夹闭胃管 1 ～ 2 小时，并尽量减少搬动患者，防止呕吐；⑤注意鼻饲饮食的温度与量，温度为 38 ～ 40 ℃，每次注入量＜ 300 ml。

2. 尿管护理

（1）遵医嘱留置尿管。

（2）根据患者的年龄和留置时间，选择合适的尿管，一般成人 14～20 号，小儿 6～10 号；短时间留置者可以选择普通尿管，长期留置者可选择超滑抗感染尿管。

（3）根据性别插入适宜长度：女性，插入 5～6 cm 见尿液流出后再插入 5 cm；男性，插入 20～22 cm 见尿液流出后再插入 1～2 cm。

（4）保持尿管固定在位、通畅，防止受压、扭曲、脱出等。

（5）留置尿管的观察：准确记录尿量，观察尿色、性状及量，根据病情每天或每周测尿比重 1 次，并注意尿道口有无漏尿及分泌物等，如发现尿色、量、性状发生改变，应及时留取尿标本，同时报告医生。

（6）尿管的维护：休克期保持开放状态，休克期后定时开放尿管，2～4 小时开放 1 次，或患者有尿意时再开放尿管，用 0.1% 新洁尔灭擦拭尿道口及尿管外露部分，每日 2 次（6：00、20：00）。普通尿管每周更换 1 次，超滑抗感染尿管每月更换 1 次。

（7）注意事项：①尿管末端及尿袋应低于耻骨联合，防止尿液反流，引起逆行感染；②普通尿袋每日晨 7：00 更换，子母式尿袋每月更换 1 次；③病情允许时，在留置尿管期间鼓励患者多饮水；④尿常规检查结果无异常，禁止膀胱冲洗；⑤每日评估留置尿管情况及必要性，争取早日拔管，避免发生尿路感染。

3. 外周静脉输液通路护理

（1）医生开具静脉输液医嘱，护士遵医嘱行外周静脉穿刺。

（2）穿刺针的选择：评估患者输液量、输液时间及患者外周静脉情况，合理选择留置针或头皮针。

（3）穿刺部位的选择：根据患者所输液体和血管条件，选择合理的穿刺部位，选择静脉时遵循由远端到近端的原则，选择离创面 5 cm 以外的正常皮肤进行穿刺，避开创面、瘢痕、硬结处。

（4）穿刺针的固定：妥善固定静脉穿刺针，留置针穿刺者，使用一次性贴膜固定，穿刺点居贴膜正中，无张力性粘贴；头皮针穿刺者，使用胶布固定。

（5）穿刺部位观察：留置静脉通路期间应观察穿刺部位有无红肿、硬结，液体有无外渗等。

（6）静脉通路的维护：保持静脉通路在位通畅，避免牵拉、打折、拖拽。输液不畅时，应分析原因，不得随意挤压，留置针在输液完毕给予 5～10 ml 0.9% 氯化钠注射液或肝素钠稀释液，按时正压封管，并交班。

（7）注意事项：①输入药物应现用现配，掌握各种药物配伍禁忌；②输入刺激性药物时，应尽可能稀释至最佳浓度，并与对血管无刺激性药物交替输注；③外周静脉严禁泵入或滴注高渗、高浓度刺激性药物，如泵入氯化钾、多巴胺等；④经正常皮肤穿刺的留置针留置时间不能超过 5 天，经创面穿刺的留置针留置时间不能超过 3 天，如未到留置时间穿刺部位皮肤或创面出现红肿等现象，应立即拔除；⑤及时巡视病房，及时更换液体，防止液体走空。

4. 深静脉置管护理

（1）医生给予患者留置深静脉置管。

（2）置管型号的选择：根据患者的年龄和身高选择合适的置管，一般成人选择 7 号，小儿选择 4 号或 5 号。

（3）穿刺部位的选择：根据患者创面分布的情况应尽量避开创面，按照首优原则可依次选择颈内静脉、锁骨下静脉、股静脉等。

（4）管道的固定：经正常皮肤穿刺的深静脉置管固定同留置针；经创面穿刺的深静脉置管需医生进行缝合固定，然后使用碘伏纱条缠绕管路，覆盖穿刺点。翻身时应理顺管道，避免牵拉、打折、拖拽，必要时缝合穿刺部位，防止脱管。

（5）穿刺部位的观察：观察穿刺部位有无红肿、硬结、分泌物及液体外渗等，做好记录，出现异常情况及时报告医生。

（6）静脉通路的维护：每日评估患者留置管道的时间、部位及静脉液体的性质和量等；每日用肝素钠稀释液 10 ml 封管两次（9：00、21：00），封管前应先抽回血。

（7）注意事项：①穿刺前评估深静脉置管的风险和必要性，尽量缩短留置时间，经创面穿刺，留置一般不超过 3 天，经正常皮肤穿刺可延长至 5～7 天。②经创面穿刺，穿刺点要用碘酊、酒精消毒，穿刺处换药，每日 4 次（6：00、13：00、19：00、23：00）。患者大量出汗或浸浴后应立即给予穿刺处换药，更换贴膜。③正常皮肤穿刺应每周更换贴膜和一次性输液接头。④持续 24 小时输液时，应每日更换输液器和一次性三通（7：00）。⑤高营养液必须 24 小时内输完，输注期间应 6～8 小时冲管 1 次，防止堵塞，滴注完毕需用 0.9% 氯化钠溶液冲管。⑥患者出现发热，疑似导管相关感染发生时，应配合医生拔出深静脉置管，留取导管尖端，行细菌培养。

（四）消毒隔离护理

1. 入院管理

（1）患者入院时，更换干净的病号服。

（2）对有传染病史的患者，应按要求实施隔离。

（3）加强入院宣教：患者严格遵守消毒隔离及探视制度，谢绝探视人员进入病房，每日 14：00—19：00 在探视走廊进行探视；患者严禁去其他病房，防止交叉感染；不洁物品严禁接触创面。

2. 住院管理

（1）常规管理：①普通病房空气清菌片消毒，每日 1 次（21：00），每日通风 2 次（7：00、19：00），每次 30 分钟；②重症监护室层流持续开放；③传染病患者应根据传播途径采取相应隔离措施。

（2）围手术期的管理：①手术前，指导或协助患者洗澡，不能下地者可于床上擦浴，然后更换清洁病号服；②患者接入手术室后，保洁员擦拭消毒床体，更换新的床单、被罩、枕套；③手术后保持床单位清洁、干燥；④根据等级护理要求，完成术后卧床患者的基础护理。

（3）翻身床的管理：①使用前，护士需用消毒液擦拭床体、床片，使用过程中，每日擦拭消毒（7：00）；②翻身床片不能直接放于地上，需放置于支撑架上；③大面积烧伤患者手术后最好予以更换翻身床；④翻身床上的棉垫若污染随时更换；⑤翻身床使用完毕，撤除棉垫，床体、床片进行水枪机械冲刷，海绵垫用 0.1% 含氯消毒液浸泡消毒，晾干备用。

（4）悬浮床的管理：①使用前要用消毒液擦拭床体；②悬浮床的床单每日更换；③悬浮床停用后应捞沙、更换床罩、悬浮消毒 24 小时，如有条件可进行洗沙处理。

3. 出院管理

（1）患者出院后先撤除床单、被罩、枕套，再用消毒液擦拭床体，更换新的床单位，覆盖消毒床罩，用臭氧机消毒 20 ～ 30 分钟。

（2）传染病患者使用或污染的被服一律销毁。

五、烧伤创面护理

（一）创面清创术护理

1. 评估患者精神状况、受伤时间、致伤因素、烧伤面积和部位、创面情况和疼痛评分等。

2. 在患者全身情况稳定后进行，尤其是危重患者，应先补液抗休克和处理紧急并发症，在全身情况稳定后，再进行清创处理创面。

3. 剃除创面周围的毛发，去除创面上异物，用 0.9% 氯化钠溶液冲洗创面。创面污染严重时，洗后再用 0.1% 新洁尔灭或百克瑞进行消毒，创面周围皮肤用肥皂水洗净，擦干。

4. 创面水疱的处置：直径＜ 1 cm，可暂不做处理，密切观察；直径＞ 1 cm，消毒水疱表面后行低位剪口引流或用注射器将疱液抽尽，保持水疱皮完整贴敷于创面上，完整的水疱皮可以减少创面水分的蒸发，减轻疼痛，保护创面不易被污染，减轻感染，防止创面干燥加深；如果水疱皮已破损、皱褶，则应及时剪除，防止再次污染创面。

5. 创面腐皮的处置：深度烧伤创面的腐皮应尽早去除，若不去除，不利于痂皮的干燥和感染的预防。

6. 清创时机的把握：热力烧伤在伤后 6 小时内完成即可；化学和放射性烧伤应立即清创，以免吸收化学物质和放射性物质而中毒。

7. 清创方式以冲洗为宜，冲洗时间应在 30 分钟以上，禁止擦洗和刷洗。因为擦洗和刷洗可造成创面二次损伤，同时创面上污染物易陷入创面，引起感染并影响愈合。创面清创后要及时保护，以免再次污染和损伤。

8. 清创过程中，密切观察患者神志、精神状况、生命体征、疼痛等情况，如疼痛评分≥ 4 分，可遵医嘱给予镇痛药。

9. 实施健康教育，包括清创的必要性、意义、配合注意事项等。

（二）包扎疗法护理

1. 评估患者烧伤面积、部位、深度、受伤时间等。

2. 遵医嘱准备换药包、医用敷料、手套等用物。

3. 协助医生实施包扎疗法，包扎中要注意以下几点：

（1）包扎范围要大，敷料应超过创缘 3～5 cm。包扎敷料要厚，浅Ⅱ度烧伤为主的创面渗出最多，敷料厚度要达 3～5 cm；深Ⅱ度和Ⅲ度烧伤创面渗液相对较少，敷料厚度 2～3 cm 即可。

（2）包扎从远端到近端缠绕。

（3）趾（指）端应露出，便于观察血运情况，趾（指）间应用敷料隔开，以免发生粘连。

（4）包扎时注意保持抗挛缩功能位，如双髋关节外展位；膝关节伸直或微屈位；踝关节背屈位；双上肢外展位；肘关节伸直位；手指应分开，掌心放无菌绷带或纱布团，保持掌指关节屈曲，指间关节伸直，拇指外展，对掌位。

4. 密切观察敷料外观是否清洁，有无渗出，有无异味；包扎压力是否适宜，肢体有无肿胀，趾（指）端血运是否良好；体温变化，如有体温升高，排除感冒发热外，应及时打开敷料查看创面有无感染，必要时进行创面细菌培养；创周正常皮肤有无红肿、发热等炎性反应。

5. 定时询问患者有无疼痛、不适感，如有要及时报告医生，及时处置。

6. 把握好敷料更换时机，如果发现敷料浸湿或污染，应立即报告医生，及时更换。

7. 实施健康教育，包括包扎的作用、注意事项及包扎后体位摆放、营养护理等。

（三）暴露疗法护理

1.评估患者烧伤面积、部位、深度、受伤时间等。

2.根据医嘱准备外用药、纱布、换药碗。Ⅱ度烧伤创面可选择1%～2%磺胺嘧啶银霜剂、磺胺嘧啶银糊剂、成膜剂、成痂的中草药制剂、0.5%碘伏等。Ⅲ度烧伤创面可选择1%或2%碘酒，因为碘酒可杀灭各种细菌和真菌，同时具有明显的脱水作用，促进焦痂干燥，推迟焦痂溶痂时间，为植皮手术赢得时间。外用药物，尤其是碘酒，不要涂拭到正常皮肤上；一旦涂拭，应立即用酒精脱碘，防止碘酒的腐蚀作用引起正常皮肤损伤。

3.遵医嘱定时涂拭药物，如创面渗出较多，应适当增加涂拭次数，如有条件可使用60 W烤灯或远红外线灯照射，照射距离创面30～50 cm。

4.创面外涂药物后不加盖敷料，直接暴露于空气中。

5.密切观察创面渗出量，创面有无加深，有无结痂情况，痂皮的软硬度，有无溶痂，创面有无异味，创周有无炎性反应等；观察生命体征，尤其是体温变化；定期进行创面细菌培养，关注培养结果。如有异常要及时报告医生。

6.每班护士询问患者有无疼痛和不适主诉，如有及时报告医生处置。

7.保持环境清洁、干燥、温暖，温度以30～32 ℃为宜，湿度以30%～40%为宜。

8.接触创面的物品应无菌，护理创面时应戴无菌手套。

9.换药碗每日更换。

10.嘱患者定时变换体位，防止创面受压加深。

11.实施健康教育，包括创面的自我保护，嘱其严禁用手触碰；创面护理配合注意事项；保持个人良好卫生，尤其注意创周正常皮肤的清洁，体位和营养的护理等。

（四）半暴露疗法护理

1.评估深Ⅱ度、Ⅲ度烧伤创面焦痂脱痂情况、植皮或供区部位是否方便包扎、创面分泌物多少、是否是肉芽创面等。

2.遵医嘱准备抗菌敷料或纱布、换药包、无菌手套等物品。

3.配合医生清创后，使用单层抗菌敷料或纱布黏附于创面上，使其暴露干燥，有条件的情况下可使用普通烤灯或远红外线灯照射，达到保持创面干燥及控制感染的目的。

4.分泌物多的创面和肉芽创面不能实施此疗法，因其不利于组织生长和引流。

5.实施中注意抗菌敷料或纱布应与创面等大，勿使创面裸露，但也不宜超出创缘，以免与正常皮肤或焦痂粘贴不牢而脱落。抗菌敷料或纱布与创面必须贴紧，勿留空隙，以免脓液存积。

6.密切观察抗菌敷料或纱布是否贴附良好，有无移位；敷料或纱布下是否有积液或脓液；生命体征是否平稳，尤其是体温有无升高；敷料或纱布外观是否清洁，有无异味；贴附紧密的敷料或纱布有无脱离现象等。

7. 换药时如果抗菌敷料或纱布与创面贴附紧密，无须更换，待创面自行愈合后就会脱落，切忌强行揭除。如果敷料或纱布下有积液或渗液，应局部剪除处置。

8. 经常询问患者有无疼痛和不适主诉，如有应及时报告医生，及时处置。

9. 实施健康教育，包括体位变换技巧和注意事项、创面的自我保护、营养护理等。

（五）浸浴疗法护理

1. 浸浴疗法适用于植皮手术前的准备、烧伤后任何感染创面、常规处理方法不能清除分泌物的创面、烧伤后期残余创面、烧伤创面愈合后功能锻炼的患者。

2. 浸浴是将烧伤的某个肢体或全身浸泡于温水或药液中，从而达到清除创面脓液及坏死组织，减少创面细菌和毒素，减轻换药疼痛，改善功能的目的。

3. 评估患者烧伤面积、部位、体温、心率、血压、所处病程等，评估浸浴液的温度、量等。

4. 遵医嘱准备浸浴液、无菌敷料、换药包、无菌手套、调试浸浴室温度，根据病情准备心电监护仪、吸氧设施等。

5. 烧伤休克期、保痂创面、合并全身严重感染、多脏器功能衰竭、女性月经期、严重心肺疾患的患者，严禁行全身浸浴。

6. 浸浴前应测量生命体征，生命体征相对平稳者方可浸浴。

7. 浸浴温度以高于患者体温 1～2 ℃为宜，对于高热患者，水温以 38～39 ℃为宜，不可过高。

8. 首次浸浴时间不要超过 30 分钟。

9. 浸浴过程中要密切观察患者的反应，如有心悸、脉快、头晕等虚脱症状，应立即终止浸浴，给予补液或口服温水。

10. 浸浴出水后应立即用干燥无菌敷料蘸干水分，给予患者保暖，防止感冒。

11. 浸浴后创面应根据实际情况给予包扎疗法、暴露疗法、半暴露疗法、手术等处置措施。

12. 实施健康教育，包括浸浴的目的、方法、注意事项、配合要点等。

（六）切开减张术护理

1. 该方法适用于肢体、躯干、颈部的环形深度烧伤。因为深度烧伤后，坏死组织表面易形成一层硬如皮革样的焦痂，焦痂无弹性，紧紧环匝在体表，限制了组织水肿向外扩展，使痂下压力逐渐升高，周围组织持续受压。如果是肢体，可引起血液回流不畅,严重者可引起挤压综合征、肢体坏死;如果是颈部、胸部,可引起呼吸困难、低氧血症等,严重时甚至危及生命。

2.评估患者生命体征、烧伤部位、深度、是否环形烧伤等。

3.配合医生切开焦痂,肢体沿外侧和内侧,胸部沿双侧腋前线切开。切口长度要超越深度烧伤边界,延伸到浅度烧伤创面。切口深度,Ⅲ度烧伤需达筋膜层,Ⅳ度烧伤创面切口深度需达肌层。切开时要注意避开血管和神经。

4.切开的伤口简单止血后,用0.5%碘伏纱布填塞,然后用针线缝合或订皮机固定。

5.切开减张后,伤口要保持干燥,定时遵医嘱涂拭消毒液或抗菌药物,防止引起感染。

6.实施健康教育,包括告知患者只要是环形深度烧伤,应尽早切开减张,越早越好,以及切开减张的目的,减张后的局部保护和注意事项等。

(七)负压封闭引流治疗护理

1.该方法适用于多种急、慢性伤口,但未清创、有坏死焦痂的创面、创缘有肿瘤组织的伤口、与器官相通的窦道、有大血管或器官外露的创面需慎用。

2.评估患者生命体征、疼痛、年龄、营养状况、有无过敏史、伤口情况(类型、面积、深度)、病程分期、分泌物情况、有无裸露的大血管等,创面周围皮肤有无红肿、破损、疖肿、粉刺、毛囊炎等。

3.评估患者是否有糖尿病、低蛋白血症、凝血功能障碍、血管性疾病等合并症,如合并有糖尿病,应密切观察血糖值变化;如合并有低蛋白血症,注意观察创面水肿情况;如合并有凝血功能、血管疾病,应慎用此治疗方法,一旦使用要密切观察出血情况。

4.评估患者生活自理能力、对持续负压封闭引流治疗相关知识的了解程度、费用支付能力、家庭及社会支持状况等。

5.负压治疗前准备护理

(1)创面周围皮肤准备:创面周围正常皮肤保持清洁、干燥,可用温水擦拭,必要时应用0.5%碘伏消毒。如有胶布痕迹,可使用汽油或石蜡油擦拭,使其清洁无胶痕。贴膜前需用干纱布再次擦拭,有利于贴膜固定牢靠。

(2)创面准备:协助医生进行处置。如为新鲜Ⅱ度烧伤创面,需将水疱皮剪破,便于渗液引流;也可将腐皮全部去除,彻底暴露创面基底,创面上覆盖生物敷料或抗菌敷料,便于彻底引流;如为感染创面,应进行清创,尽可能清除坏死组织,严格清洗消毒;如为难愈性创面,尤其是有腔隙者,应填塞敷料,内置引流管,便于充分引流。

6. 负压治疗中护理

（1）保持室温 22 ～ 24℃，湿度 40% ～ 50%：温度过高，患者容易出汗，不利于透明贴膜的固定，容易造成贴膜的过度黏附导致皮肤损伤；温度过低，患者容易感冒；湿度过大，容易滋生霉菌或绿脓杆菌；湿度过低，医用泡沫材料容易变干、变硬，不利于引流。

（2）做好基础护理工作：实施负压封闭引流技术的患者需要相对卧床休息，非下肢烧伤患者虽然可下床活动，但活动范围也会明显缩小，做好基础护理可以大大提高患者的舒适度，减轻患者治疗过程中的焦躁感。

（3）观察护理

☆ 负压值的观察护理：根据创面情况调整负压值，负压过小达不到引流效果；负压过大，大量组织液、淋巴液被吸出，影响局部血液循环，容易出现伤口愈合不良等情况，且易导致周围神经末梢坏死而产生疼痛，以及造成引流管塌陷等并发症。新鲜烧伤创面负压值为 0.04 ～ 0.08 MPa，慢性水肿创面负压值为 0.02 MPa，感染创面负压值为 0.07 MPa，植皮术后负压值为 0.04 ～ 0.06 MPa，皮瓣术后负压值为 0.02 ～ 0.06 MPa，婴幼儿烧伤创面负压值为 0.02 ～ 0.04 MPa，压力性损伤负压值为 0.02 ～ 0.03 MPa，当负压低于 0.02 MPa 时引流效果差。负压的大小还受负压瓶内引流量的影响，当引流液每增加 50 ml 时，瓶内负压会减少 0.01 MPa，故应据此及时调节负压，以维持负压的恒定有效。负压治疗第 1 天，每 1 小时观察 1 次；治疗第 2 天，每 2 小时观察 1 次；治疗第 3 天后，每 4 小时观察 1 次。同时嘱患者体会适宜负压值状态下的创面感觉，一旦创面感觉发生变化，及时告知医护人员。

☆ 创面观察护理：因创面有敷料覆盖，无法直接观察，需通过全身表现和局部敷料情况判断。负压治疗中医用泡沫材料内会有少许坏死组织和渗液残留，有时会透过透明贴膜散发出臭味，甚至医用泡沫材料上部分出现黄绿色、绿脓色、灰暗色等各种污秽的颜色，此时如果患者无体温升高、创周红肿、疼痛等感染迹象，一般无须处理，密切观察即可。如果出现医用泡沫材料布满污秽的颜色、患者体温有升高趋势、主诉创面肿胀疼痛等情况，应及时去除敷料，查看创面。

☆ 医用泡沫材料的观察护理：持续负压封闭引流治疗有效的状态为医用泡沫材料塌陷见管型；透明贴膜没有水珠出现；引流管内液体有波动。如果医用泡沫材料变软、膨胀、浮起，管型不见凸现，说明负压治疗无效，应立即报告医生，查找原因，对症处置。

☆ 创面周围皮肤的观察护理：粘贴贴膜区域的皮肤容易发生张力性水疱、过敏等情况，因此，在负压治疗实施前可用氧化锌软膏涂擦周围皮肤，预防性保护；在粘贴贴膜时避免过度牵拉皮肤；注意将无菌纱布垫于引流管与创面周围皮肤之间，预防皮肤压伤。由于透明贴膜的透气性和透湿性有限，故应及时更换医用泡沫材料，建议 7 ～ 10 天更换一次。在换药时注意观察创面周围皮肤的颜色、温度，并清洁、消毒创面周围的皮肤，一旦出现异常情况，及时对症处置。

（4）引流管护理：密切观察引流管是否通畅，以及引流液的量、性质及颜色，并在记录后及时倾倒；检查各引流管接头连接是否良好，引流管有无受压、扭曲，引流管内有无液体柱流动；如果负压低于 0.02 MPa，引流管的管型不存在，医用泡沫材料鼓起，触摸没有硬实感或减弱等，则需排除引流管有堵塞或扭曲的可能；如有小血块或血痂堵塞管道时，在无菌条件下，可用 0.9% 氯化钠溶液或灭菌注射用水冲洗管道；加长引流管需妥善固定，防止拖地、压迫、接头松动等情况发生。

（5）引流瓶的选择与护理：尽量选择一次性引流瓶，每日更换。如果为普通引流瓶，需用 0.5% 含氯消毒剂或 0.2% 过氧乙酸溶液浸泡消毒，每日 1 次。引流量占引流瓶的 2/3 时应及时倾倒引流液，更换引流瓶。在更换引流瓶时，需夹闭引流管，关闭负压源，避免引起逆行感染。引流瓶放置位置应低于负压治疗创面 20～30 cm。

（6）创面冲洗护理：具体内容如下。①冲洗液的选择：应根据创面情况而异，常规冲洗液有 0.9% 氯化钠溶液、灭菌注射用水，抗感染冲洗液有百克瑞溶液、呋喃西林溶液、0.9% 氯化钠溶液 500 ml 加入庆大霉素 40 万 U 等，促进生长的冲洗液有重组人表皮生长因子外用溶液、外用重组人碱性成纤维细胞生长因子、外用重组人酸性成纤维细胞生长因子等。②感染创面冲洗，宜选择大量快速持续冲洗法，3000～5000 ml 冲洗液，每日 2～3 次或 24 小时持续。

注意事项：严禁使用碘伏、酒精类药物进行冲洗，因其可以使医用泡沫材料发生化学变化，影响使用效果。自体皮移植术后一般不宜进行冲洗，如果发生感染需要冲洗，也应于术后 5 天后进行，防止早期冲洗造成皮片移位或贴附不牢固。冲洗过程中注意加强观察，询问患者感觉有无异常，及时倾倒引流液。

（7）卧位护理：负压治疗的卧位护理以保持治疗部位功能位和抬高位为原则，以利于淋巴和静脉血液回流，减轻肢体肿胀。例如，面部、头顶部负压治疗给予患者半卧位；头枕部负压治疗给予患者坐位或侧卧床头抬高位；躯干前侧负压治疗给予患者平卧位，躯干背侧负压治疗给予患者侧卧位或俯卧位；臀部负压治疗给予患者俯卧位；下肢负压治疗给予患肢抬高位；手部负压治疗患者可将手部吊起或用棉垫垫高；小儿手部负压治疗可怀抱患儿，将患肢搭于家长肩上；足部负压治疗给予患者床尾摇高或用软枕、体位垫垫高。卧位护理中要注意经常变换体位，防止长时间局部皮肤或创面受压，使用体位垫或软枕将创面部位尽量空出，防止引流管压迫伤口。

（8）疼痛护理：评估疼痛的程度及原因。如果是创面疼痛，指导患者采用非药物减轻疼痛的方法，如转移注意力、听音乐等；疼痛评分＞4 分时，可遵医嘱应用缓解疼痛的药物；如果是因负压值过大导致局部血液循环障碍引起的疼痛，则给予调整适当的压力值，并做好连续观察。另外，要保持环境清静、舒适、床单位清洁、干燥；

协助患者摆放合适体位，防止创面受压，给予患肢抬高，减轻局部肿胀、疼痛；给予患者适当心理疏导。

（9）营养护理：在治疗过程中，因患者长时间卧床，容易食欲缺乏，加之创伤后负压吸引每天吸出的渗出物中有大量蛋白质，为防止机体发生负氮平衡，应鼓励患者进食高蛋白、高热量、富含维生素、粗纤维食物，少食多餐，多喝水，以促进毒素排出及有效预防便秘。治疗期间，患者忌烟酒，忌食辛辣等刺激性食物。定期监测患者血常规及生化指标，维持水、电解质平衡。对于特别消瘦、贫血、低蛋白血症者，除饮食外，可鼻饲营养和静脉补充相应液体，以免严重的负氮平衡影响伤口修复。

（10）消毒隔离护理：严格遵守无菌操作规程，注重环节护理。备用的引流管和引流瓶均需为无菌状态，使用过程中要每日消毒更换；患者治疗过程中如需暂时断开引流或更换引流瓶，需将医用泡沫材料端的引流管夹闭，防止引流液反流，引流管末端使用无菌纱布包裹保护，再次连接时用安尔碘消毒液消毒端口后方可连接。实施负压治疗前后均需配合医生对创面进行细菌培养，细菌培养结果及时报告医生，以便医生科学选择抗生素和外用药，合理安排治疗。

（11）康复护理：在使用负压治疗过程中，一方面要指导患者不要过多活动，以免影响治疗效果；一方面也要指导患者进行正确的功能锻炼，防止长时间制动造成肌肉萎缩、关节僵硬等并发症。另外，应根据不同的创面情况给予患者个性化康复指导，促进肌肉功能恢复及肌力提高。

7. 负压治疗毕护理：当关闭负压源后，医用泡沫材料不能膨胀，仍紧紧贴附在创面上时，不要直接揭除，以免造成已愈合的创面再次损伤，此时可通过冲洗接头注射适量无菌 0.9 % 氯化钠注射液，使医用泡沫材料充分湿润分离。物品的处置要符合消毒隔离要求，医用垃圾需放置于黄色垃圾袋内统一回收销毁；反复使用的引流管和引流瓶要严格消毒，达到消毒标准，防止交叉感染。

8. 并发症预防与处置

（1）引流管堵塞：当引流管中有黏稠分泌物或血痂或血块或分泌物干燥碎屑，医用泡沫材料鼓起、管型消失，引流管中的液体波形消失，提示可能堵塞。这可能与血凝块或炎性分泌物较多，引流时间较长，引流液逐渐减少，血块干结，引流管过软、扭曲、折叠等有关。常见的堵塞部位以三通接头附近最多，引流管管道次之。治疗过程中加强观察，必要时进行冲洗，防止阻塞。一旦阻塞，根据阻塞部位对症处理，更换三通接头或引流管。

（2）漏气：医用泡沫材料鼓起、管型消失、透明贴膜下积液、局部有"嘶嘶"声等情况，提示可能局部漏气。常见原因为管道连接不牢靠、未妥善固定，以及透明贴膜破损或固定不严密等。常见漏气部位为引流管连接处、三通接头处、透明贴膜边缘、透明贴膜覆盖管道处、贴膜下皮肤皱褶处、双层或多层贴膜之间粘贴处等。预防漏气，可在使用前仔细检查引流装置的封闭性能；在贴膜前彻底清洁、擦干创面周围皮肤，贴膜固定要贴附牢靠、无缝隙，超出医用泡沫材料＞5 cm；防止锐利器械触碰，如针头、剪刀等；如果创周为瘢痕组织，需加大贴膜范围，超出医用泡沫材料至少10～15 cm；如创周均是创面，无法使用贴膜固定，可将贴膜贴附于泡沫材料，外缘留出15～20 cm，可考虑应用布叠纱和弹力绷带固定透明贴膜边缘，达到密闭作用；患者出汗或活动时要注意检查贴膜的固定情况，翘起时及时加固；定时检查管道各连接部连接是否紧密；健康宣教，教会患者如何识别漏气现象。

一旦发生漏气，要立即查找漏气部位，及时处置。如果是贴膜处漏气，在听到"嘶嘶"声的部位加贴贴膜，直到声音消失；如果是管道连接处漏气，应立即加固拧紧；如果是引流管发生漏气，立即更换即可；如果是负压瓶漏气，应查看漏气具体部位，可针对性按紧瓶盖、固定好引流管连接处。

（3）医用泡沫材料变硬：当触摸医用泡沫材料干硬如板材、无弹性，有医用泡沫材料四周正常皮肤会摩擦发红，患者主诉局部疼痛提示此情况的发生。多为透明贴膜固定不严密，使医用泡沫材料暴露于空气中，空气湿度过低，创面渗液较少，负压值过高等造成。

预防措施包括：透明贴膜固定要牢靠，必要时可粘贴多层；可酌情使用医用棉垫在泡沫材料外包扎保护；保持空气湿度在40%～50%；创面渗液少时，进行创面冲洗，使用输液器以20～30滴/分缓慢持续滴入0.9%氯化钠溶液500ml，既保持创面湿润环境，有利于组织生长，又预防医用泡沫材料的干燥；根据创面不同、渗液多少，及时调整适宜的负压值。医用泡沫材料一旦变硬，需报告医生，遵医嘱进行冲洗或更换。

（4）出血：负压吸引可使局部区域血流速度加快，血管扩张。对于有凝血功能异常、创面较大较深、毁损性创面、溶痂期创面的患者，要密切观察引流液的量、颜色及性状，如果短时间内敷料周围有大量血性液体积聚，泡沫材料红染，引流液为鲜红色且量较大时，提示有活动性出血，应立即断开负压，进行压迫止血，同时报告医生进行处置，必要时采取建立静脉通路、吸氧、心电监护、推抢救车到床旁等抢救措施。

（5）感染：负压治疗的封闭引流系统适合绿脓杆菌、厌氧菌的生长和繁殖，故治疗期间需密切观察医用泡沫材料的颜色和气味，以及患者的生命体征和患处的局部症状。如果医用泡沫材料污秽明显，患者出现高热症状，且患肢疼痛加剧、肿胀明显、局部有异味，应通知医生，打开封闭的创面进行检查并对症处理。

（6）大面积负压治疗中压力不足：全身大面积负压治疗时，因负压源有限，临床常会将多根引流管利用三通接头合并，最终与一个负压源连接，造成负压不足，此时护士应加强巡视，密切观察，确定压力不够时，及时采用轮替夹闭技术，即夹闭一部分管道，保证另一部分充分的负压引流，轮替进行，可以达到满意的引流效果。

（7）贴膜过敏：负压治疗中，患者主诉贴膜粘贴处皮肤瘙痒，通过贴膜可见皮肤发红，尤其是贴膜固定边缘红、痒，个别患者的皮肤还会出现细小红色丘疹，以上情况应考虑是贴膜过敏。在实施负压治疗前，应询问患者有无胶贴过敏史，皮肤是否属于过敏体质，如存在，应尽量选择透气性好的抗过敏贴膜。一旦发生，应视过敏程度对症处置，只是轻微的皮肤发红、痒，可局部冰敷，缓解症状；如过敏严重，瘙痒无法忍受，甚至出现水疱，要及时揭去贴膜，局部换药或遵医嘱用药。

（8）张力性水疱：张力性水疱的形成原因主要是皮肤被贴膜固定，当局部组织肿胀、压力过大时，毛细血管循环障碍，静脉回流受阻引起。预防措施是贴膜尽量非张力性固定，患肢抬高，必要时局部加压包扎。一旦发生水疱，可更换局部贴膜，根据水疱大小进行处置，若水疱直径≤1cm，可不必处置，观察即可；若水疱直径＞1cm，应进行局部消毒，用注射器抽出疱液后，将疱皮贴附于创面上，用0.5%碘伏擦拭，给予暴露疗法或包扎疗法。

六、围手术期护理

（一）植皮手术护理

植皮手术又称皮片移植术，就是通过手术切取不同厚度的正常皮肤，完全与身体分离，根据需要制成不同规格的皮片，移植到创面上，重新建立血液循环，并继续保持皮肤功能，以达到修复创面和整形的目的。皮片根据厚度分为刃厚皮片、中厚皮片、全厚皮片和保留真皮下血管网皮片。

1. 术前护理

（1）术前评估：包括患者健康史、身体状况、生命体征、神志与精神状态、创面情况等，家族中有无遗传疾病如高血压、糖尿病、心脏病史，患者既往用药的过敏史，对植皮手术的了解程度及对手术有无恐惧心理，女性患者有无月经来潮等。

（2）病情观察：患者生命体征是否平稳，血压控制是否良好。发热不作为手术的禁忌证。

（3）创面护理：配合医生加强创面换药，保持清洁，如感染严重，需要在术晨换药或创面行浸浴疗法。

（4）术区准备：术前1天，嘱能下地活动的患者淋浴、剪指（趾）甲；清洁术区皮肤，剃净毛发，备皮范围要符合外科手术要求，注意切勿剃破皮肤。头皮做供区时，患者要剃光头，并于术晨使用一次性备皮刀或手术刀片再次剃光。

（5）饮食护理：术前加强营养，提高机体抵抗力。术前8小时禁食，4小时禁饮，防止术中呕吐造成窒息。

（6）健康教育：术前1天，向患者做好宣教工作，讲解手术相关知识，使患者心中有数；教会患者有效咳嗽的方法，防止术后因咳嗽无力、痰液积聚导致肺部感染；练习卧床大小便，防止术后尿潴留和便秘。术前晚保证患者睡眠，对心情紧张者做好耐心讲解，必要时睡前遵医嘱口服催眠药物如艾司唑仑等。术晨嘱患者排空膀胱；入手术室前取下眼镜、假牙、手表、发夹等装饰物。

（7）心理护理：对患者讲解手术的普遍性和成功率，必要时请其他患者现身说法，鼓励、安慰患者，倾听并解除其顾虑。

（8）其他：术前晚排便一次，排便困难者可使用开塞露，防止麻醉后肛门括约肌松弛而污染手术台及术区，特别是肛门、会阴部手术，应充分清洁肠道，必要时给予灌肠。

2. 术后护理

（1）术后评估：包括手术部位、麻醉方式、术中情况、有无压力性损伤；生命体征、术区敷料包扎情况和有无渗血、疼痛、生活自理能力；压力性损伤、跌倒和导管滑脱风险等。

（2）常规护理：全麻手术麻醉清醒前，给予去枕平卧位，头偏向一侧，偶有患者出现躁动、哭闹，应由专人护理，必要时加床档保护或适当约束；清醒后可枕枕头或半卧位，预防呕吐物吸入气管内发生窒息；完全清醒 4 ~ 6 小时后可进食、水。卧床患者，鼓励其床上功能锻炼，包括肢体肌肉收缩、屈伸关节，预防深静脉血栓的发生；不能活动的患者，护士应给予翻身叩背、按摩骨隆突处；下肢手术 10 ~ 14 天佩戴弹力套后可下地活动，患者卧床期间，护士应经常巡查病房，满足患者生活需要。

（3）术区护理：具体措施如下。①病情观察：观察包扎敷料是否清洁、固定，有无渗血、渗液。如有渗血，应标记范围；如渗血面积扩大，应立即报告医生并协助处置；观察术区远端末梢血运是否良好，术后 3 天，每 2 小时 1 次；观察术区有无异味，每班 1 次。②如果术区内置引流管，应保持引流管固定在位通畅，观察引流液的颜色、性质、量等。③口周、颌颈部手术后 3 天内避免咀嚼，流质饮食；会阴部手术后应留置尿管；四肢术后给予患肢抬高制动。④在病情许可下，鼓励患者定时翻身和变换体位，防止术区受压。

（4）卧位护理：术区制动，患肢抬高。颈部手术者，给予头正中后仰位；腋窝手术者，给予上肢外展功能位；背部手术者，给予俯卧位或侧卧位，大面积手术患者可卧悬浮床或翻身床；会阴部手术者，给予"大"字卧位，臀沟用无菌纱布隔开。

（5）饮食护理：由于术后患者全身消耗增加，如营养供应不及时，将会严重影响创面的愈合质量及延长愈合时间，指导患者进食高蛋白、高热量、高维生素、粗纤维的营养膳食，不宜食用过硬、不易消化的食物。

（6）疼痛护理：评估患者术后疼痛的程度，指导患者采用非药物减轻疼痛的方法，如转移注意力、听音乐等；疼痛评分 > 4 分时，可遵医嘱使用镇痛泵或其他缓解疼痛的药物。

（7）并发症预防与处置

☆感染：当患者全身情况差、创面污染严重、清创不彻底、术中无菌操作不到位、用药不对症等情况发生时，容易引起术区感染。术后严密观察患者有无体温升高，术区敷料有无渗出、有无异味等感染征象；术前清洁患者供区皮肤，范围足够大，以跨关节为原则；术中注意无菌操作，加强创面的清创处理，彻底清除坏死组织；围手术期根据创面培养药敏结果合理应用抗生素。如发现有感染征象，应及时查看术区，给予换药。

☆皮下血肿：多由于患者凝血功能障碍、术中止血不彻底、包扎压力不足、术后躁动明显等所致，因此，对于范围较大的切痂、削痂患者，术前充分评估患者凝血功能情况，并遵医嘱对症治疗。术中止血要彻底，对于明显的出血点，要给予电凝或结扎止血；广泛渗血者，难以局部止血时可采用肾上腺素盐水纱布压迫止血；术后严密观察植皮区出血情况，嘱患者手术肢体抬高，以减少术区渗液、渗血；发现术区渗血，量少时应给予适当的加压包扎，渗血速度快、量多时应打开敷料，止血后重新加压包扎，并遵医嘱给予止血药物。对于凝血机制障碍患者，除了遵医嘱补充凝血因子对症治疗外，要查找病因，予以全面治疗。

☆皮片移位、坏死：包扎固定不牢靠、清创不彻底、术后过早下地活动等是影响植皮成活的重要因素。皮片移植后，加压包扎压力过大，会导致皮片缺血，甚至坏死。通常要求包扎的压力在 20～25 mmHg，有利于止血及皮片血运建立。包扎时要确保皮片与创面基底贴附紧密，不留有空腔。下肢植皮术后一般卧床休息 10～14 天，过早下地活动，容易使新生的血管断裂破坏，还可使术区敷料松脱致使压力不均，导致皮片与创面接触不紧密发生无效腔，皮片不能及时获得营养而坏死。

☆肺部感染及压力性损伤：烧伤植皮术后大部分患者为预防皮片移位，尤其是臀部及下肢的植皮需卧床休息，术区制动；颈部、胸腹部术后患者常因术区疼痛不敢深呼吸、咳嗽，使肺及气管内分泌物不易排出，容易发生坠积性肺炎和压力性损伤。教会患者进行有效咳嗽的方法，必要时遵医嘱给予雾化吸入。当活动受限，局部正常皮肤受压时间过长，需 2 小时协助患者翻身、叩背 1 次，并空出和保护好骨隆突处。

（二）皮瓣转移手术护理

皮瓣转移术是指把具有血液供应的皮肤连同皮下脂肪，由身体的某处（供区）移植到另一处（受区），被移植的组织与供区尚有一部分相连，保持血运，此相连的部分称为蒂，而其他部分包括深部组织均与供区分离，此被分离、移植的部分称为瓣，故称为皮瓣转移术。

1. 术前护理

（1）术前评估：包括患者健康史及身体状况、神志与精神状态；家族中有无遗传疾病，如高血压、糖尿病、心脏病史；既往病史、过敏史；与皮瓣转移手术相关知识的了解程度，对手术有无恐惧心理，家庭及社会支持状况等；女性患者有无月经来潮等。

（2）病情观察：观察患者生命体征，精神状态，有无感冒、咳嗽症状，观察各种检查、生化指标及创面转归情况等。

（3）术区准备：术前1天，按外科手术要求备皮，彻底清洁术区皮肤。如因敷料包扎无法正常备皮，应请医生打开创面，剃净毛发，彻底清洁术区皮肤，换药，更换清洁衣物。备皮注意避免剃破皮肤。

（4）饮食护理：术前加强营养，改善全身营养状况，提高机体抵抗力。最好进食易消化的高热量、高蛋白、高维生素饮食，忌食辛辣、刺激性强的食物。术前8小时禁食，4小时禁饮，吃奶患儿术前4小时禁奶，防止术中呕吐造成窒息。

（5）健康教育：向患者做好宣教工作，讲解手术时间、方式、肢体制动要求及方法，使患者做好心理准备，以取得术后更好的配合；保证术前睡眠，对心情紧张者，做好耐心讲解，必要时遵医嘱口服催眠药物；术晨嘱患者排空膀胱；指导患者有效咳嗽，防止术后因咳嗽无力、痰液积聚导致肺部感染；练习床上大小便，防止术后尿潴留和便秘；入手术室前取下眼镜、假牙、手表、发夹等装饰物，交给家人保管。

（6）心理护理：向患者做好宣教工作，指导患者保持情绪稳定，避免过度紧张、焦虑，给予患者同情、理解、关心、帮助；告诉患者不良的心理状态会降低机体的抵抗力，不利于手术，使患者以积极的心态迎接手术。

2. 术后护理

（1）术后评估：包括手术部位、麻醉方式、术式、术中情况、有无压力性损伤，皮瓣情况；生命体征、术区敷料包扎情况和有无渗血、疼痛、生活自理能力；压力性损伤、跌倒和导管滑脱风险等。

（2）常规护理：全麻手术按全麻术后常规护理，完全清醒4～6小时后可进食、水；避免寒冷，室温一般保持在25℃以上，必要时可给予灯烤局部皮瓣，改善局部血液循环。

（3）病情观察：①观察术后生命体征，尤其体温的变化。②皮瓣观察：术后24～48小时内，应每小时观察1次，以后至少每班观察2次，观察指标包括皮肤颜色、温度、肿胀程度和毛细血管反应征。A.皮肤颜色：是反映血液循环的重要指标。颜色呈淡红色或与健侧皮肤相同是正常，颜色苍白提示动脉供血不足，颜色暗紫提示静脉回流受阻，颜色青紫提示动、静脉回流均受阻，颜色紫黑提示毛细血管受阻。B.皮肤温度：局部皮温33～35℃或与健侧皮肤相比温差在2℃以内为正常；如局部皮温低于健侧皮肤2.5℃以上，常常潜伏着血管危象；温度突然低于健侧3℃以上，提示动脉栓塞；皮温逐渐增高，并由热转凉，24～48小时相差达3℃，提示静脉血栓。C.肿胀程度：皮瓣局部皮肤无肿胀为正常；皮瓣局部皮肤轻微肿胀，皮纹存在，为轻度肿胀，护理记录"+"；皮瓣局部皮肤肿胀明显，皮纹消失，为中度肿胀，护理记录"++"；皮瓣局部皮肤极度肿胀，有水疱形成为重度肿胀，护理记录"+++"。D.毛细血管反应征：用手或棉签轻压指（趾）端皮肤，使之苍白，迅速松开手或移去棉签，皮肤颜色在 1～2 秒内转为红润为正常。充盈时间延长提示可能室温低、动脉痉挛或狭窄；充盈时间缩短提示静脉回流不畅、充血、炎症等。③术后每日记录和观察引流液的颜色、性质和量，引流液应为暗红色血性液，如为鲜红色血性液，应及时报告医生。④观察术后各项血生化检查结果。⑤评估患者术后疼痛的程度，指导患者采用非药物减轻疼痛的方法，如转移注意力、听音乐、看电视等，必要时可使用镇痛泵或遵医嘱使用减轻疼痛的药物。

（4）术区护理：严格卧床休息，术区抬高制动，一般 15°～20° 即可，防止回流不畅，导致肿胀；保持术区局部敷料清洁、干燥，预防交叉感染。

（5）卧位护理：根据手术部位不同，术后采取相应的体位，防止皮瓣受压、蒂部扭转、患者舒适为原则。嘱患者不可随意更改体位。

（6）饮食护理：宜进食清淡、易消化、高蛋白饮食，食物不要过热或过冷，应合乎患者口味。

（7）健康教育：包括体位、肢体制动、床上活动方法等。

（8）并发症的预防与处置

☆ 皮瓣血运障碍：发生血运障碍的原因有扩张皮瓣设计不合理，长宽比例较大，且供区有较多瘢痕；术中损伤了皮瓣主要供血或回流血管；包扎或术后体位摆放不当，皮瓣蒂部牵拉、受压，导致供血不足或回流受阻；止血不彻底，使皮瓣下出现血肿，局部张力增大，而影响血运；无菌操作不严格，局部感染也可造成或加重皮瓣的血运障碍。

血运障碍的预防措施包括：①保持病室环境适宜。室内禁烟，室温维持在 25～28℃，保持病室安静和整洁。②卧位护理。严格卧床休息，抬高患肢 15°～20°，术区制动；保持术区无张力体位，如颈部皮瓣术后保持含胸位，腹部皮瓣术后双大腿屈曲，注意轴线翻身，防止皮瓣受压或牵拉。③术区保暖。术区应用无菌棉垫或负压材料覆盖，局部可遵医嘱持续 60 W 灯烤，距离皮瓣 30～40 cm。④饮食护理。避免进食辛辣、刺激食物，如辣椒、咖啡等，可进食含高蛋白、高维生素、粗纤维、易消化饮食。⑤感染预防护理。保持患肢术区敷料清洁、干燥，如有渗出及时报告医生进行处置，观察渗出液的颜色、性状、气味等，必要时遵医嘱应用抗生素。⑥医护人员要严密观察皮瓣的血运情况，做到早发现、早处置。

发生血运障碍的处置措施如下。①动脉血运障碍的处置：可能与蒂部扭转、动脉痉挛有关。蒂部扭转者改变体位，保证皮瓣的动脉供血。动脉痉挛者采取保温，遵医嘱镇静、镇痛、补充血容量、应用扩容及改善微循环的药物等措施。②静脉回流障碍的处置：给予抬高患肢，采取体位引流，用指腹由皮瓣远端向蒂端按摩，配合医生拆除部分缝线、解除压迫、进行皮瓣放血、清创等处置。皮瓣放血方法为应用氯化钠注射液 20 ml+ 肝素钠注射液 3500 U 的肝素钠稀释液注射皮瓣淤血区，拔除注射器后，让淤血自然流出，反复注射，每日 1 ～ 2 次，持续 3 ～ 4 天。

☆ 皮瓣血肿：发生皮瓣血肿的原因包括皮瓣设计时基部较宽，尖部呈钝圆形；皮瓣的基底或中央有瘢痕横过；术中缝合张力过大；手术止血不彻底等引起皮瓣血肿而影响皮瓣血运。术后发现皮瓣血肿应立即报告医生，配合医生拆除部分缝线，予以清理，必要时用 0.9% 氯化钠溶液清洗，如有活动性出血点应给予结扎，放置橡皮条或负压引流管进行引流。

☆ 皮瓣坏死：皮瓣血运未建立完善，过早断蒂会出现皮瓣坏死。一般应在皮瓣术后 3 周左右断蒂。术后 2 周开始断蒂训练。断蒂方法：在蒂部垫无菌纱布，用橡皮筋绕皮瓣蒂部拉紧，用止血钳夹紧，皮瓣的血液供应被阻断，开始每日阻断 1 次，每次 5 分钟，当血运正常后，每日次数增加，时间也逐渐延长。通过这种方法可锻炼受区皮瓣逐渐建立新的血液循环，最后达到每日 4 次，每次 2 小时以上，观察皮瓣的血运正常即可断蒂。皮瓣坏死后需进一步行手术治疗。

☆ 皮瓣撕脱：由于术后未摆放合适体位、床上剧烈活动、过早下地等可导致皮瓣撕脱。根据手术部位不同，术后采取相应的体位，防止皮瓣蒂部受压、扭转、撕脱，并嘱患者不可随意更改体位，注意轴线翻身，术后应卧床休息 2 周，不可随意下地活动。加强对患者的健康教育，取得患者的充分配合。一旦发现患者皮瓣撕脱，立即报告医生，进行手术。

☆ 皮瓣感染：皮瓣感染多发生在皮瓣断蒂术后，尤其是蒂部下方有创面时，断蒂手术后局部血供条件较差，张力大时容易发生感染。应注意抗感染治疗，增强全身抵抗力，术中彻底清创，放置负压引流。术后注意观察皮瓣处敷料包扎是否完好、有无渗出及异味，保持敷料清洁、干燥，预防交叉感染，遵医嘱应用抗生素治疗。如有发现感染征象，配合医生尽早拆除缝线，充分引流，防止感染扩散。

（9）心理护理：提供个性化心理支持，安慰、鼓励患者，对待患者态度和蔼可亲，语言周到礼貌，请患者安心休养，配合术后治疗，早日康复。

（三）瘢痕整复术护理

待瘢痕稳定后或瘢痕生长快影响功能和生长发育时，可行整复手术，包括切除缝合术、局部"Z"字改形术、切除植皮术、切除局部皮瓣转移术等。

1. 术前护理

术前评估：包括患者生命体征、年龄、营养状况、有无过敏史、既往病史，瘢痕的部位、面积、分类情况，术区局部有无感染、湿疹、脓疱等，供区皮肤是否清洁、符合要求，女性患者有无月经来潮等；评估患者生活自理能力，对手术效果的期望值，对手术相关知识的了解，费用支付能力，家庭及社会支持状况等。

2. 术前准备

（1）皮肤准备：术前 1 天，清洁术区皮肤，剃净毛发，一般应超过切除区 15 cm 以上；四肢手术应修剪指（趾）甲；彻底清除瘢痕内污垢和毛发。术前 1 天，嘱能下地活动的患者淋浴，更换清洁病号服。

（2）饮食准备：术前可进食高蛋白、易消化饮食，加强营养，提高机体抵抗力。根据麻醉方式进行相应准备。全麻患者术前 8 小时禁食，4 小时禁饮，防止术中胃肠道反流、呕吐造成窒息，术前 1 天晚，尽量进食半流质饮食；局麻患者术前可正常进食。

（3）肠道准备：术前晚或术晨排便 1 次，排便困难者，可用开塞露或甘油灌肠剂等纳肛辅助排便，防止麻醉后肛门括约肌松弛而污染手术台及术区，特别是肛门、会阴部手术，应充分清洁肠道，必要时给予灌肠。

（4）睡眠情况：保证充足睡眠，对心情紧张者，耐心讲解，如入睡困难，必要时遵医嘱服用助眠药物。

（5）术前训练：术前两周禁烟，注意保暖，防止感冒、咳嗽、发烧。教会患者有效咳嗽、咳痰的方法，防止术后因咳嗽无力、痰液积聚导致肺部感染，练习卧床大小便，防止发生术后尿潴留和便秘。术晨嘱患者排空膀胱。

（6）其他准备：①安排好术后陪护人员；②物品准备，如大小便器、尿布等；③术前取下活动的义齿、戒指、耳环、项链、手表等，同其他贵重物品（钱包、手机等）一起交家人保管。

3. 术后护理

（1）术后评估：同"（一）植皮手术护理"。

（2）常规护理：定时监测生命体征。全麻手术麻醉清醒前，给予去枕平卧位，头偏向一侧；清醒后可枕枕头或半卧位；完全清醒 4～6 小时后可进食、水。硬膜外麻醉患者术后去枕平卧 6～8 小时，肠道排气后方可进食。卧床患者，鼓励其床上功能锻炼，包括肢体肌肉收缩、屈伸活动，预防深静脉血栓的发生；不能活动的患者，护士给予翻身叩背、按摩骨隆突处等。

（3）术区观察：观察术区包扎、敷料情况，是否清洁、固定，有无渗血、渗液，如敷料有渗血，应标记范围；当渗血面积扩大时，应立即报告医生进行处置。观察包扎远端血运，2～4 小时 1 次。观察术区有无异味，每班 1 次。

（4）卧位护理：根据手术部位不同，术后采取相应的体位，避免术区剧烈活动。四肢术区抬高制动并放置于舒适位置；躯干术区健侧卧位。在病情许可下，鼓励患者定时翻身和变换体位，防止术区受压。

（5）营养护理：宜进食清淡、易消化、高蛋白、高热量、高维生素食物，不宜进食过硬、过多、油腻、刺激性强的食物。

（6）疼痛护理：患者主诉疼痛时，不可随便应用镇痛药物，必须及时了解疼痛的原因后再做处理。评估疼痛的程度，指导其采用非药物减轻疼痛的方法，如转移注意力、听音乐等；疼痛评分＞4分，可遵医嘱使用镇痛泵或镇痛药。

（7）心理护理：对患者态度和蔼可亲，给予安慰、鼓励，提供个性化心理支持。

（8）并发症预防护理

☆肺部感染：由于术后制动、术区疼痛限制患者深呼吸、麻醉时或术后气道分泌物未及时清除等易引起肺部感染，患者表现为呼吸加深、咳嗽、发热等症状。术前应教会患者有效咳嗽、咳痰的方法，术后指导患者深呼吸训练，鼓励患者有效咳嗽，勤翻身叩背，早期活动，必要时遵医嘱给予抗生素对症治疗。

☆呼吸道梗阻：常见于颈部手术后敷料加压包扎或继发血肿压迫气管、气管内插管术后水肿等情况。呼吸道梗阻的症状易被忽略，应注意观察、早预防、早处理。呼吸道梗阻的典型症状在早期表现为烦躁不安，主诉吞咽困难，虽然意识清醒，但讲话困难。呼吸困难和发绀是晚期症状表现，医护人员必须迅速做出判断与紧急处理，如立即剪开颈部绷带，去除敷料，清除术区血肿，做好气管切开准备等。

☆术区血肿：多为止血不够彻底、敷料压力不均等导致，血肿的存在可导致手术失败，因此，术中应精细化操作，止血彻底，敷料包扎到位。一旦发生血肿，应及时在无菌操作下穿刺引流、加压包扎，较大的血肿或出血不止应再次手术彻底清创及止血后重新包扎。

（四）皮肤软组织扩张术护理

皮肤软组织扩张术简称皮肤扩张术，又称为扩张器置入术，是将扩张器置入正常皮肤软组织下，通过注射囊定期向扩张器内注入无菌液体，从而增加扩张器内的液体容量，对表面皮肤软组织产生压力，使其扩张产生额外的皮肤软组织，利用新增加的皮肤组织转移覆盖创面、修复缺损的一种方法。

1.术前护理

（1）术前评估：患者的全身状况及生命体征，既往病史及过敏史；对扩张器植入手术相关知识的了解及对手术有无恐惧心理；女性患者有无月经来潮。

（2）扩张器置入区的准备：术前1天，用肥皂水彻底清洗，保持术区皮肤清洁、干燥，切口周围皮肤良好。

（3）饮食的护理：根据麻醉方式进行相应准备。全麻患者术前8小时禁食，4小时禁饮，术前1天晚，尽量进食半流质饮食；局麻患者术前可正常进食；会阴部瘢痕整复手术，术前晚需灌肠。

（4）全身状况准备：术前预防感冒，保证患者睡眠充足，术前晚如不能入睡，可报告医生，给予辅助睡眠的药物。术前需一般状况良好，生命体征平稳，无感冒、咳嗽症状，生化指标相对正常，如有高血压病史并坚持服药的患者，可遵医嘱术晨口服降压药物，以防止术中血压升高。

（5）健康教育：指导体位训练，例如颈部扩张器置入术，可指导患者早期颏颌微收制动位，使其术后能更好地适应卧位；告知患者入手术室前取下眼镜、假牙、手表等，女性患者不化妆，将配饰摘除，贵重物品交给家人保管。

（6）心理护理：向患者做好宣教工作，解释扩张器植入术的手术方式，使患者心中有数，做好充分的心理准备；嘱患者保持情绪稳定，避免过度紧张、焦虑，给予患者同情、理解、关心、帮助，解除患者的紧张情绪。

2. 术后护理

（1）术后评估：同"（二）皮瓣转移手术护理"。

（2）术区的观察及护理：观察术区敷料是否干燥，有无渗血；术区皮肤的色泽、温度、张力、肿胀程度及伤口周围皮肤有无肿胀、有无明显疼痛等。面部术后，如感到口腔峡部有异物，提示可能发生血肿；颈部术后，如表现为烦躁不安、心率增快、呼吸急促、呼吸困难等症状，提示可能发生血肿或出血，压迫呼吸道，应立即报告医生，打开伤口敷料，进行清创止血。

（3）卧位护理：一期术后卧床3～5天，健侧卧位；二期术后保持术区局部制动；头面部术后6小时给予半卧位；颈部术后头部及颈下垫软枕；四肢术后需将手术肢体抬高，高于心脏水平；胸腹部术后给予半卧位。

（4）负压引流管护理：扩张器植入术一般常规留置引流管，应保持引流管在位通畅、固定牢靠，防止拖拽，观察引流液的颜色、性质、量；更换引流瓶时，引流管反折或夹闭，告知患者不能自行将引流管拔出；若引流液色泽鲜红、单个扩张器短时引流量＞50 ml，并有局部剧痛、压迫症状，应立即报告医生进行处置。一般术后48～72小时后，引流量逐渐减少，引流量24小时＜5 ml，引流液呈血浆样，即可拔管。

（5）饮食护理：指导患者进食高蛋白、高营养、富含维生素饮食；面颈部术后6小时，进温凉流食，防止食物过热引起出血；忌食辛辣、刺激性食物；术后3天内宜进流食，3～5天后逐渐过渡至半流食、普食；进食前后行口腔护理。

（6）并发症预防及处置

☆ 血肿：多数发生于埋植扩张器术后24小时内，其主要原因是术中剥离组织时层次不清，止血不彻底；引流管放置位置不合适、脱出、堵塞或引流不畅；全身有出血倾向；血管断端结扎不牢靠，术后活动时扩张器摩擦发生再出血。发生血肿后表现为术区肿胀明显，表面张力增加，皮肤颜色青紫，引流管堵塞等。面颈部埋植扩张器后要高度重视血肿的预防。术者尽可能在直视下操作,充分暴露和显示剥离形成的腔隙,止血务必彻底,负压引流管放置在腔隙最深处,在切口处缝合固定,防止脱落;术后护士要密切观察术区,每小时 1 次,发现异常要及时报告医生;术后 3 ～ 5 天局部制动,面颈部手术后进流食,适当加压包扎。

☆ 扩张器外漏:多见于切口处和扩张顶端表面皮肤破溃时。其主要原因包括:切口选择不当,造成愈合不良;剥离层次过浅或损伤表面主要血管引起皮肤坏死;扩张器未展平,折叠成角;注水过程中注射量过多等。术者应注意切口距扩张器边缘距离最小 1 cm,关闭切口时应分层缝合;一次性注水量不可过多。密切观察局部情况,一旦发现扩张器从切口外漏,应报告医生尽快处理,进一步剥离后将扩张器向深部埋植,在最小张力下重新缝合切口。如注射壶外漏,可采用体外注射法。

☆ 感染:造成术后感染的原因有切口附近有感染灶、无菌操作不严格、扩张器外漏、血肿、全身抵抗力低等。扩张器发生感染,除局部红、肿、热、痛等表现外,引流液体可变混浊;严重者体温升高,白细胞计数升高。应严格执行无菌操作,术区及附近有感染灶应暂缓手术,积极处理血肿、扩张器外漏等并发症。

☆ 扩张器不扩张:原因有扩张器本身的破损;术中误伤扩张器;注射壶移位到扩张囊下;两个同时埋植的扩张器,在注液过程中,一个扩张器导管被另一个压迫。预防扩张器不扩张的关键是术前选择优质扩张器,并于消毒及埋植前仔细检查,特别是埋植前向扩张器内注入 0.9 % 氯化钠注射液 10 ～ 20 ml 检查有无渗漏及破裂;操作过程中避免锐器与扩张器接触。

☆ 扩张皮瓣坏死:造成皮瓣坏死的原因主要是皮瓣血运障碍引起的,包括皮瓣长宽比例过大、损伤主要供血血管、蒂部受压等。术者应严格遵守皮瓣设计的原则,皮瓣远端和近端尽可能不要超过扩张区,扩张囊充分展开并保持一定的张力。护士术后要密切观察扩张区皮肤的颜色、温度变化、毛细血管反应征,发现异常变化,及时对症处理。

七、特殊部位烧伤护理

(一)头面部烧伤护理

头面部为人体暴露部位,被烧伤的概率较其他部位高,并具有血管丰富易愈合,伤后肿胀及渗出明显,容易合并五官损伤等烧伤特点。

1.护理评估:评估患者烧伤部位、面积、深度、致伤因素、受伤时间、伤后处置,有无眼、耳、鼻、咽喉烧伤,患者在受伤过程中有无头部碰撞、高空坠落等意外情况,患者有无休克表现。

2. 病情观察

（1）监测生命体征，尤其是呼吸变化，有无憋气、呼吸困难，必要时给予吸氧，床旁备气管切开包。

（2）观察有无合并五官烧伤及头面部肿胀情况，有无声音嘶哑症状。

（3）创面情况：创面渗出液和分泌物的量、气味、颜色；包扎创面的敷料是否清洁在位。

3. 创面护理

（1）烧伤范围波及头皮或接近发际，可剔除毛发，或用温水清洗后头发吹干，用一次性帽子包裹或编发辫，减少细菌及异物。

（2）创面分泌物较多，敷料污染时，应及时通知医生进行换药。

（3）保持病室环境清洁，清菌片消毒病房，每日 1～2 次，做好探视管理。

4. 五官护理

（1）眼烧伤：及时用无菌棉签拭去分泌物及渗液，在内、外眦处放置无菌棉球或吸水敷料吸附渗液，污染随时更换。眼睑外翻者予以红霉素眼膏涂拭，必要时应用油纱覆盖，防止因角膜暴露引起暴露性角膜炎。遵医嘱定时滴眼药。

（2）耳廓烧伤：可在外耳道口放置无菌棉球或吸水敷料以吸附渗液，污染随时更换，保持清洁、干燥，更换棉球时需确认原有棉球取出后方可放置；涂药及进食时注意汤、水等不要污染外耳或流入耳内，可用无菌纱布覆盖外耳处，加以保护。合并耳廓烧伤患者，仰卧位时，去除枕头或枕头长度不能超过双耳，以防止耳廓受压；侧卧位时，可用 U 形体位垫将耳廓空出。

（3）口周烧伤：每日晨起、餐后、睡前行口腔护理，用盐水或漱口液清洁，鼓励患者自行漱口，以清洁口腔，避免发生口腔炎症。进食时，避免食物污染创面，口周放置无菌纱布，保护创面。口唇干裂成痂后定时涂抹石蜡油，预防干裂出血。

（4）鼻腔烧伤：注意保持鼻腔清洁、通畅，可用湿棉签清洗；有干痂者，可用滴鼻液湿润，严禁强行抠出。

5. 卧位护理：床头抬高 30°～45°，采取半卧位，病情允许，可协助患者取坐位，有利于减轻创面水肿，防止创面受压。

6. 营养护理：鼓励患者进食高蛋白、高维生素、易消化饮食，如肉类、蛋类、奶类等。

7. 心理护理：头面部烧伤患者早期会因肿胀而无法视物，后期因担心面部瘢痕增生而影响美观，多会紧张、焦虑，甚至产生恐惧心理，护士应安慰患者，讲解烧伤的相关知识，增强患者战胜疾病的信心。

（二）颈部烧伤护理

由于颈部皮肤薄、组织弹性好、活动度大，容易皱褶，颈部烧伤易发生溶痂及感染，深度烧伤愈后易引起外观畸形及功能障碍。

1. 护理评估：主要评估患者烧伤面积、深度、致伤因素、受伤时间、伤后处置，以及患者肥胖程度、是否为颈部环形深度烧伤、有无呼吸困难等。

2. 病情观察：观察患者的生命体征，尤其注意呼吸频率及节律、颈部肿胀程度、有无憋气主诉。若出现憋气、血氧饱和度降低、呼吸困难时要立即报告医生，必要时行气管切开术。

3. 创面护理：创面多采用暴露及半暴露疗法，可遵医嘱外涂药物和使用远红外线灯烤创面；如颈部环形深度烧伤，需配合医生进行切开减张术。

4. 卧位护理：采取半坐头正中后仰位，在肩胛处垫一软枕，使颌颈部创面完全暴露。

5. 康复护理：对深度烧伤行颈部手术者，要进行早期锻炼，嘱其去枕仰卧位，采用塑性夹板加以固定或佩戴颈托，防止颌颈粘连。

（三）手部烧伤护理

手的致伤机会较多，烧伤时多为持物或握拳状，故受伤以手背较多、较重。

1. 护理评估：主要评估患者的年龄、受伤时间、致伤因素、烧伤面积与深度、伤后处置情况等。

2. 病情观察：除生命体征外，重点观察包扎手指的末梢血运，敷料是否固定在位，有无渗出、异味，有无疼痛等。

3. 创面护理：创面多采用包扎疗法，包扎时注意分指包扎，保持功能或抗挛缩位，松紧适宜。

4. 卧位护理：给予悬吊带或体位垫保持患肢抬高，高于患者自身心脏水平。

5. 康复护理：对深度烧伤者，康复期应指导早期功能锻炼，包括对指、对掌、抓握等精细动作。

（四）会阴部烧伤护理

会阴部较隐蔽，一般不容易烧伤，一旦烧伤常伴有外生殖器烧伤，深度烧伤很容易导致瘢痕挛缩、粘连、畸形；同时因涉及外生殖器和大小便功能，患者容易产生心理、精神问题。

1. 护理评估：主要评估患者的性别、年龄、致伤因素、烧伤面积与深度、伤后处置情况、有无外生殖器烧伤、伤后患者的反应及心理状态。

2. 病情观察：除生命体征外，重点观察创面渗出及分泌物情况，有无异味，患者排便有无污染创面及骶尾部皮肤有无压力性损伤等。

3. 卧位护理：双下肢充分外展，保持"大"字卧位，同时做好隐私保护，使用支被架。臀部烧伤患者，为避免创面受压，可俯卧位与侧卧位交替；俯卧位时，前躯干与双大腿放置软枕；侧卧位时，两腿之间放置软枕；男性患者空出阴囊，并用无菌碘伏纱布隔开臀沟，防止创面粘连。

4. 创面护理

（1）剃净阴毛，清创后创面多采取暴露疗法，双下肢充分外展 45° ～ 60°，特别是女性患者，阴唇内外褶皱处应清洗干净，除去污物，必要时留置尿管。

（2）保持创面清洁、干燥，防止污染。

（3）大小便时使用已消毒的便器，做好创面保护，便后用清水或 0.9% 氯化钠溶液彻底清洗。

（4）对于植皮手术患者，术后嘱患者进流食，术后前 3 天尽可能减少大便，防止因排便污染术区；嘱患者制动，翻身或移动体位时动作轻柔，防止挤压和皮片移位。

5. 康复护理：会阴部烧伤愈合过程中，应预防臀沟两侧及双大腿根部粘连愈合，避免形成蹼状瘢痕，甚至假性肛门或阴道闭锁。伤后应充分外展双下肢，可将无菌敷料放置于臀沟处、男性阴茎与阴囊之间，污染后及时更换。愈合后佩戴弹力套，并加强劈腿、深蹲训练，做好瘢痕预防。指导患者预防瘢痕的方法，如防瘢痕药物的使用、弹力套的佩戴及有效的功能锻炼。

八、特殊原因烧伤护理

（一）电烧伤护理

电烧伤是指接触电或闪电时，电流通过机体造成局部或全身损伤，主要包括电弧烧伤所引起的体表热烧伤、电流通过人体所引起的电接触伤。

1. 护理评估：明确电源、电压、电流入口和出口、接触时间，评估患者电烧伤的面积及深度、意识状态、受伤时有无跌倒或高处坠落史、内脏损伤、骨折、伤后有无昏迷等；评估患者的一般情况、健康史、活动能力、营养状况、排泄、睡眠、社会心理状态、疼痛程度等。

2. 病情观察

（1）严密观察患者的神志、生命体征及精神状态。

（2）观察创面有无渗出、出血。

（3）观察受伤肢体的末梢血运和肿胀程度。

（4）密切观察尿液的颜色、性状、量，必要时测量尿比重，发现异常及时留取尿标本送检，报告医生进行处置，并详细记录。

（5）胸、背部烧伤者，注意观察有无心律失常、呼吸困难、气胸、腹痛等；颅骨烧伤者，注意观察视力。

3. 创面护理

（1）创面采用暴露疗法时，遵医嘱定时涂 1% 碘酒并吹干，保持创面干燥。

（2）包扎创面，保持敷料外观清洁，无渗血、渗液，固定在位。一旦发生异常，及时报告医生进行处置。

4. 卧位护理：受伤肢体予以抬高位。

5. 并发症预防与处置

（1）急性肾功能不全：由于电流通过肾脏或使肾血管受损，受损伤组织释放大量毒性物质、异性蛋白和严重休克均可引起急性肾功能不全。出现明显的肌红蛋白尿，酱油色尿提示有发生急性肾衰竭的危险。为防止发生急性肾衰竭，应立即建立静脉通路，快速补液，遵医嘱输入 5% 碳酸氢钠碱化尿液；留置尿管，监测每小时尿量，成人维持尿量在 $1 \sim 1.5 \, ml/（kg \cdot h）$，测量尿比重，观察尿的颜色，做好护理记录。

（2）继发性出血：是电烧伤后最常见的并发症之一。出血时间多在伤后 3 周内，有时可延长至 4 周以上。患者肢体烧伤时，床尾至少备两条粗止血带，躯干烧伤时备无菌棉垫，必要时备清创包、无菌手套。在清创过程中，对已有损伤的血管进行结扎，并指导患者保持心情愉悦，大便通畅。

一旦发生动脉大出血，取床尾粗止血带近心端结扎，并就近取无菌棉垫压迫止血；同时呼叫值班医生到场，电话通知或呼叫主管医生、二线医生、护士长、科主任到场；推急救车至床旁，准备清创包，配合医生给患者彻底止血，建立两条以上静脉通路，遵医嘱快速补液，使用止血药物，给予吸氧、心电监测，监测各项生命体征，尤其是血压的变化。必要时与血库联系血制品，保证患者在最短时间内输血；给予患者心理安抚，减轻紧张、恐惧心理；及时记录抢救过程，完善抢救记录。

（3）气性坏疽：在各种原因引起的烧伤中，电烧伤并发气性坏疽者最多。及早进行坏死组织的清除，是预防气性坏疽最有效的措施。怀疑有气性坏疽，应严密隔离患者，做好防护，伤后 24 小时内遵医嘱注射破伤风抗毒素，按时输注抗生素；创面保持开放，彻底清除坏死组织，用过氧化氢溶液冲洗创面，深度创面遵医嘱涂 1% 碘酒吹干，保持创面干燥。

（4）白内障：多发生在颅骨和脑部的电烧伤，关注患者视力变化。

（5）神经损伤：常发生与电流接触部位和电流通过的神经，多见于肘部、踝部附近神经。早期指导患者做主动功能训练，创面愈合后及早对患者进行被动功能康复，必要时行神经移植。

（6）肝脏损伤：电流通过肝脏并发肝细胞坏死。治疗上注意保护肝脏，已有肝脏损伤者，积极治疗。护理上密切关注患者食欲、进食情况和肝功能检查结果，如有异常及时报告医生。

（7）胃肠道穿孔：除应激性溃疡外，还可发生于电流从腹壁或背部进入腹腔引起小肠或结肠的穿孔。注意观察患者大便颜色、性状，有无腹痛及腹痛的部位、程度。

（8）脑脓肿和脑脊液漏：颅骨烧伤和坏死者，因未去除坏死颅骨，或经颅骨钻孔后继发感染，可并发脑脓肿。因此，早期处理坏死颅骨或用负压封闭引流技术或用皮瓣覆盖，是预防脑脓肿的有效措施。脑脊液漏常因高压电直接损害蛛网膜下隙所致，且易继发脑膜炎。遵医嘱选用有效抗生素修复漏口，培养肉芽创面生长，及时行植皮修复。护理按照脑脓肿和脑脊液漏的护理常规进行后情观察和专科护理。

（二）化学烧伤护理

化学烧伤不同于一般的热力烧伤，化学烧伤的致伤因子与皮肤接触时间往往较长，可以造成局部进行性损伤，甚至通过创面、呼吸道等途径吸收，导致全身各脏器损伤。常见有酸、碱、磷烧伤。

1. 护理评估：评估化学物质的种类、性质、浓度、剂量及与皮肤接触的时间，烧伤的面积、深度，受伤时间，创面处置情况，有无合并症和各脏器功能情况。

2. 病情观察

（1）定时观察患者的生命体征，准确记录 24 小时尿量。

（2）严密观察有无各系统中毒症状，如呼吸系统有无声音嘶哑、呛咳、胸痛、呼吸困难等症状；中枢神经系统有无头痛、烦躁，甚至昏迷；消化系统有无腹部绞痛、恶心、呕吐及腹泻，有无黄疸、肝脾增大；泌尿系统有无少尿、肉眼血尿或镜下血尿、管型尿等；心血管系统有无心率、心电图改变。

（3）观察不同化学烧伤的颜色和组织变化。酸烧伤的观察：硫酸烧伤，硫酸使组织脱水炭化，创面颜色为青黑色或棕黑色，外观呈皮革性改变，痂越厚、越硬、凹陷越深，说明烧伤越深；反之，较浅。硝酸烧伤，痂呈黄色，继而可转为黄褐色。盐酸烧伤，创面呈黄蓝色。氢氟酸腐蚀性大，烧伤后呈白色，而后变为紫色。碱烧伤不易形成痂，表面柔软，可进行性加深，组织液化坏死，呈烂豆腐状。氢氧化钠烧伤，基底为樱桃色。石灰烧伤，多呈褐色。磷烧伤是热力与化学的复合伤，创面多比较深，Ⅱ度烧伤时呈棕褐色，Ⅲ度烧伤时呈蓝黑色。

（4）观察创面是否干燥，有无水疱、肿胀、皂化及界限是否清晰。

3. 创面护理

（1）酸烧伤后形成的痂较完整，护理同热力烧伤；如是氢氟酸烧伤，需配合医生尽早清创，并使用钙剂外敷和局部注射。

（2）碱烧伤后，立即用大量清水冲洗创面，冲洗时间越长，效果越好；创面冲洗干净后，最好采用暴露疗法，以便观察创面的变化。但生石灰烧伤时，应先将创面上残留的生石灰刷除干净，再用大量清水长时间冲洗，防止化学反应产热加重损伤。烧伤后需尽早配合医生清创。

（3）磷烧伤，需大量清水持续冲洗，然后用1%～2%硫酸铜溶液清洗创面，创面清洗干净后，一般采用包扎疗法，以免暴露时残余磷与空气接触燃烧。

4. 并发症预防与处置

（1）低钙血症：是氢氟酸烧伤常见并发症。氢氟酸烧伤后，氟离子与钙离子结合形成不溶性氟化钙，使血浆钙浓度降低，严重时可引起致命的低钙血症，表现为手足抽搐、心律失常、嗜睡、呕吐、腹泻等。氢氟酸烧伤后，遵医嘱予以创面行钙剂的外涂或湿敷，必要时遵医嘱予以10%葡萄糖酸钙局部区域注射或静脉滴注，注射时禁用局麻药。疼痛解除是治疗的有效标志。

（2）功能衰竭：是磷烧伤、苯酚（石炭酸）烧伤常见并发症。磷烧伤后，磷主要由肾脏排泄，磷烧伤中毒多因肾衰竭死亡；石炭酸烧伤后，可引起溶血和抑制骨髓生成红细胞，损害肾小管和肾小球，引起肾衰竭。一旦发生磷和石炭酸烧伤，应立即给予静脉补液，维持尿量 1～1.5 ml/（kg·h）以上，遵医嘱应用碳酸氢钠碱化尿液。

（三）放射性烧伤护理

放射性烧伤是皮肤受到一次大剂量或短时间内反复多次电离辐射照射而引起的急性皮肤放射性损伤。

1. 护理评估：评估放射源的种类、照射剂量、剂量率和照射间隔时间，机体和皮肤的敏感性，有无物理、化学因素影响，烧伤的部位、深度，伤后急救措施，患者既往病史及现病史，疼痛程度等。

2. 病情观察

（1）严密观察生命体征、神志、精神状态的变化。

（2）观察患者疼痛程度，进行评分，如评分＞4分，报告医生，遵医嘱给予镇痛药物，每班记录，班班交接。

（3）大面积皮肤及深部组织损伤时，观察有无休克及脏器功能障碍等。

3. 创面护理

Ⅰ度脱毛反应：应预防继续照射，避免日光暴晒。

Ⅱ度红斑反应：应抬高受损肢体，减轻疼痛，受损部位用无刺激性软膏涂抹以止痒和减轻疼痛，如局部疼痛剧烈，可加入普鲁卡因；防止一切刺激，如衣服摩擦、肥皂洗涤和日光、紫外线照射等。

Ⅲ度水疱反应：出现水疱后，一般采用暴露或包扎疗法，处置同热力烧伤Ⅱ度创面。

Ⅳ度放射性皮肤溃疡形成：遵医嘱采取镇痛、抗感染治疗和必要的外科手术治疗。

九、特殊年龄烧伤护理

（一）小儿烧伤护理

小儿烧伤，一般是指 12 岁以下儿童烧伤。小儿阶段，机体处于快速生长发育阶段，因其解剖、生理、病理特点与成人不同，护理具有很大的特殊性。

1. 护理评估

（1）评估患儿一般情况：包括生命体征、精神状态、年龄、体重、药物及食物过敏史、既往病史、手术史、日常照护人、疼痛程度、正常皮肤颜色、末梢血运、生活自理能力、营养状况等。

（2）评估患儿专科情况：了解患儿受伤的时间、原因、部位、烧伤面积、深度、严重程度、创面情况、尿量、是否进食，以及有无恶心、呕吐等情况。

（3）评估患儿家属或监护人对烧伤预防和护理知识的掌握情况、家庭经济和社会支持现状、心理状态等。

2. 病情观察

（1）观察体温：由于患儿年龄小，体温调节中枢发育不完善，应注意随时观察体温变化。常规观察，体温正常者，每日观察 2 次（6：00、14：00）；体温 37.5 ～ 37.9℃，每日观察 3 次（6：00、14：00、18：00）；体温 38 ～ 38.9℃，每日观察 4 次（6：00、10：00、14：00、18：00）；体温 ≥ 39℃，当日观察 6 次（6：00、10：00、14：00、18：00、22：00、2：00），次日观察 5 次（6：00、10：00、14：00、18：00、22：00）。给予降温处置后，每 30 分钟观察 1 次，直至体温正常。测量体温时，嘱患儿家属扶住其上肢，贴紧胸壁，防止因体温计滑脱而测量不准确。

（2）观察脉搏：小儿与成人不同，脉搏快而细，可增至180～200次/分，因脉搏受小儿活动影响较大，在观察记录时应以安静状态下的值作为参考。监测患儿脉搏可应用心电监护仪测量，也可通过计算1分钟内患儿脉搏跳动的次数，常用测量脉搏的部位是桡动脉或颈动脉，可以采取以分计时的方法，也可以分成30秒一次乘以2，得到每分钟脉搏次数。正常脉搏频率：新生患儿为120～140次/分，小于1岁患儿为110～130次/分，2～3岁患儿为100～120次/分，4～7岁患儿为80～110次/分，8～12岁患儿为70～100次/分。小儿脉搏观察测量频次：< 150次/分，30～60分钟观察1次；150～160次/分，30分钟观察1次；160～170次/分，15分钟观察1次；> 170次/分，5～10分钟观察1次。

（3）观察呼吸：小儿呼吸比成人快，因呼吸受小儿活动影响较大，在观察记录时应以安静状态下的值作为参考。计算呼吸频率是，密切观察备检者的胸部，胸部一次起伏是一次呼吸，用带有秒针的手表记录被测者30秒呼吸次数，然后把测得的数值乘以2，得到每分钟呼吸次数。正常呼吸频率：新生患儿为40～45次/分，小于1岁患儿为30～40次/分，2～3岁患儿为25～30次/分，4～7岁患儿为20～25次/分，8～12岁患儿为18～20次/分。小儿呼吸观察测量频次：< 30次/分，30～60分钟测量1次；30～40次/分，15分钟测量1次；> 40次/分，5～10分钟测量1次。

（4）观察血压：小儿血压不作为常规监测，如大面积烧伤患儿留置动脉置管监测血压时，应至少半小时观察记录1次。

（5）观察精神状态：小儿烧伤后常因害怕或创面疼痛哭闹严重，需与休克产生的烦躁不安加以鉴别。小儿休克时，精神状态因不同年龄段而表现不同，1岁以内多表现为嗜睡、精神萎靡；1岁以上多表现为兴奋多语，或反常安静，或哭闹不止后逐渐转入昏睡。对于精神状态的观察，护士应指导患儿家属共同随时进行。

（6）观察正常皮肤颜色：发生休克时，小儿皮肤颜色变化比成人明显，可出现皮肤苍白，花斑状；由于毛细血管充盈缓慢，四肢会发凉，休克纠正后，皮肤的这种微循环变化恢复也比较缓慢。正常皮肤颜色的观察，每班至少2～3次。

（7）观察创面：小儿烧伤后，对于行包扎疗法的创面，应注意观察敷料情况，如有无敷料脱落、颜色改变、异味、有无渗出等，如有异常及时报告医生进行处置；对于行负压封闭引流治疗的创面，观察敷料贴覆是否良好、有无管型、漏气、引流液颜色、量、有无异味等；对于小儿肢体烧伤较深的创面，应注意观察肢端末梢血运。

（8）观察胃肠道反应：小儿烧伤后会出现一些消化系统症状，轻症患儿可表现为食欲减退、恶心、呕吐，大便次数增多，每日数次至十余次，大便为蛋花样或稀糊便，有少量黏液，镜检可见大量脂肪球、不消化食物残渣。重症患儿大便也可增至十余次，呈稀水样便，频繁呕吐或肠麻痹，可伴有脱水、酸中毒、低血钾等水电解质平衡紊乱。

（9）观察出入量：正常小儿每日摄入量与排出量需保持动态平衡。出入量的观察可作为了解病情、协助诊断、决定治疗方案的重要依据。一般烧伤患儿，应做好家属的健康教育，讲解记录出入量的必要性，教会记录的具体方法，取得家属的配合，一般烧伤患儿每班观察 1 次即可。对于病重患儿，应记录每日摄入量包括饮水量、食物中含水量、输液量，记录每日出量包括尿量、大便量、呕吐物量、出血量、引流量、创面渗液量等。记录 24 小时出入量，每晚 19：00 做 12 小时小结，观察记录 1 次出入量平衡情况，次晨 7：00 做 24 小时总结，再次记录。

（10）化验检查：关注患儿各项化验检查结果，如血常规、肝肾功能、血凝四项等，伤后可能会出现白细胞显著增高或低于正常、电解质紊乱、肾功能改变及凝血功能障碍。

3. 补液护理

（1）大面积烧伤患儿应按照补液公式计算补液量，可根据以下补液公式计算。伤后第 1 个 24 小时：2 岁以下，烧伤面积（TBSA）× 体重（kg）×2（晶胶体系数）+（水分）100 ～ 150 ml/（kg·d），晶体胶体比例 1：1；2 岁以上，烧伤面积（TBSA）× 体重（kg）×2（晶胶体系数）+（水分）50 ～ 100 ml/（kg·d），晶体胶体比例 1：1。伤后第 2 个 24 小时晶胶体减半，水分不变。

（2）静脉补液时遵循补液原则，先快后慢，先盐后糖，晶胶搭配，见尿补钾，避免长时间输注同一种液体，胶体、晶体、水分应间隔、均匀分开进行双通道补液，一路输入胶体，另一路晶体、水分交替输入。

（3）每班应落实输液巡视制度，检查患儿输液部位有无红肿、外渗，管道是否在位通畅，患儿有无异常反应，如 1 岁以内患儿是否因液体外渗疼痛而哭闹不止，做到早发现、早处理，预防为主。

（4）每班注意预防电解质紊乱，关注化验结果，尤其是低钠、低氯、低钾，做到缺什么补什么，如低钾血症时遵医嘱口服氯化钾溶液或静脉输入氯化钾注射液等。

4. 创面护理

（1）加强特殊部位创面护理：具体内容参见"七、特殊部位烧伤护理"。

（2）行包扎疗法护理：适用于四肢创面烧伤者。保持患肢抬高位，可垫软枕或指导患儿家属怀抱患儿时，将患儿受伤的上肢搭在家属肩膀上，防止发生水肿；注意观察肢端血液循环情况，当包扎过紧出现肢端发凉、青紫、麻木或疼痛时，应立即报告医生进行处置；经常变换受压部位，卧位护理时注意空出创面，防止创面受压、潮湿；保持敷料完整、清洁、干燥，防止污染，注意观察敷料有无渗血、渗液、异味、有无脱落等，敷料渗出明显时及时报告医生给予更换，适当增加厚度，加压包扎，敷料渗血时打开敷料查找出血部位，进行止血后加压包扎。还应注意的是，小儿以腹式呼吸为主，躯干创面包扎不宜过紧，以免影响患儿呼吸。如患儿出现持续高热不退，应及时报告医生打开创面敷料，行暴露疗法；应注意发热患儿使用退热药后会大量出汗，为防止虚脱，需在补足液量情况下应用退热药，而且要严格控制激素药物的使用。

（3）暴露疗法护理：适用于头面颈、会阴等不适于包扎部位的烧伤者。首先应限制探视，7 岁以下患儿留一位家属固定陪护，其他家属于每日 14：00—19：00 探视通道探视，陪护家属必须穿陪护衣，防止发生交叉感染。做好消毒隔离，严格注意无菌操作，接触创面应戴无菌手套。保持创面干燥，可采用局部烤灯照射或使用吹风机吹干创面。对于深度肢体烧伤者，应严密观察末梢血运，每 2 小时 1 次，一旦出现血运障碍，及时报告医生处置，防止肢体坏死。

（4）注意创面保护：创面刚刚愈合时防止患儿抓挠创面，可以给患儿戴手套或穿袜子；创面愈合后，指导并教会患儿家属防瘢痕药物的使用及功能锻炼的方法。

5. 营养护理：小儿喂养是小儿烧伤后一项重点治疗护理工作。小儿烧伤早期注意保护胃肠功能，实施早期喂养，伤后 6 ～ 8 小时可少量分次给予进食，尽早恢复患儿胃肠道功能，但应限制短时单次大量白开水的摄入，防止水中毒，可口服含电解质饮料，每次 10 ～ 20 ml，每小时口服量不超过 50 ml。指导家属合理喂养，根据患儿食欲和胃肠功能调配饮食，增加进食餐数，每日可增加至 4 ～ 6 次，主要以易消化、高蛋白、高维生素饮食为主，如瘦肉末、鸡蛋羹、米粉、新鲜蔬菜泥、水果泥等。

6. 并发症预防与处置

（1）高热惊厥：多发生于 6 个月至 3 岁小儿，多在体温骤升时（38.5 ～ 40℃或更高）发作。临床表现为先有发热，随后发生惊厥，在体温骤升时，突然出现短暂的全身性惊厥发作，意识突然丧失，多伴有眼球上翻，四肢强直，牙关紧闭，面色、口唇发绀，四肢肌肉痉挛或不停抽动，发作时间可有数秒至几分钟。当高热惊厥发作时，应立即松开衣领，取侧卧位或平卧位，头偏向一侧，遵医嘱肌内注射苯巴比妥注射液或地西泮注射液并给予吸氧，减轻脑细胞损伤。及时松解患儿的衣被，遵医嘱给予降温药物，如布洛芬混悬液口服、吲哚美辛栓纳肛、注射用阿司匹林赖氨酸盐或地塞米松磷酸钠注射液静脉壶入等，按照患儿体重给予相应剂量，半小时后复测，直至体温恢复正常。抽搐发作时，要注意防止碰伤及坠床，四肢适当约束，牙关紧闭时，用纱布包裹压舌板或开口器，放于上、下臼齿之间，防止舌及口唇咬伤。病室保持安静，室内光线不宜过强，避免一切不必要的刺激，治疗、护理应尽量集中进行，动作轻柔敏捷。为防止小儿发生高热惊厥，小儿烧伤后注意监测体温，一旦体温达到 38.5℃，遵医嘱应用退热药物，防止高热引起抽搐。

（2）腹泻：因小儿消化系统发育尚未成熟，消化酶的活性较低，常因外界或内在环境变化而引起消化功能紊乱导致腹泻，以大便次数增多和大便性状改变为特点。腹泻患儿应注意观察大便的量、色、性状，发现异常及时报告医生，留取大便标本送检。饮食调整是腹泻的主要治疗措施，除胃肠道症状严重的患儿暂时禁食外，一般情况下无须禁食。首先要确保饮食及餐具的清洁卫生，如奶瓶应定时消毒，生吃瓜果需用开水浸泡后再食用等。腹泻轻者采用口服补液盐治疗，重者给予静脉补液，遵循补液原则，补液中密切观察患儿皮肤弹性、眼窝凹陷情况及尿量，患儿皮肤有弹性、眼窝无凹陷、尿量正常，表明脱水得到纠正。

（3）感染：烧伤创面的坏死组织为细菌提供了良好的培养基，创面是感染的主要来源，而烧伤后免疫功能损伤也随着创面愈合或切削痂、植皮覆盖后，大多恢复正常，所以，积极处理创面，包括切削痂、植皮、局部换药治疗，是预防感染的关键。根据创面分泌物的细菌培养结果，遵医嘱应用敏感抗生素。严格执行无菌操作，避免交叉感染，合理的营养支持是防止发生感染的重要环节。烧伤后由于创面渗出，丢失大量蛋白质，机体高代谢，消耗增加，创面修复需要大量蛋白质及能量的供给，因此，烧伤患儿需要摄入高蛋白、高热量的营养物质以维持营养，比如进食瘦肉、蛋类等。

7.患儿家属的健康宣教

（1）掌握健康宣教的时机，解释到位。如新入院患儿的健康宣教要安排在患儿创面处置完毕、病房安置妥当、安静状态下进行，以免影响宣教效果。避免在操作或处置时宣教，应在操作处置前向家属讲解其目的、方法、作用，取得家属的理解和配合，以便顺利地完成治疗。

（2）注意安全防护，包括防摔伤、烫伤、坠床等，向患儿家属介绍病区小儿床及陪护衣的使用方法，暖壶及水杯统一放置。将安全防护贯穿于住院始终，作为科普常识进行普及教育。

（3）出院前进行瘢痕预防的示范和讲解，包括防瘢痕药物的使用、弹力套的佩戴、功能锻炼的方法、复诊时间及注意事项等，并让家属复述和实际练习，护士给予指导和纠正，以达到较好效果。

（二）老年烧伤护理

老年烧伤一般是指 60 岁以上老人烧伤。老年阶段，机体处于各项脏器功能及免疫力逐渐下降阶段，与其他年龄段成人相比，具有很大的特殊性。

1.护理评估：评估患者专科情况，如烧伤面积、严重程度、受伤原因、部位、创面情况、受伤时间、伤后急救处理经过、尿量、精神状况、是否进食；患者一般情况，如年龄、体重、现病史、既往健康状况、有无跌倒、晕厥史、药物应用情况及过敏史、手术史、遗传病史等。

2.病情观察：老年患者很少主动诉说病情及要求，反应较迟钝，护理人员应积极主动与患者沟通，密切观察病情变化和体温、脉搏、呼吸、血压；密切观察患者精神状态，如出现烦躁不安、表情淡漠、脉细速、肢端厥冷、尿少或无尿时，可能是出现休克，立即报告医生。

3. 补液护理：由于老年人的心、肺、肾功能下降，代偿能力差，对补液的耐受性差，容易发生肺水肿和心功能衰竭，因此，在给老年烧伤患者补液时应注意以下几点。首先，老年烧伤患者静脉穿刺的部位首选上肢静脉，尽量避免选择下肢静脉；如患者外周静脉的补液速度无法满足患者单位时间的补液量时，应选择中心静脉置管术，首选锁骨下深静脉，保证液体输入。同样，老年烧伤患者补液时也应遵循静脉补液原则。其次，调节补液速度，在达到纠正休克的前提下，补液速度宜慢，可使用输液泵匀速输入，在患者进食、饮水时应酌情减慢或暂停静脉补液，防止发生肺水肿和心力衰竭。还有就是补液最重要的一个指标——尿量，尿量直接反映肾脏的血液灌注情况，借此反映组织器官的血液灌注情况，因此，尿量是输液量和控制补液速度的重要指标。老年烧伤患者尿量应维持在 30 ～ 50 ml/h。最后，注意每班接班时进行肺部听诊并记录，如发现肺部异常情况，如湿性啰音，减速或停止输液并立即报告医生，做好护理记录。

4. 创面护理：对于深Ⅱ度以上暴露创面外涂 1% 碘酒，可以控制创面感染，形成保护性痂皮。临床在护理上重点是保持创面干燥，避免受压，促使痂皮及早形成并保持其完整性，促使创面能在痂下愈合。首先掌握涂药时间，一般情况下，每日 6 次（6：00、10：00、14：00、17：00、20：00、22：00），确保药液均匀涂抹在创面上，如不小心涂抹到正常皮肤上，应立即用酒精纱布擦拭，防止碘酒对正常皮肤的损伤。碘酒涂完后使用烤灯持续灯烤或吹风机持续吹干，保证痂皮干燥。对于行包扎疗法的创面护理，确保严格执行无菌操作，保持创面清洁、干燥，创面渗出较多时，报告医生及时更换敷料；观察渗出液的量、颜色、气味及包扎肢体的末梢血运，防止创面受压。患肢抬高，保持功能位放置。

5. 营养护理：老年人消化功能降低，卧床后肠蠕动减慢，而烧伤后基础代谢率增加，容易发生营养不良，不利于创面愈合。良好的营养支持是治疗老年烧伤患者的重要措施。烧伤后 24 小时内鼓励患者进食少量流质或半流质食物，其后逐渐进食高蛋白、高营养、高维生素、清淡易消化食物，如肉、蛋、奶、新鲜蔬菜等，可采用清蒸、炖烂、碾碎等烹饪方法，利于食物的消化与吸收。不能进食者给予鼻饲肠内营养乳剂（TPF–D/TPF–T）、奶粉及食物泥，确保胃肠道营养摄入及胃肠功能恢复。

6. 心理护理：老年人一旦生病意味着对其健康产生了重大威胁，故容易产生强烈的心理反应，如焦虑、恐惧、抑郁及孤独感。所以，在护理上我们应该尊敬、关心老年患者，对患者细致周到、不厌其烦，耐心倾听患者主诉，及时与家属取得联系，对患者及其家属进行健康教育，争取患者与家属的配合，经常给患者安慰、鼓励，增强患者早日康复的信心。

7. 并发症预防与处置

（1）肺部感染：研究表明，预防肺部并发症是老年烧伤护理工作的重点。由于老年烧伤患者自身免疫功能下降，与年龄相关的肺功能改变，以及身体衰弱、创面疼痛限制了呼吸、咳嗽、排痰，使患者容易发生肺部感染。在护理上，应保持病室空气清新，每日通风 2 次，为患者操作时注意保暖，避免受凉，教会患者有效咳嗽的方法，鼓励咳嗽、咳痰。对于痰液黏稠不易咳出者，加强雾化吸入，协助排痰，正确采集痰标本，根据痰培养结果选用有效抗生素。

（2）心、肾功能不全：烧伤后血管通透性增高，渗出较多，易引起有效循环血量不足，导致心肌缺血、缺氧，严重者可造成心功能不全。护理上应尽早建立静脉通道、给氧，给患者安置舒适体位，保证充分休息。使用五导联的心电监护仪，严密监测心率变化，及早发现心律失常，及时处置。烧伤后肾功能不全是一个发展的过程，烧伤后尽快补充有效循环血量，改善肾的血液灌注，液体匀速输入，严密监测尿 pH、尿比重、尿常规、肌酐、尿素氮等，尽量不使用对肾功能有损伤的药物。

（3）压力性损伤：老年人皮肤松弛、干燥、缺乏弹性，皮下脂肪萎缩变薄，烧伤后局部水肿营养障碍，创面渗出多；患者因疼痛、行动不便、营养不良、局部血液循环差、皮下脂肪少、骨隆突处长期受压等因素容易发生压力性损伤。住院期间做好风险评分，当风险评分 < 14 分时，建立翻身表，严格床旁交接班，至少 2 小时翻身 1 次；做好骨隆突处的保护，对于枕后、耳廓、骶尾、肩胛、肘关节、膝关节、足踝、足跟、足小趾外侧等部位，可加用海绵垫，并协助患者按摩受压部位；每日用温水擦洗正常皮肤；给予患者卧电子气垫床，保持床单位整洁、干燥、平坦，避免大小便污染。

（4）便秘：因患者烧伤后需卧床，胃肠道蠕动减慢容易发生便秘，指导患者及其家属顺时针按摩腹部，嘱患者进食含粗纤维食物，多食新鲜蔬菜、水果，如糙米、芹菜、香蕉、柚子、苹果等，帮助患者养成规律的生活习惯，按时排便。不习惯在床上排便的患者，可在病情许可下协助下床排便，效果不明显者必要时遵医嘱口服通便药物（麻仁润肠丸、乳果糖口服溶液等）或使用开塞露纳肛辅助通便。

（5）下肢深静脉血栓：由于烧伤患者长期卧床、活动受限、血流缓慢，反复静脉穿刺对静脉壁的损伤增加了患者并发下肢深静脉血栓形成的风险。在护理上，尽量避免下肢静脉穿刺，指导卧床患者床上功能锻炼，可做下肢上、下摆动或蹬夹练习，进行腿部按摩；双下肢包扎患者，可行踝部运动及抬腿运动，每日 4 ～ 6 次，每次 10 ～ 15 分钟；昏迷或年老体弱患者，指导陪护人员或家属予以被动按摩，每日 4 ～ 6 次，每次 15 ～ 20 分钟；观察下肢有无肿胀，聆听患者有无疼痛主诉，及早发现，及时治疗，进食无机盐、低脂肪、低胆固醇、少糖食物也可预防深静脉血栓形成。如已发生下肢静脉血栓者，应按医嘱进行抗凝、溶栓治疗，做好专科护理工作。

十、吸入性损伤护理

吸入性损伤是由于吸入热气体和（或）烟雾等化学物质所致的呼吸道烧伤，严重者可伤至肺实质，是烧伤危重程度的独立评判因素，也是导致烧伤死亡的主要原因之一。

（一）伤情评估

1. 吸入性损伤判断：根据患者的受伤史和临床症状来初步判断患者是否有吸入性损伤，患者是在密闭或不透风的环境中发生的烧伤；在火灾现场曾大声喊叫或意识丧失；头面部烧伤，特别是口鼻周围深度烧伤；伤后出现刺激性咳嗽，痰中含有炭粒；出现声音声嘶、喘鸣甚至呼吸困难症状；有烦躁不安，甚至谵妄、昏迷等缺氧征象。明确诊断需行纤维支气管镜检查。

2. 吸入性损伤分度判断：有两种方法，医生可以通过镜下观察气道黏膜损伤程度，也可以根据解剖位置进行分度。

（1）按气道黏膜损伤程度分度：Ⅰ度损伤，气道黏膜仅轻度充血水肿；Ⅱ度损伤，黏膜明显充血水肿，有黏膜下出血和（或）黏膜破损；Ⅲ度损伤，黏膜苍白、坏死、剥脱，黏膜下基底膜、肌肉、气管和（或）支气管软骨环暴露。

（2）按损伤解剖位置分度：轻度损伤病变限于口、鼻、咽部；中度损伤病变位于咽、喉、气管；重度损伤病变可达支气管、细支气管、肺泡。

（二）病情观察

1. 观察生命体征：吸入性损伤患者最容易出现呼吸改变，护士应全程密切观察患者的呼吸和血氧饱和度变化，如呼吸的节律、频率、深浅度，每班肺部听诊 1～2 次。正常呼吸的节律平稳，频率为 16～20 次 / 分。当患者出现进行性呼吸困难、呼吸频率 > 25 次 / 分、血氧饱和度下降至 90% 以下，以及吸气时出现哮鸣音等症状时，应立即报告医生并配合医生抢救。无人工气道患者，护士立即加大吸氧流量，配合医生行气管切开术；有人工气道患者，护士应予以气道吸痰，判断气管套管是否在位通畅，配合医生进行处理。

2. 观察痰液：给予患者吸痰时，应观察痰液的性质、量、颜色。观察痰液中是否有脱落的气道黏膜，黏膜脱落自伤后 36～48 小时开始，7～14 天达到高峰，可持续 1 个多月。吸痰时应观察痰液是血性痰还是白色黏痰，并且每次吸痰后都要详细记录。

（三）气道护理

1. 轻度吸入性损伤：一般不需要气管切开，护士需密切观察患者呼吸情况，及时清除气道分泌物，床头抬高 30°，防止喉头水肿。告知患者如有不适，及时与护士沟通。

2. 中、重度吸入性损伤

（1）未行气管切开的患者，床旁备气管切开包和气管套管，根据患者的体型、身高准备合适的套管。

（2）若患者出现呼吸增快、血氧饱和度持续下降，动脉血气分析结果，氧分压低于 80 mmHg，需立即配合医生行气管切开术，备好 0.9% 氯化钠注射液、利多卡因注射液、一次性负压封闭引流装置、吸痰管等，随时观察血氧饱和度改善情况，如患者需呼吸机辅助呼吸，应检查呼吸机性能是否良好，遵医嘱调整好呼吸机模式和参数。

（3）气管切开术后护理

☆ 人工气道的固定与维护：人工气道建立后，护士应根据患者颈部肿胀的程度，动态调节、固定气管套管约束带的松紧度，以伸入 1～2 指为宜。在接班时观察气管套管是否在位通畅，可用吸痰是否顺利的方法进行判断，如吸痰管进入气道有阻力，应及时报告医生，查看气管套管是否脱出或堵管。气管切开处伤口换药时应注意无菌操作，每日至少 4～6 次，在气管套管约束带与创面之间垫无菌纱布或有杀菌作用的敷料，保持干燥、清洁，敷料受痰液污染后应随时更换。

☆ 做好气道湿化管理：①保持环境湿度适宜，病房的湿度保持在 50%～60%。呼吸机湿化灌持续滴入灭菌注射用水，并给予气道加温。②湿化液的选择，根据患者吸入性损伤程度、痰液黏稠度、肺部感染等情况，选择对症的湿化液，一般基础湿化液为灭菌注射用水或 0.45% 氯化钠溶液，遵医嘱可选用具有治疗作用的药物。③湿化方式，首选高通量湿化仪，温度设定 36～37℃，流量设定 40～60 L/min，氧浓度根据患者需要设定 25%～100%；雾化吸入也是目前临床最常用的湿化方式之一，护士需遵医嘱行雾化吸入治疗，一般 2～4 小时雾化 1 次，每次 10～15 分钟，雾化液量不超过 15 ml。在雾化吸入过程中，观察血氧饱和度情况，机械通气患者行雾化吸入时，不将呼吸机与患者断离，可使用连接呼吸机管道的雾化器。④持续气道湿化液注入法，此方法是湿化液沿气管内套管持续滴入或泵入气道的一种湿化方法，滴注速度和湿化液的配比是根据患者气道的情况遵医嘱进行，一般速度保持在 4～6 ml/h，应用微量泵或可调节输液器，药液应 24 小时更换 1 次。

☆ 吸痰护理：把握合适的吸痰时机，按需和按时吸痰相结合。当患者出现咳痰、血氧饱和度下降、听诊有痰鸣音时，护士需给患者进行吸痰，如未出现以上症状，也应定时给患者吸痰，并按照湿化气道、叩背、吸痰三步进行，在充分湿化气道和叩背后，及时吸痰，清除鼻、口腔与气管内分泌物，尤其要及时吸出脱落物，以免窒息。分段吸痰法，具体操作方法：第 1 段，吸尽鼻腔内分泌物；第 2 段，更换吸痰管，吸尽口腔内的分泌物；第 3 段，更换吸痰管，吸尽气管套管内痰液，根据气管套管的规格号数计算吸痰管插入长度；第 4 段，更换吸痰管后，带半负压插入吸痰管至气管隆凸上 1～2 cm，完全打开负压，边捻搓吸痰管边上提，此方法明显降低了吸入性损伤气管切开术后的肺部感染率。

☆ 机械通气护理：在机械通气过程中，护士应观察患者的呼吸情况，并对呼吸机报警及时处理，详细记录呼吸机设定的模式和呼吸机参数，保持呼吸机管道通畅，避免脱出和打折。呼吸机集水杯的冷凝水超过一半时及时倾倒，防止反流入管道。气管套管定时松气囊，操作需二人配合，一人松气囊，一人将吸痰管插入气管套管下端，在松气囊的同时进行吸痰，避免气囊上积存的痰液和分泌物进入下呼吸道，引起感染。呼吸机管道更换周期一般为 7 天，如果痰痂和痰液积聚于管道，可随时更换。

（四）并发症预防与处置

1. 气道梗阻：护士应动态评估患者的呼吸状况和呛咳能力，当患者出现声音嘶哑和血氧饱和度下降低于 90% 时，应立即给予吸痰，同时报告医生。无人工气道患者，可使用口咽通气道给患者吸痰，并做好气管切开准备；有人工气道患者，查看是否有气管套管脱出或痰痂堵塞，配合医生进行重新置管。在此过程中，密切观察血氧饱和度和呼吸变化，并做好护理记录。

2. 感染：气道护理与吸痰操作均应做到严格无菌。护士在气管切开处换药时应戴无菌手套。颈部有创面的患者，护士操作时为了防止交叉感染，可使用抗感染敷料垫于气管套管约束带处。气管切开后经呼吸滤器吸氧的患者，不可触碰呼吸滤器两侧海绵，被痰液污染后随时更换。

3. 气管套管脱出：保持气管切开处的约束带松紧度适宜，每班至少观察两次。给予患者翻身时，需重新调整呼吸机管道的固定位置，避免牵拉和拖拽。一旦气管套管脱出，立即报告医生，不可盲目回纳，可进行窦道给氧，观察患者的呼吸情况，做好重新置管的准备。

4. 气管套管堵管：护士加强有效吸痰，并观察痰液的性质、颜色和量。外出检查或卧翻身床的患者改变体位之前，需彻底吸痰，并做好气道的湿化，防止形成大痰痂。一旦突然出现呼吸困难、血氧饱和度持续下降至 90% 以下，应立即给予患者吸痰。查看气道是否通畅，动作要轻柔，如吸痰管置入不畅，不可用力过猛，及时报告医生并配合更换气管套管。

十一、烧冲复合伤护理

烧冲复合伤是指患者同时或相继受到热能所致烧伤和冲击波所致冲击伤的复合损伤。多见于锅炉、矿井瓦斯、化工厂、弹药库等意外爆炸而致伤。

1. 护理评估：评估烧冲复合伤发生的场所，患者烧伤部位、面积、严重程度，伤后处置措施，有无吸入性损伤、骨折、器官受损等合并症；评估患者的一般资料、健康史、活动能力、营养状况、排泄、睡眠、社会心理状态、疼痛程度。

2. 病情观察

（1）严密观察患者的生命体征，尤其是心率、血压和呼吸情况。肺是冲击波作用的主要靶器官，肺部听诊每班至少 1～2 次，同时观察有无咳嗽、咯血、呼吸困难、肺部湿啰音和低氧血症。

（2）观察神志、意识状态、瞳孔变化、反应等情况，昏迷和嗜睡常常是颅脑损伤或者重度休克表现；表情淡漠、反应迟钝或者极度烦躁也是休克征象，常提示有严重失血。

（3）观察微循环：常指皮温、湿度及浅静脉塌陷程度，甲床再充盈时间（2～3秒为正常）。皮肤湿冷，浅静脉明显塌陷，甲床苍白，再充盈时间延长，常表明有休克。

（4）观察尿量：先检查尿管是否在位通畅，如果尿量＜ 30 ml/h，表明肾灌流不足，或者说休克情况未改善；尿量＜ 10 ml/h，是急性肾衰竭的指征之一；若尿量＞30 mL/h，肢体末端温暖，说明内脏和肢端血循环良好，抗休克初见成效。

（5）观察脏器：如伤口渗血情况，双侧胸廓是否对称，活动度是否一致，活动度小的一侧常为伤侧或有血气胸一侧；腹部有无膨隆征象，是否存在肌紧张，这些常提示有活动性出血或空腔脏器破裂。

（6）监测患者听力和视力有无影响，倾听患者主诉。

3. 创面护理：处理原则同"五、烧伤创面护理"。

4. 并发症预防护理：休克、呼吸衰竭、肾衰竭、感染、多器官功能衰竭是烧冲复合伤常见五大并发症。烧冲复合伤致伤因素多，除皮肤烧伤外，心、肺、肝、肾、凝血功能等均可在早期出现不同程度的功能障碍，表现为多系统、多器官损伤的特点。护理措施如下：

（1）早期密切观察生命体征及病情变化。

（2）补液患者应注意补液速度，预防发生肺水肿、脑水肿。补液扩容时尿量维持在 50 ml/h 即可。

（3）做好肺部护理，预防肺部感染及呼吸机相关性肺炎发生。

（4）遵医嘱使用药物，观察药物副作用，尽量减少肾毒性药物的使用。

（5）各项操作严格无菌观念，关注创面细菌培养、血培养结果，预防真菌感染。

十二、大面积烧伤护理

大面积烧伤是指成人烧伤总面积≥50%或Ⅱ度烧伤面积≥20%，或小儿烧伤总面积≥30%。大面积烧伤后，患者机体有一系列病理和生理改变，会引起许多严重的并发症，病程长、伤情重，因此护理尤为重要。现只介绍成人大面积烧伤护理。

（一）休克期护理

休克期是指伤后48小时，又称体液渗出期，以体液渗出、组织水肿、低血容量性休克为主要临床表现。此期能否平稳渡过，将直接影响烧伤患者的治疗质量和预后。

1. 护理评估

（1）评估患者一般情况：包括患者年龄、身高、体重、生命体征、精神状态、药物和食物过敏史、既往史、手术史、家族遗传史、疼痛程度、营养状况、皮肤色泽和温度，有无口唇和指（趾）端苍白，以及有无喘鸣、发绀、呼吸困难等现象，有无活动性出血等。

（2）评估患者专科情况：了解患者烧伤面积及深度、烧伤环境、有无吸入性损伤、有无复合伤或中毒、受伤时间、伤后处置、伤后有无大小便、口渴程度及尿量情况等。

（3）评估患者家属对烧伤预防和护理知识的掌握情况、家庭经济和社会支持现状、心理状态等。

2. 病情观察

（1）意识：烦躁不安是烧伤休克最早出现的征兆，是血液灌注不足导致脑组织缺氧的表现。患者安静、神志清楚，表示脑循环好；反之，由于血容量不足，微循环功能障碍，使脑组织缺血、缺氧，患者常出现兴奋烦躁、神志恍惚，此时排除颅脑损伤外，应快速输液，持续吸氧，纠正血容量不足，神志应每小时至少观察1次。

（2）尿量：是一项较敏锐地反映烧伤休克严重程度的指标。烧伤休克发生时尿量减少，主要是由于有效血容量不足，肾血流灌注减少所致，但尿量不是唯一指标，不能忽视其他方面的影响因素。大面积烧伤患者早期要给予留置尿管，连接子母式尿袋，重点观察尿量和颜色，每15分钟观察1次，每小时护理记录1次。

（3）体温：休克期早期主要表现为体温不升，几小时后逐渐恢复到正常范围。体温每日监测6次（3：00、6：00、10：00、14：00、19：00、23：00），体温＞38℃者，给予降温处置，每30分钟观察1次，直至正常。大面积烧伤患者如腋窝、腹股沟处无创面，可测量体温，先用干纱布擦拭汗液后再测温；如腋窝、腹股沟有创面时，在患者神志清醒状态下，可测量口温或肛温，并在护理记录单上注明。

（4）心率：心率是有效循环血量灌注情况的体现，正常心率 60 ～ 100 次 / 分。大面积烧伤患者早期给予持续心电监测，应观察并记录患者安静状态下的脉搏，若脉搏＜ 120 次 / 分，每小时观察 1 次；脉搏 120 ～ 130 次 / 分，每 30 分钟观察 1 次；脉搏 130 ～ 140 次 / 分，每 15 分钟观察 1 次；脉搏 140 ～ 150 次 / 分，每 10 分钟观察 1 次；脉搏＞ 150 次 / 分，每 5 分钟观察 1 次。如成人脉搏＞ 140 次 / 分，脉细且弱，通常表示血容量不足；如成人脉搏＜ 60 次 / 分，应警惕心力衰竭的发生。

（5）呼吸：休克和烧伤后疼痛都会导致呼吸加快，频率可达 28 次 / 分以上，头面部烧伤伴有吸入性损伤时，会有不同程度呼吸困难的表现。呼吸测量应在患者安静状态下进行，呼吸正常值为 16 ～ 20 次 / 分。呼吸通畅、口唇黏膜无发绀，一般每小时测量 1 次呼吸；呼吸频率为 25 ～ 30 次 / 分，每 30 分钟测量 1 次；呼吸频率为 30 ～ 40 次 / 分，每 15 分钟测量 1 次。

（6）血压和脉压：休克早期血管代偿性收缩，周围阻力增大，血压往往升高，尤以舒张压升高明显，故脉压变小。随着代偿失调，血压开始下降。烧伤休克血压变化的特点是收缩压下降常常继发于脉压减少之后。

（7）口渴：口渴是休克早期表现，血容量不足，烧伤越重，口渴越明显，但口渴症状不会因休克复苏而减轻。大量饮水有引起水中毒的危险，所以，休克早期应限制饮白开水，可多次少量给予淡盐水或运动饮料，每次口服 30 ～ 50 ml。

（8）胃肠道反应：观察大面积烧伤患者早期有无出现恶心、呕吐症状，胃黏膜发生糜烂出血时，呕吐物可呈咖啡色或血性。恶心、呕吐症状多是因为脑缺氧、胃肠缺氧所致，频繁呕吐者多表示休克较为严重。

（9）末梢血运：在休克早期，可见正常皮肤色泽苍白，皮温降低，表浅静脉萎缩，严重时皮肤、黏膜发绀，甚至出现花斑，密切观察患者皮肤末梢血液循环变化，每班至少 2 ～ 3 次。

（10）中心静脉压：是液体复苏最早开展的有创监测指标之一，需要与血压、尿量等其他指标结合进行判断。

（11）血气分析：是监测烧伤休克的重要指标，可判断机体缺氧与二氧化碳潴留情况。维持氧分压在 80 mmHg 以上，二氧化碳分压在 30 ～ 35 mmHg，使酸碱基本保持平衡略偏酸。动脉血氧分压正常为 80 ～ 100 mmHg，若低于 60 mmHg，需用氧疗或呼吸机辅助呼吸；二氧化碳分压正常在 35 ～ 45 mmHg，若高于 45 mmHg，提示通气不足；乳酸＞ 2.2 mmol/L 时，提示液体量不足，应合理加大补液量。

（12）血常规和血生化指标：烧伤后体液大量渗出，易并发血液浓缩及水、电解质紊乱等。

3. 补液护理：烧伤休克由多因素导致，应提倡以补液为重点的综合防治措施，包括加强心、肺功能的维护，减轻心肌缺氧损伤，增强心脏泵血功能，强化细胞保护，防止内皮细胞损伤，降低血管通透性，提高血管反应能力，改善微循环。具体措施如下。

（1）大面积烧伤患者伤后尽快建立静脉通路，优先留置双腔中心静脉置管；如果条件不允许，建立外周静脉通路，须建立两条通路。

（2）根据补液公式计算补液量：具体如下。①伤后第 1 个 24 小时补液量：晶胶体［烧伤面积（Ⅱ、Ⅲ度以上）× 体重（kg）× 1.8 ml（晶胶体各半）］+ 水分（2000 ～ 3000 ml），前 8 小时输入总量的 1/2，后 16 小时平均输入余量的 1/2。②伤后第 2 个 24 小时补液量：晶胶体［烧伤面积（Ⅱ、Ⅲ度以上）× 体重（kg）× 1.8 ml × 1/2（晶胶体各半）］+ 水分（2000 ～ 3000 ml），24 小时内平均输入。

（3）实施补液治疗：尽早进行补液治疗，输液速度先快后慢，先盐后糖，见尿补钾；双通路补液，一路输入胶体液，一路交替输入晶体液和水分；如果只有 1 条静脉通路，要注意先晶后胶，晶体胶体水分搭配输入。

（4）补液护理注意事项：①静脉补液量不能完全依赖补液公式，需关注意识、心率和尿量等临床指标，及时调整补液速度。如尿量过多须相应降低补液速度，尿量过少可提高补液速度。②大面积烧伤患者休克期补液时，补液的量、速度控制可采用监测中心静脉压与血压的高低而进行（表 1-4）。③静脉补液时，为保证液体输入速度的精确，可采用输液泵控制补液速度；但输入血浆、红细胞、血小板、白蛋白、丙种球蛋白时，不应使用输液泵，否则会导致胶体分子破坏。④休克期单位时间内补液速度快，有时可达到 400 ～ 800 ml/h，应注意观察液体剩余量，避免空气进入。⑤输入抗生素时，输注时间应参照药物说明书在规定时间内输毕。

表 1-4 中心静脉压、血压和补液的关系

中心静脉压	血压	原因	处理原则
低	低	血容量不足	充分补液
低	正常	血容量不足	适当补液
高	低	心功能不全或血容量相对过多	强心，纠正酸中毒，舒张血管
高	正常	血管过度收缩	舒张血管
正常	低	心功能不全或血容量不足	补液试验

4.综合治疗护理：具体措施如下。①保护胃肠功能：包括早期胃肠营养和预防应激性溃疡。在没有明显的恶心、呕吐情况下，伤后 6 ～ 8 小时开始给予少量流质饮食，每次 50 ml，每 1 ～ 2 小时 1 次；遵医嘱应用胃酸抑制剂、H_2 受体阻滞剂、胃肠

黏膜修复药等。②保护心功能和应用血管活性药物的护理：根据患者心率、血压等情况，遵医嘱及时选择合适的药物，护理要注意配置要求、输入速度、输入剂量，强调血管活性药物须在血容量补给充足的基础上使用。③镇静镇痛护理：根据患者情况遵医嘱选择镇痛镇静药物。如选择盐酸哌替啶注射液 50 mg 肌内注射或与盐酸异丙嗪注射液 25 mg 合用，不但可以加强镇痛效果，还可减弱盐酸哌替啶的副作用，但此类药物用量不可过大，以免妨碍病情的判断；有消化道溃疡的患者慎用布洛芬；盐酸哌替啶注射液用药后要注意观察呼吸情况。④抗生素应用护理：根据药物敏感试验结果选用抗生素；严重烧伤的早期常有感染因素存在，在药物敏感试验无结果报告时，应选用有效广谱抗生素。静滴的抗生素必须现用现配；两种以上抗生素联合使用时，要注意配伍禁忌；注意用药的时效性，以保证体内有效的血液药物浓度；要掌握各种抗生素的适应证、用法与用量，以及可能发生的不良反应，密切观察，防止发生意外；长期使用抗生素时要注意观察口腔黏膜，防止真菌感染。⑤纠正酸中毒：遵医嘱选择 5% 碳酸氢钠溶液 125 ml 滴注，用来纠正酸中毒和碱化尿液，防止大面积深度烧伤后尿中血红蛋白和肌红蛋白沉积、堵塞肾小管，损害肾功能。

5. 创面护理：尽早彻底清除坏死组织，有效的创面覆盖和愈合，是烧伤治愈的关键。采用暴露疗法者，保持创面清洁干燥，避免创面受压，定时外涂药物，并用吹风机吹干或灯烤，加速药物吸收；保痂治疗涂药时要注意温度的控制，对后期感染和多器官损伤的预防有重要作用；接触创面的物品应无菌。采用包扎疗法者，要观察敷料外观是否清洁、有无渗出，并注意观察肢端末梢血运情况。

6. 营养护理：烧伤后 1～2 天内，患者应激反应严重时，不应经胃肠道供应过多食物，应少量多次给予，防止一次性大量饮水或进食造成呕吐、水中毒或急性胃扩张。休克期患者应以易消化、清淡饮食为宜，如粥、蛋羹等，避免进食高脂肪类食物。

7. 心理护理

（1）患者方面：大面积烧伤作为一个强烈应激源，可引起机体一系列应激反应，包括生理功能和心理状态的改变，甚至可导致精神障碍的发生。烧伤休克期患者主要反应为恐惧与焦虑。在护理操作中，护士应经常鼓励患者，协助患者取舒适卧位，保持病区安静、整洁、舒适，保证患者良好的睡眠；指导患者放松疗法，如听音乐、看电视等，分散注意力。

（2）医护方面：医护人员在积极救助患者的同时，应及时做好患者的心理疏导工作。耐心开导患者，仔细倾听患者的主诉，帮助其宣泄负面情绪，提升患者的生存动机。在患者面前要尽量以一种"平常心态"去看待患者所受到的创伤，减少刺激，创造良好、舒适、温馨、安静的病房条件。

（3）家属方面：大多数烧伤患者及其家属对突如其来的意外伤害毫无心理准备，

瞬间会丧失心理应对能力、丧失理智，应及时告知患者家属病情及费用情况，让家属有一定的心理准备，鼓励其克服困难，使患者保持稳定的情绪，感受到家人的关心与支持，并能以积极的心态面对各种问题。

8.并发症预防及处置

（1）急性脑水肿：多发生于烧伤后持续休克状态、重度吸入性损伤、低钠血症、水中毒、合并颅脑外伤等情况。注意密切观察患者的意识状态、瞳孔变化，以及循环与呼吸系统病情变化；配合医生对症处置，包括使用脱水疗法、糖皮质激素；控制血压，避免高血压或低血压；降温治疗，改善机体代谢率；使用促进脑细胞代谢的药物。

（2）急性肾功能不全：有效的抗休克、抗感染治疗及减少肾毒性物质的损伤作用，可起到积极的预防作用。一旦出现急性肾功能不全，需立即进行纠正，防止肾功能进一步恶化，主要治疗方法包括血液透析、营养支持、抗感染、纠正水和电解质及酸碱平衡紊乱等。护理除密切观察尿色、尿量外，注意关注肾功能化验结果，配合医生及时有效处置。

（3）应激性溃疡：是指在各种强烈应激源刺激下，如创伤、烧伤、休克等，引起的急性胃肠道黏膜糜烂、炎症和溃疡。休克期多由低血容量导致缺血缺氧引起的损伤、胃肠黏膜屏障受损、氧自由基损伤所致。有效的预防和治疗手段为早期补足血容量，尽早进食，抗酸治疗，应用黏膜保护药，抗氧自由基等。护理上，主要是做好休克期补液护理；留置胃管，观察胃液的颜色；观察食欲和有无胃部不适，有无恶心、呕吐；观察大便颜色和性状，发现异常及时报告医生进行处置。

（4）急性胃扩张：早期多由于胃内大量气体、液体或食物潴留所致。主要是对症处置，包括积极抗休克，原发病治疗，持续胃肠减压，必要时可清除胃内积物、清洗胃腔。

（二）感染期护理

临床上的感染期包括急性感染期和创面修复期两个病理生理变化阶段。急性感染期主要指伤后1～2周内，其长短与烧伤的严重程度成正比；创面修复期是指休克期渡过，感染得到基本控制后，创面开始愈合的阶段，其长短与烧伤深度和治疗效果有关。此阶段早期临床以尿量增多、创面变干燥为特征，后期以脓毒血症、代谢障碍和内脏并发症为主要特征。

1.护理评估

（1）评估患者一般情况：包括患者生命体征、神志、精神状态、尿量变化、创面情况、消化道症状、相关检查结果、疼痛程度、营养状况、皮肤色泽和温度等。

（2）患者专科情况：重点是创面和全身情况，关注患者各脏器系统的功能情况、烧伤感染的病原菌等。

（3）患者及其家属对愈后的期望值和感染期知识的掌握情况、家庭经济和社会支持现状、心理状态等。

2. 病情观察

（1）体温：体温变化为烧伤感染期重要的观察指标。患者出现体温骤然升高、降低或持续高热，经药物或物理降温处理，效果不明显或下降后很快上升，并伴有寒战，尤其注意体温＞39 ℃或骤降至 35 ℃以下的情况，严重者可持续 3 天以上，是烧伤脓毒症的体征之一。

（2）心率：烧伤后患者心率均有增快，但成年人一般＜120 次 / 分，小儿＜140 次 / 分；超出此范围，应观察有无心律失常。

（3）呼吸：呼吸浅快，超过 28 次 / 分，对诊断脓毒血症有一定意义。

（4）血压：血压下降，一般预示病情严重。

（5）神志：精神症状的改变是全身感染的早期改变，表现为抑郁、多语；严重者则表现为谵妄、烦躁不安、幻觉、意识障碍及昏迷。

（6）尿量：尿量变化多在血压变化之前，往往和低血压伴行。血压低、尿少或无尿，结合全身其他体征，如高热、脉速、呼吸快、血象高等，警惕感染性休克的发生，此时应留置尿管，密切观察尿量，观察项目同休克期的观察。如果患者尿量增加，注意观察电解质的变化，特别是钠离子、钾离子、氯离子的变化，防止发生电解质紊乱。

（7）消化道症状：应激性溃疡和出血是感染期消化道常见并发症，注意观察有无食欲下降、腹胀、腹泻、恶心、呕吐及黏液便等。

（8）创面情况：主要观察创面颜色、有无脓性分泌物和异味。观察创面有无出血点、创缘有无明显的充血水肿。创面色泽加深、创缘下陷、干枯无脓性分泌物、无上皮生长、创面及正常皮肤出现紫黑色的出血坏死斑等，都是临床极其危险的症状。

（9）检查指标：关注心、肺、肝、肾等检查结果和化验指标，白细胞有无骤升、骤降，血培养结果等。

3. 创面护理

（1）创面感染的预防：烧伤创面是全身感染的主要来源。接触创面的敷料应经过灭菌处理，污染后随时更换，保持清洁干燥；避免创面受压，定时给予翻身，必要时遵医嘱卧悬浮床或使用翻身床；保持创面周围正常皮肤的清洁，保持床单位清洁、整齐；双手接触创面时戴无菌手套。

（2）保痂脱痂创面的护理：保痂创面，保持痂皮干燥完整，保痂期定时应用保痂抗菌外用药涂拭创面，每日 4 ～ 6 次。溶痂、脱痂期应根据创面分泌物的多少，选择半暴露疗法、湿敷疗法或浸浴疗法，及时清除创面的坏死组织，同时应观察有无全身感染征象。

（3）残余创面的护理：残余创面是指烧伤治疗后期未愈合的小创面。较小的创面遵医嘱涂外用药；反复破溃和糜烂融合成片的创面可行浸浴疗法。浸浴前应注意向患者说明治疗的必要性和过程，解除患者的心理负担，浸浴时动作轻柔，避免形成新的创面；较大的创面（直径＞5 cm），可行换药或植皮手术治疗。

4. 营养护理：烧伤提倡全胃肠营养。烧伤后机体耗氧量增加，氮平衡失调，导致患者的代谢率增高，比正常人增加 2～2.5 倍。通过营养的供给来补充能量的消耗，可采用口服、鼻饲、静脉输入法。烧伤后尽早开始进食，可以保护胃黏膜，促进黏膜代谢与生长，维持肠道组织结构与屏障功能；预防菌群失调，防止细菌移位，减少肠源性感染发生的机会；同时可以降低应激性溃疡的发生率。烧伤后如果患者未出现恶心、呕吐症状，烧伤后即可进食。感染期患者代谢旺盛，需要补充大量营养物质，应多食高热量、高蛋白、易消化吸收的食物，增加鱼、蛋、肉的摄入。加强全身营养，鼓励患者经口进食，少量多餐，避免辛辣、刺激性食物；若患者口服量达不到营养标准时，应给予鼻饲。根据患者饮食原则、口味喜好和食物热量等制定食谱，关注患者进食情况和身体营养状况。

计算热量（kcal）=（4187× 体表面积 +104.6× 烧伤面积）/4.184，其中体表面积 =［身高（m）–0.6］×1.5。

5. 心理护理

在治疗过程中，烧伤患者逐渐意识到疾病将对自己造成较长远的影响或终身残疾时，其心理上逐渐出现变化，主要表现为焦虑、抑郁，或出现愤怒、敌对情绪；在行为上常常对自己及他人不满、自暴自弃、不配合治疗。常用于心理治疗的方法有支持性心理治疗、认知治疗、行为治疗、家庭治疗、音乐治疗等。对于重度烧伤患者而言，所受到的身体上、精神上的创伤更为痛苦与持久。护理人员要尽量帮助其减轻生理上的痛楚及不适，运用谈心、聊天等方式分散其注意力，舒缓其对抗情绪，提高创伤后成长的能力。

6. 并发症护理与处置

（1）肺部感染：大面积烧伤患者多数伴有吸入性损伤，因呼吸道黏膜烧伤、肺水肿、肺不张、脓毒症等均可引起肺部感染，有效的气道管理可降低肺部感染发生率。对于气管切开患者，按照吸入性损伤患者护理规范进行；加强口腔护理，及时清除口鼻分泌物，加强气道湿化及雾化、震动排痰治疗。

（2）急性呼吸窘迫综合征：主要是休克、全身严重感染和大量输血输液引起的。在严重烧伤后，特别是休克、全身感染或大手术后，患者出现呼吸急促或在血液循环稳定后短时间内出现呼吸困难，进行性加重，考虑并发此症。预防和处置措施包括去除危险因素，有效的抗休克和抗感染治疗；给予呼吸支持；严格控制静脉补液量，在血流动力学稳定的情况下可应用利尿药等。

（3）肠系膜上动脉综合征：是指肠系膜上动脉或其分支压迫十二指肠水平部而引起的综合征，主要是因为大面积烧伤机体超高代谢，营养供应不足造成。表现为严重消瘦，进食后出现腹痛、腹胀、恶心、呕吐等消化道梗阻现象，俯卧位或呕吐后症状改善，提示可能发生此症，需进一步检查明确诊断。早期改善机体超高代谢状态、加强营养支持治疗为主要预防手段，一旦发生，立即进行纠正。

（4）深静脉血栓形成：大面积烧伤后长期卧床、手术多、术中肌松药的应用、下肢环形焦痂、水肿等导致静脉血流缓慢；反复静脉穿刺，长期输液，尤其是刺激性药物输注，导致静脉内膜损伤，易诱发静脉血栓；全身感染、大手术创伤等均可引起凝血功能异常，血液呈高凝状态，是深静脉血栓的主要原因。临床中患者出现肢体肿胀、胀痛，下地行走时胀痛感加重，需立即报告医生，进行进一步检查明确诊断。预防措施为尽早封闭下肢创面，缩短手术时间和麻醉时间，早期进行床上活动，给予局部被动按摩，早期佩戴弹力套并下床活动。一旦明确诊断，积极抗凝和溶栓治疗、局部制动，必要时手术治疗。

（5）多器官功能障碍综合征：包括心功能不全、肺功能衰竭、肝功能不全、肾功能衰竭等。预防和处置措施有积极防治休克，及时有效的液体复苏，纠正组织器官缺血缺氧，迅速恢复肠道血供；尽早清除坏死组织，封闭创面；合理使用抗生素；免疫调理治疗；营养支持与代谢调理；抗凝防治弥散性血管内凝血。

（三）康复期护理

烧伤创面愈合后需要一个恢复锻炼和整形的过程，称为康复期。康复期的长短根据具体情况而定，主要为烧伤毁损部位功能和美观的恢复。

1.护理评估

（1）新愈合的皮肤有无颜色改变和瘢痕形成，瘢痕部位、面积、硬度，以及对功能的影响等。

（2）全面评估患者心理承受能力和应对能力，对瘢痕的认知程度和烧伤愈后的了解，对整形美容、自我护理等知识的掌握程度。

（3）患者家庭情况及经济收入，对今后工作生活态度，家人及单位对患者康复费用的支持程度。

2.病情观察

（1）瘢痕部位痛痒症状的程度，瘢痕的稳定性，有无反复破溃。

（2）观察瘢痕充血情况，有无毛细血管网消失，颜色变暗，硬度变软，表面出现皱褶的现象。

（3）关节活动度的情况，功能、外观及体力改善的程度。

（4）患者生活自理状况，心理重建的完成度。

3. 创面愈后护理

（1）烧伤创面愈合后 2 周内：伤区为粉红色或浅褐色，无明显的不适，外观有色素沉着现象。通常须进行皮肤康复护理 1～3 个疗程，外出时注意防晒。

（2）烧伤创面愈合后 2～4 周：伤区为红色、表面光滑发亮，同时自我感觉发紧。此阶段预防瘢痕增生效果最佳，一般行康复护理 3～5 个疗程后基本稳定，同时佩戴弹力套以提高效果。

（3）烧伤创面愈合后 1～3 个月：伤区为紫红色或部分突出皮肤表面，同时伴有明显痛、痒及紧缩感，严重时影响功能。此阶段康复护理对预防或减轻瘢痕增生仍有明显效果，一般行康复护理 6 个疗程以上，痛痒明显减轻，瘢痕变软、变薄，色泽由紫红色变为淡粉色。

（4）烧伤创面愈合 6 个月以上：伤区为红色或紫红色瘢痕，凹凸不平，伴有功能障碍，痛痒存在。此阶段进行皮肤康复护理有助于促进瘢痕软化，加速瘢痕稳定。

（5）主动活动和被动锻炼：同"十五、烧伤康复护理"。

4. 营养护理：患者无营养不良的情况下，适当控制热能和营养供给，宜进食清淡、低热量食物，避免进食刺激性食物。

5. 心理护理：康复期的患者要忍受因康复治疗而引起的各种不适，如穿弹力衣、佩戴防关节僵硬的支架等；伤后的容貌毁损和功能障碍，容易导致患者出现焦虑、抑郁等情绪。为了能够按照计划完成整个治疗过程，使患者获得良好的身心康复，护理人员应重视患者的心理状态，适时进行心理干预。住院期间，护士应随时了解患者的思想动态，倾听患者的需求，通过互动使患者对治疗的过程和可能取得的效果有一个客观的认识，从而积极配合治疗。尤其要鼓励患者主动参与康复治疗过程，增强其接受现状及接纳自我的信心，鼓励其回归家庭、社会生活及工作岗位。

6. 并发症预防与处置

（1）瘢痕增生：可采用加压疗法、药物疗法和局部按摩等。烧伤创面愈合后早期佩戴弹力套。遵循"一早、二紧、三持久"的原则，弹力套或弹力衣一般 3 个月更换一次，以保证压力，做好患者的健康教育，避免由于疼痛间断治疗。

（2）创伤后应激障碍：加强患者心理安慰，对已有症状患者，可遵医嘱进行药物治疗，保证患者的睡眠和良好的心理状态。

十三、批量烧伤护理

批量烧伤通常是指突发性火灾同时造成 3 人以上烧伤，往往患者多、伤情重、合并伤多、病情复杂，救治护理任务繁重。

（一）患者评估

接到收治批量伤通知后，应核实患者的数量、烧伤面积、烧伤程度、院前有无处置、有无合并症等。

（二）接收前准备

1.病房准备：根据患者的烧伤面积及严重程度准备相应的病房，病情危重者放于层流监护室，准备好悬浮床或气垫床；病情较轻者可放于离护士站最近的普通病房，准备普通病床，在病房门口准备好口罩、帽子、拖鞋或鞋套。

2.物资准备：根据患者烧伤的具体部位和程度准备充足的物资，主要包括心电监护仪、负压封闭引流装置、吸氧装置、床旁备好换药物品（如碘伏、酒精、无菌棉垫、纱布、换药包、无菌手套、无菌医用敷料等），每张床旁备听诊器。

入科前行气管切开患者，需准备呼吸机（使用模拟肺检查呼吸机性能完好）、一次性吸痰管、湿化液、气管切开换药盘、高通量湿化仪。

有吸入性损伤还未气管切开患者，需准备好气管切开用物、各型号气管套管和呼吸机。

（三）接诊患者

1.人员安排：烧伤面积＞90%者，1名护士负责1名患者；烧伤面积在70%～90%者，1名护士负责2名患者；烧伤面积在50%～70%者，1名护士可负责3名患者；烧伤面积在30%～50%者，1名护士可负责4名患者；烧伤面积＜30%者，1名护士负责5名患者。

2.统筹分组及各组职责：当接到批量伤通知后，应根据科室人员的结构和年资分组，可分为指挥协调组、办公组、处置组、后勤组。具体人员构成及职责：①协调指挥组，由科室主任、护士长组成，负责总协调、指挥、联络；②办公组，由主管班护士负责，主要职责是安排好床位，做入院宣教、办理入院信息、处理医嘱、通知药房摆药、血标本传至急诊检验并电话通知、与血库联系血制品、联系会诊、用物计价；③处置组，由责任班护士组成，主要负责床位准备及抢救用物准备、按抢救流程救治患者、遵医嘱做各项处置、协助医生处置；④后勤组，由保障班护士组成，主要职责是协助处置组准备用物、器械，联系陪护、药房摆药等。

（四）专科护理

1.书写护理文书：危重患者入院时应由责任护士填写入院评估单、首次入院记录，24 小时内制订护理计划；护理记录包括患者的生命体征、入院信息、受伤原因、处置情况、既往病史、过敏史、风险评估结果。

2. 留置各种管道：将患者接诊后，需根据病情和医嘱留置相应管道，比如静脉留置针、尿管、胃管等，并保证好各管道通畅。

3. 病情观察和专科护理由责任护士根据患者伤情针对性实施。

十四、烧伤转运护理

（一）院内转运护理

1. 轻症患者转运
（1）电话联系接收科室，确定床位、转运时间。
（2）填写院内转诊交接单，整理打印患者病历。
（3）收拾患者物品，二人查对装袋封口，二人签字。
（4）根据病情选择轮椅、病床，护送患者至接收科室。
（5）与接收科室护士交接病历材料，并在交接单上签字。

2. 危重患者转运
（1）转运前评估病情：危重患者转运途中监护和抢救措施受到限制，一旦发生病情变化，出现呼吸系统、循环系统、神经系统不稳定易危及患者生命。因此，对于危重患者如何转运，责任护士必须与主管医生一起充分评估院内转运的可行性。评估内容包括：患者的意识障碍程度、生命体征、呼吸节律、血氧饱和度、用药情况；是否存在内环境紊乱（如低钾血症、酸中毒等）诱发心律失常的危险因素；躁动患者是否有坠床的可能；有无影响呼吸循环的潜在危险因素等。

（2）充分尊重患者的知情权：医护人员应尊重患者的知情权，必须把转运风险告知患者及其家属。建立良好的医患关系和风险预告制度，并实施签字认可制度，使医患双方共同承担起生命和健康的风险，建立抵御风险的共同体，提高患者满意度。

（3）转运前物品准备：具体内容如下。①转运途中氧气准备：绝大多数危重患者在转运过程中需持续给氧，需提前准备好便携式氧气瓶，尽量避免使用氧气枕供氧，氧气枕虽然携带方便，但流量不易控制。②转运途中仪器准备：备心电监护仪，检查心电监护仪蓄电池情况，以确保电量充足转运途中能随时观察患者的心率、节律、血氧饱和度、血压情况；准备带蓄电池的输液泵或微量泵，保证匀速给药；呼吸机支持的患者需配备转运呼吸机，对于昏迷患者及使用机械通气患者应备人工呼吸球囊、气管插管等物品。③转运途中药物准备：转运途中需备急救箱，一旦患者病情变化,遵医嘱立即给予急救。④填写院内转运患者交接单,携带完整的病历资料。⑤收拾患者物品,二人查对,装袋封口,二人签字标识。

(4)转运前患者准备:具体内容如下。①检查气管套管或气管插管:确保气道通畅,气管套管或插管在位固定牢靠,气管插管患者应记录插管深度,必要时加固原来的固定,防止转运过程中发生脱管或移位。②检查静脉通路和其他管道:转运前检查静脉通路是否通畅固定在位,调整好补液速度,如使用微量泵或注射泵,应固定牢靠于转运床上。创面负压引流管,可连接便携式负压治疗仪或负压状态下反折引流管封闭,使创面保持负压状态。其他引流管保持畅通,各连接处紧密,妥善固定。留置导尿患者夹闭尿管,防止转运途中反流。③清理呼吸道:危重患者转运出发前彻底吸痰,采取平卧位时,头偏向一侧,防止呕吐物误吸;必要时放置口咽通气管,并加以固定,确保气道通畅。

(5)加强与接收科室的沟通协调:转运前应通知接收科室做好相应的接收准备,如需准备监护仪、吸引器、呼吸机、微量泵、治疗床等,联系好接收时间;电梯提前到达等待,减少等候时间。

(6)转运中病情监测与记录:转运中应严密观察患者的面色、意识状态、心率、心律、呼吸节律、血氧饱和度等;重视患者的主诉和表情变化;定时观察患者伤口,注意有无活动性出血等。

(7)病情交接:患者送至接诊科室后应先与当班护士安置好患者,然后进行交接。交接内容包括患者病情、治疗、各管路情况、皮肤情况、病历资料等。

(二)长途转运护理

1.根据联系人基本病情报告,明确转诊护士资质,轻度烧伤患者由护士完成,中、重度烧伤患者由护师完成,特重度烧伤患者由主管护师以上人员完成。

2.转运前配合医生充分评估病情:评估内容包括患者受伤时间、烧伤面积、严重程度、有无合并症、有无吸入性损伤、意识障碍程度、生命体征、创面状况、手术情况、化验结果等;有无并发症,如电解质紊乱、酸碱失衡等;是否伴有脏器功能衰竭。

3.尊重患者的知情权,与患者家属做好充分沟通交流,详细讲解并告知转运风险,家属在知情同意书上签字。

4.根据患者伤情、两地距离、经费情况选择合适的转运交通工具。

5.转运前物资准备

(1)根据病情准备抢救仪器、急救药品、氧气瓶及监护设施。

(2)检查转运交通工具内设施是否处于备用、良好储备状态。

(3)转诊前与接诊医院详细交接患者的伤情及救治经过。

(4)根据患者病情,列出转运过程中所需药物、液体、血制品、蛋白等;躁动、血流动力学不稳定患者，提前备好途中泵入的镇静药及血管活性药物。

（5）途中使用无菌敷料、换药包等。

6. 转运前患者准备

（1）无深静脉置管或置管时间较长的患者，重新更换静脉通道；创面潮湿或暴露者，加强创面涂药，保持创面干燥；创面包扎患者，予以重新换药包扎；血流动力学不稳定患者，留置有创动脉血压监测置管，便于途中监测血压变化。

（2）更换各管道处敷料，妥善固定各管道。

（3）更换一次性尿袋为精密尿袋，便于途中观察尿量。

（4）气管切开患者，检查固定气管套管，进行彻底的气道冲洗和吸痰，必要时备转运呼吸机。

（5）病情复杂患者，提前用三通装置备好多通道，做好途中抢救准备。

（6）清醒患者，接诊护士应耐心讲解转运所需时间及配合方法，确保转运过程顺利进行。

7. 转运护理：①使用救护车上的担架到病房转运患者。②将患者推上救护车后，固定担架和液体，调整卧位。③连接氧气，根据病情，调节氧流量。如果需用呼吸机者，应在患者上车前将车载呼吸机调好吸氧浓度、潮气量、呼吸频率、吸呼比、气道压力等参数，处于工作状态。患者上车立即连接。④连接心电监护仪及各种管道，妥善固定各管路。⑤立即观察患者生命体征，途中按生命体征护理规范进行观察记录，尿量每 15 ～ 30 分钟观察 1 次，根据尿量调节补液种类和速度。⑥与患者沟通，安慰、鼓励患者，询问患者有无不适，满足患者生理需求，做好心理护理。⑦若转运时间长，2 ～ 3 小时给予患者翻身、创面涂药 1 次，吹风机吹干等处置，防止创面长时间受压、潮湿而加深，正常皮肤发生压力性损伤。⑧气管切开患者，定时气道湿化、吸痰。⑨做好病情变化的处置，如尿量减少、心率快、高热、躁动等。⑩做好二人查对，严格无菌操作。做好自身安全防护，严防发生针刺伤。

8. 加强与接收单位的沟通协调：转运途中应及时向科室相关领导报告患者途中病情、途中是否顺利、距离目的地的距离等，及时接收上级的指导意见。

9. 病情交接：到达科室后必须与病区责任护士严格交接，按危重患者转诊交接单及转运护理记录详细交接，交接各管道留置时间、患者伤后救治情况等，便于接诊护士了解病情。

十五、烧伤康复护理

（一）瘢痕预防护理

1. 评估患者烧伤创面深度、愈合时间、愈合方式等，浅Ⅱ度烧伤一般不会遗留瘢痕，只有色素沉着；深Ⅱ度以上烧伤一般会遗留不同程度瘢痕；理论上，烧伤后 14 天以内自行愈合的创面一般不遗留瘢痕。

2. 瘢痕预防方法及时机

（1）加压疗法：使用弹力套或弹力衣局部压迫。弹力套的使用原则为一早二紧三持久，早是在创面一旦愈合，瘢痕未隆起之前即开始加压；紧是指在不影响肢体远端血运的情况下越紧越好；持久为 24 小时连续加压，除洗澡外不要解开，坚持半年至 1 年，弹力套在进行被动锻炼时可解开，主动活动时应佩戴。弹力套佩戴注意事项：初愈创面皮肤娇嫩，内层需敷 1 ~ 2 层纱布保护创面，铺平后用弹力套加压；保证加压部位受力均匀，故对体表凹陷部位需用聚乙烯树脂海绵、硅酮胶泡沫或纱布垫等软垫或硅酮硬垫、硅酮弹性垫等垫平；佩戴肢体弹力套时应从远端开始；手部佩戴弹力套时应注意指缝要戴紧，或用小纱球隔开指缝。

（2）药物应用：创面愈合后每日定时使用防瘢痕药物，目前临床常用疤痕散、疤痕止痒软膏、积雪苷软膏、疤痕平、疤复新、疤一贴等，遵医嘱或遵照说明书使用。

（3）被动锻炼：依靠他人，通过按摩、推拿、牵拉等方法使关节恢复一定活动度，为主动活动创造相对宽松的环境。浅度烧伤应从伤后 10 天左右开始，手术患者从术后 2 周左右开始。被动锻炼时应注意以下几点：①按摩前局部涂擦液状石蜡或油性药物，以减少摩擦力；②早期按摩采用轻手法的按压、摩、揉等，随着瘢痕组织不断老化，不断增加力量，增加推、搬、提、拿、捏、叩击等手法；③按摩早期频率要慢，手法要柔和，勤换部位，切勿在一个部位长时间按摩，以免损伤新生上皮；④按摩同时要协助患者进行关节活动；⑤注意调动患者和家属的积极性，因瘢痕挛缩，按摩所推拉的力度大，患者常感到疼痛，要鼓励患者坚持治疗。儿童需家长配合，切勿因孩子哭闹而停止锻炼。

（4）主动活动：待患者病情稳定后，教会患者自己活动的方法。

3. 指导患者掌握预防瘢痕的主动活动方法：烧伤后主动活动时应注意对出现紧缩的愈合皮肤部位进行活动，活动先从不痛部位开始，活动度由小到大，活动范围逐渐扩展至疼痛部位。

（1）预防颈前瘢痕：仰卧位时肩背下垫小枕头，使颈部过伸以牵拉颈部皮肤；俯卧位时抬头，使颈部过伸。

（2）预防颈一侧瘢痕：头向健侧倾斜和转动，或患者手提重物使肩关节向下牵拉，以增加患者颈部过伸的程度。

（3）预防腋部瘢痕挛缩：上肢外展 90° 或上举过头，仰卧位时双手交叉于脑后使腋部充分伸展；一侧腋部瘢痕，患侧手放置在肩以上，健侧手放置在腰臀部，双手各握毛巾或布条一端，做一上一下的擦背动作，以牵拉患侧瘢痕；在头上方建筑物上装一滑轮，在经过滑轮绳索两端各安装一拉手，双手交替上、下拉动，同样有牵拉作用；患侧上肢沿门或墙壁上举，用手做爬门动作。

（4）预防肘部瘢痕：肘前瘢痕用手拉门把手，利用自身体重产生牵拉作用；患肢提重物，如沙袋或米袋，可对抗屈曲挛缩；手握门柄伸展肘部，前臂旋转动作。

（5）预防手部瘢痕：拇指尖掌面与其余四指指尖掌面做对掌运动；进行屈伸指、分指、握拳运动，健手帮助患手掌指、指间关节做屈曲活动。预防双手指蹼瘢痕：双手手指交叉插入指蹼按压。预防双侧虎口瘢痕：可用左、右拇指交叉插入虎口按压；患者站立位，手掌放置在桌面上靠体重下压使腕背曲，或将第 2～5 指指背放置在桌面上进行掌指关节屈曲运动。鼓励患者自己洗漱、吃饭、穿衣，每日生活锻炼是最有效的主动生活方式。

（6）预防髋及臀部瘢痕：预防前侧瘢痕，取俯卧位牵拉瘢痕；仰卧位做下肢外展活动，或下肢屈曲抱膝动作；站立位做下肢后伸运动；仰卧位做下肢抬高运动，站立位抬高患肢，用手帮助进行压腿运动或下蹲以牵拉瘢痕。

（7）预防膝关节瘢痕：俯卧位膝伸直使腘窝伸展；站立位时面壁而站，前胸贴墙壁，从而牵拉腘窝瘢痕；做屈膝活动或单腿站立用布条或毛巾置于患肢小腿下 1/3 处用手向上提，使膝屈曲，并练习下蹲。

（8）预防足部瘢痕：仰卧位或坐位进行足背屈、跖屈、外翻、内翻活动，站立位穿平底鞋，使足跟踩地。

（二）功能康复护理

1. 评估：主要评估患者的年龄、对功能康复的接受程度和反应、心理状态、烧伤面积、部位、深度、受伤时间、创面愈合时间、家庭及社会支持状况等。

2. 烧伤后功能康复方法及时机

（1）烧伤部位保持功能位或抗挛缩位，应在伤后治疗同时立即开始。①手功能位：腕关节背屈 30°，掌指关节屈曲 135°，远侧指间关节屈曲 165°～170°，拇指处于对掌位。手部受伤后，应尽量固定于这一位置，包扎时掌心置敷料，指间用敷料分开，必要时用石膏固定，并注意抬高，以利于末梢血液循环。②上肢功能位：肘关节应保持伸直位；肩关节外展，固定于 90°，向前 10°，上肢稍抬高。③下肢（包括足）功能位：仰卧时膝关节应保持微屈伸直位，踝关节成直角，防止足下垂；睡翻身床时足底用功能垫或"脚撑"；俯卧时应将小腿垫高，足悬空，踝关节自然下垂。④臀部和会阴部功能位：双下肢充分外展，暴露会阴或肛沟，肛沟放置无菌敷料隔离，防止粘连畸形。抗挛缩位的摆放同瘢痕预防的体位。

（2）功能锻炼：在病情稳定的情况下，功能锻炼越早越好，一般在烧伤后 10 天左右，局部水肿及疼痛明显减轻时即可开始；植皮部位在拆线后第 2 天开始；功能锻炼以主动锻炼为主、被动锻炼为辅，进行各关节全方位运动。①体疗按摩：是被动活动的主要措施，通过按摩推拿、牵拉等方法，使关节恢复一定活动度，为主动活动创造条件。②关节活动度训练：预防关节活动受限或对已发生的关节活动受限所采取的矫正技术，主要措施为使用夹板、变换体位、自我被动运动、手法矫正、器械矫正、活动度矫正训练等。③肌力训练：针对疼痛、长期不活动及关节活动受限导致肌力降低所进行的训练，主要措施为肌肉功能再训练、辅助主动运动、抗阻力运动等。④日常生活活动度训练：对患者进行吃饭、洗脸、梳头、化妆、脱衣等生活自理能力训练。⑤作业疗法：利用各种材料、工具及器械进行有目的性和生产性的动作训练。

（3）器械疗法：利用各种体疗器械促进功能康复的方法称为器械疗法，一般进行功能锻炼时可辅助使用。常用器械与作用如下：①握力器或球体，用其锻炼手指屈曲和握力，利用分指板使手指伸展和分指；②杠铃及哑铃，锻炼臂力；③爬肋木和木梯，锻炼上肢牵拉和下肢蹬踏；④拉重力滑轮，锻炼肩肘及手的拉力；⑤骑自行车或脚踏固定自行车，锻炼下肢各关节功能；⑥划船器、跑步机、多功能健身器，均对全身各关节功能改进和增强体力有明显作用；⑦电动器械，可根据手、肘、髋、踝各关节不同功能状态进行调整，循序渐进，实施针对性锻炼。

3. 特殊部位手术后功能锻炼方法

（1）手部烧伤术后功能锻炼：手部术后 2 周拆线后开始功能康复活动，手的功能训练目的是恢复掌指关节与各指间关节的主动运动。锻炼方法包括以下几种。

☆ 功能位训练：先协助拇指与其余手指做对掌、对指、分指、握拳运动，而后大拇指做内收外展运动，运动时间逐渐延长，运动量逐渐加大。开始每日 3 次，每次每指运动 5 ～ 10 次，然后逐渐扩大到每次运动几百次，甚至上千次，时间可由每次 5 分钟逐渐延长至半小时再至 1 小时。各关节被动活动的范围以患者能够忍受为限。

☆ 手法按摩：按摩力垂直于挛缩方向，呈螺旋形移动，新生上皮较娇嫩，容易出现水疱、破溃，所以按摩动作要轻柔，勤换部位，随着皮片韧性增加，加大按摩力度。

☆ 日常生活动作训练：拆线后即可训练患者手握勺吃饭，开始 1 周在勺柄上缠上绷带，增加摩擦力，随着时间推移，训练穿衣、系扣子、穿鞋、系鞋带、剪指甲等，达到生活完全自理为止。

☆ 器械训练：利用握力器或球体锻炼手指屈曲和握力，每日 2 ～ 3 次，早期每次 5 ～ 10 分钟。随着耐力增加和皮片韧性增加，可逐渐延长时间。

☆ 作业疗法：根据患者兴趣和具体情况制作一些作品，以锻炼患手的灵活度，可以从简单到复杂，早期让患者自己安排，鼓励其独立完成，实在无法完成时适当予以帮助，如练习书法、绘画、雕刻、编织等。

☆ 技能训练：随着手部功能逐渐恢复，要有计划地安排与原职业相近的劳动技能训练，脑力劳动者可练习书法、使用电脑操作等；体力劳动者可以训练锯刨、拧螺丝钉、钉木板、装卸推车等。

（2）腕部烧伤术后功能锻炼：腕部烧伤常造成背屈障碍、内收外展障碍，重者形成垂腕畸形，因此应在手术后夹板固定 1～2 周，然后进行功能锻炼。其方法包括：①督促患者进行屈伸、旋转等主动活动。②操作者用按、摩、揉法松解手部与前臂皮肤，后期增加按压法、抖拉法以解除局部软组织粘连，纠正关节畸形。按压法的具体操作为：操作者用左手拇指按压患者掌侧腕部中央，呈垂直方向用力，其余四指握住患者腕部尺侧，右手拇指放在患者手掌侧，其余四指放于患者手背侧，此时，操作者与患者两手虎口相对合，当操作者左手按压时，右手呈背屈位做有节律的背屈运动，此法可松解患者背侧皮肤，使腕关节复位。③鼓励患者自己吃饭、穿衣，尽量达到功能完全恢复为止。

（3）肘关节烧伤术后功能锻炼：肘关节植皮术后由于皮片挛缩可造成屈曲挛缩和伸展障碍，肘关节功能主要是伸屈运动，前臂有旋前、旋后功能。为了预防挛缩应做到：①术后 10 天鼓励患者行肘关节轻微的屈伸及前臂旋前、旋后运动，局部用弹力套加压。②夜晚用夹板固定肘部时，保持伸直位。③植皮区域完全愈合后开始局部按摩，先以按、揉、摩法软化局部皮肤，而后活动关节处，进行屈、伸、旋前、旋后等运动。活动的范围以患者能够承受为限。④鼓励患者进行主动活动，最基本方法包括：用手拉门把手，手握门柄做前臂旋转动作，患肢提重物如沙袋或米袋以对抗屈曲挛缩，通过日常生活活动达到综合锻炼的目的。

（4）肩关节烧伤手术后功能锻炼：具体方法如下。①体位摆放：为了预防发生腋下粘连或瘢痕挛缩，肩关节需保持外展 90°，必要时用塑料夹板做外展位固定。②主动运动：只要病情允许，就要鼓励或协助患者做上肢外展、内收、伸展、屈曲及环转活动。③被动按摩：开始以按、摩、揉法软化局部皮肤，然后轻柔地活动关节，随着新生上皮不断老化，逐渐加重按摩力量，并增加推、搬、抖、拉等手法，以加强肌力，禁忌暴力搬动。④弹力套压迫：局部创面基本治愈，瘢痕未隆起前开始用弹力套压迫。⑤器械锻炼：除每日按摩治疗外，利用肩关节活动器、肋木、拉力器等增大关节活动范围，增强肌力。

（5）口周烧伤术后预防小口畸形：①创面修复期以主动锻炼为主，方法包括做张口、闭口训练，每日数次；鼓励患者多讲话；进食时要选用比自己口周偏大的饭勺。②创面愈合后增加被动锻炼，具体方法：A.局部被动按摩，让患者取平卧位，操作者位于患者头顶部，双手掌固定下颌，双手拇指分别按压上唇或下唇区域数次后，食指放入口角内侧，拇指在外侧相同部位，固定妥善后向外牵拉，牵拉幅度要逐渐增大，并以患者能耐受为宜，同时可让患者配合做张口和闭口动作以巩固疗效。B.上唇或下唇植皮者拆线 1 周后，用食指、中指按压植皮区边缘，数次后用拇指和食指做提起动作。程度以患者能耐受为宜。C.应用开口器，防止口周挛缩，除进食及锻炼外，应坚持 24 小时使用。

（6）面部烧伤术后预防眼睑外翻：由于眼睑具有活动性，且四周结构松弛，一旦烧伤后，无论自行愈合或植皮均易挛缩，因此早期预防十分重要。具体预防方法为：①早期开始进行睁眼和闭眼的运动训练，每日数次。嘱患者尽可能睁大和闭合眼睛，因双眼肿胀闭合不全的患者，应及时清除眼部分泌物，保持局部清洁，可用眼药水点眼，并用无菌凡士林油纱覆盖双眼。②受伤局部或植皮区做提起运动。用拇指和食指轻轻提起上下眼睑，以患者能耐受为宜，每日数次。③被动按摩上、下眼睑。患者取平卧位，操作者位于患者头顶部，分别按摩上、下眼睑，用左手固定按摩区，右手拇指按压，避免在一个部位长时间按压，按压程度以患者感觉适宜为好，一般每日 1～2 次，每次 20～30 分钟。

4. 功能锻炼注意事项

（1）功能锻炼前，护理人员应做好充分的解释工作，并指导患者熟悉功能锻炼的活动范围和姿势，以及各种主动、被动锻炼活动方式。

（2）主动和被动锻炼结合，以主动动作为主，循序渐进，勿过于疲劳。

（3）大面积烧伤患者，因长期卧床，在初次坐起、下地活动时，可能会出现头昏、眼花、面色苍白、出冷汗等虚脱症状，应在护士保护下缓慢进行，同时注意观察，出现上述情况应立即停止，对症处置。

（4）下肢烧伤患者，皮下组织少，静脉回流不畅，应先用弹力绷带包扎后再下地活动；使用弹力绷带加压包扎时由足趾向小腿、大腿方向包扎，包扎力要均匀。

（5）锻炼中出现水疱，破损后形成小创面是正常现象，应注意保持清洁，进行换药治疗，不应停止锻炼。

（三）皮肤康复护理

1. 定义：皮肤康复护理是将美容技术和按摩手法应用于烧伤愈合后皮肤的护理，是一种新开展的行之有效的预防瘢痕、色素沉着和软化瘢痕的方法。工作原理是采用中草药离子喷雾机产生热气进行熏蒸和配合不同手法按摩，促进愈合区血液循环，减轻水肿，便于中药有效成分吸收，使纤维结缔组织成熟软化，从而减轻皮片皱缩、色素沉着。

2. 适应证

（1）浅 II 度创面愈合后，预防及消除色素沉着。

（2）深 II 度创面愈合后，预防瘢痕增生。

（3）烧伤后增生性瘢痕，促进瘢痕软化。

（4）植皮术后，防止皮片挛缩，促进皮片软化，预防瘢痕增生。

3.护理评估：评估患者的年龄、性别、职业、色素沉着部位、对康复的期望值等。

4.护理方法

（1）浅Ⅱ度烧伤后皮肤色素沉着，可采用以下步骤进行康复护理：①洁面；②按摩（用普通按摩膏），15分钟左右；③涂祛斑中药面膜，待30分钟或干后洗净，涂收缩水、护肤霜；④上述操作隔日1次。

（2）深Ⅱ度以上烧伤后，为预防瘢痕增生，可用预防瘢痕的药物代替按摩膏进行按摩，其余步骤同上。

5.注意事项

（1）烧伤后皮肤护理时间越早，疗效越好。一般创面愈合后即应开始，10次为1个疗程。治疗开始早，1～2个疗程可痊愈；治疗开始晚或病变重，需更多疗程。

（2）防止烫伤。离子喷雾机勿与皮肤距离太近，防止产生新的烫伤。

（3）防止损伤新生皮肤。早期愈合的皮肤，按摩时应轻柔，同时离子喷雾时间不宜太长，防止损伤皮肤。若出现小水疱或创面时需暂停，保持创面干燥。

（四）心理康复护理

1.评估：烧伤面积、部位、深度、受伤时间、创面愈合情况、目前的心理状态等。

2.护理措施

（1）针对不同时期患者的心理变化，准确掌握其心理状况，进行心理评定，找出关键问题，适时进行心理调理。

（2）与患者建立良好的护患关系，以亲切的态度、丰富的烧伤康复护理知识与患者进行交流，取得患者信任。

（3）非语言沟通的心理护理：①关注的目光、微笑的表情能够稳定患者的情绪，从而减轻患者入院时所产生的恐惧、焦虑心理；②娴熟的技术，沉着、稳重的举止，可消除患者疑虑，给予患者安全、信任感；③抚摸可缩短护患之间的距离，增进护患之间的感情交流。

（4）不同阶段的心理护理

☆烧伤早期阶段：患者难以接受现实，心理恐惧和紧张，很想了解愈后结果对自己的容貌有多大影响，担心留下瘢痕。此时应耐心、细致地解答患者提出的每个问题，以解除患者的恐惧和紧张情绪，使其积极配合治疗。

☆烧伤治疗阶段：由于创面感染，病程长，患者反复接受换药、切痂、手术等治疗，疼痛难忍，出现抱怨、悔恨、消极、悲观情绪。此时在进行治疗和护理过程中，动作一定要准确轻柔，以免增加患者痛苦，并在治疗护理过程中，及时发现问题，及时进行劝导、安慰、鼓励，多与患者交谈、沟通，帮助其树立战胜疾病的信心。

☆ 烧伤康复阶段：由于创面愈合后会出现色素沉着、瘢痕挛缩、畸形等，我们应尊重患者的人格，并且帮助他们分清美与丑的界限，通知家属、亲友及单位领导、同事多关心并看望患者，减轻患者的孤独心理，并鼓励其面对现实，让患者重新感到社会的温暖及人间真情。

（5）同伴教育：介绍病情相同愈后良好的患者互相认识，可以使患者在治疗康复过程中寻求到一定的心理支持，并相互鼓励、相互监督，更有利于疾病与心理恢复。

（6）社会支持：是患者心理康复的重要因素，护士应及时鼓励患者家属及其领导、同事给予患者正能量，让患者在疾病治疗过程中增强信心，并有勇气重新回归社会。

十六、烧伤出院护理

（一）出院指导

1. 评估患者创面愈合情况和时间、是否继续换药治疗、出院带药种类、家庭经济状况、心理状态、家属配合及接受能力等。

2. 真诚地祝贺患者康复出院。

3. 向患者讲解并指导出院相关流程和事宜

（1）出院前一日指导：①护士看到医生下达"明日出院"医嘱后，到床旁告知患者，并嘱患者电话通知家人，携带交费押金条，以备结账时使用；②护士根据患者病情，提醒患者请医生开具出院需要携带的药品或用物；③提醒患者咨询经治医生复诊或门诊换药时间。

（2）出院当日指导：①如有欠费情况，提醒患者家属，补足押金后方可结账。②指导患者家属办理出院手续，根据需要，结账后领取相关证明及材料。③根据患者费别（自费、医保、军人等），指导患者出院结算时间。④指导患者及其家属医院具体结账时间。工作日：8：00—11：30，14：00—17：00。节假日：8：00—11：00。⑤指导患者家属病历复印相关手续办理流程。⑥指导家属办理退餐卡。⑦指导家属结账完毕后，应携带出院证明及结账材料到护士站，请主管班护士查看，并由责任护士检查确认床单位病房营具完好，送患者离开病房至电梯并告别祝福。

（二）出院宣教

1.生活指导：愈后创面尽量避免日光照射，防止色素沉着；穿宽松舒适的棉质衣物，防止摩擦新生皮肤引起瘙痒或破溃；宜进食清淡、高营养、高维生素饮食，避免进食辛辣、刺激性食物。

2.用药指导：指导患者及其家属正确使用止痒、预防瘢痕增生、软化瘢痕的药物。

3.指导患者坚持佩戴弹力套：佩戴弹力套的松紧以不影响血运为宜；每日除洗澡外，需24小时持续佩戴，至少佩戴6个月，最好坚持1年至1年半；松紧度不够时应及时更换重做。

4.功能锻炼指导：指导患者正确的功能锻炼方法，坚持锻炼，以预防或减轻功能障碍。

5.创面护理指导：如仍残存创面，应根据创面处置方法进行指导。不论何种处置方法，应保持肢体抬高，防止下垂致创面充血、水肿加重；保持创面敷料清洁、干燥，防止感染，如有污染或潮湿，及时来医院进行换药治疗；尽量避免创面受压致创面加深或愈合延迟。

6.指导患者及其家属记录科室联系电话或咨询电话，便于患者咨询。

（三）出院随访

1.出院前：出院宣教结束，邀请患者填写科室制定的《护理服务满意度调查表》，评定住院期间护理工作是否满意，评选住院期间技术、服务优良的护士，每月汇总进行双星评比，并进行公示。

2.出院日：随访人员对患者进行电话随访，了解其在住院期间对科室医疗、护理工作是否满意，并提出意见及建议。

3.出院后：出院1个月内，由科室护士电话随访该患者出院后的康复和转归情况，以及康复中存在的疑虑和困惑，帮助其解决问题，指导患者进行下一步康复训练。

专科临床护理技能（基础篇）

第二部分

一、静脉输液

（一）目的

通过静脉输液给药，达到纠正体内水、电解质失调，维持酸碱平衡；供给热能和养分；控制感染和解毒的治疗目的。

（二）用物准备

根据医嘱准备药物、输液器、垫巾、止血带、医用输液贴、消毒棉签、排液碗、利器盒、洗手液、医嘱输液贴、PDA。

（三）操作流程

1.素质要求（着装整齐，仪表端庄，态度和蔼）。

2.洗手，戴口罩。

3.治疗室准备流程

（1）查对医嘱，准备药物。

（2）检查液体：软包装液体在光亮处查看内外包装之间有无水珠（内外袋之间应干燥），打开外包装取出内袋，挤压液体袋有无渗漏；如果是瓶装液体，应轻拧瓶盖检查有无松动，查看瓶体、瓶底有无裂痕，将液体瓶倒置，"Z"字检查有无混浊、沉淀、絮状物。

（3）检查药液（液体及所加药物）的药名、浓度、剂量、途径、失效期。

（4）将已打印好的输液贴贴于液体瓶背面（商标的对侧）。

（5）加药：取下软包装加药塞（短管）上的塑料盖，以胶塞中心开始螺旋形消毒至铝盖边缘（2遍），按无菌操作法抽吸药液，左手固定液体袋加药塞连接管，右手持注射器将药液推入，防止连接管刺破引起漏液；加药后摇动液体袋，使药液充分混匀，再次检查有无渗液。

（6）在治疗室二人共同查对医嘱和药液无误，在医嘱输液贴上二人签字。

4.床旁操作流程

（1）携用物至患者床旁，反问查对床号、姓名，查看腕带，再次核对医嘱及药液，做好解释，取得配合。

（2）评估患者穿刺部位皮肤、血管情况。

（3）协助患者取舒适卧位。

（4）选择血管：在穿刺部位下方放垫巾、止血带，选择合适的血管。

（5）固定输液架位置。

（6）实施手消毒后检查输液贴有效期及液体包装是否完好。

（7）查对液体，安尔碘消毒瓶塞2遍。

（8）取输液器检查有效期，如包装完好无损，打开包装袋。

（9）取排气管和输液针头分别插入液体瓶内（软包装液体只用输液针头插入管内）。

（10）关闭调节夹。

（11）PDA扫描患者腕带及医嘱输液贴条码，反问患者姓名，并告知患者"电子查对系统显示您的液体，信息吻合"，不使用PDA时查对医嘱本，挂输液瓶。

（12）打开调节夹排气：右手抬起茂菲氏滴管下端，左手拿输液管末端，并同时用拇指捏住头皮针针翼排气，使液体流入滴管内，当滴管内液面至1/2处时，右手拇指折曲压紧滴管下端软管，将滴管放下，拇指慢慢放开滴管下端软管，使液体缓缓流向输液管接头处，（液面超过过滤网），滴管下端无气泡，针头处无液体流出（液体距针头5～10 cm）。

（13）关闭调节夹后，将针头挂在输液管上的分叉处。

（14）取安尔碘棉签，以穿刺点为中心螺旋无缝隙消毒2遍，直径＞5 cm。

（15）撕开输液贴，并取出两条胶贴贴于垫巾上。

（16）于穿刺部位上端约10 cm处扎止血带，嘱患者握拳使局部血管充盈。

（17）二次排气：取下针头保护套，打开调节夹，排除头皮针内空气（水滴排在排液碗内），检查滴管下端无气泡后关闭调节夹。

（18）再次核对患者床号、姓名。

（19）穿刺：左手绷紧穿刺部位下端皮肤，右手持头皮针针翼，针头斜面向上与皮肤成20°进针，头皮针穿透皮肤至血管内，见回血再进入血管后松开止血带，嘱患者松拳，打开调节夹，观察液体是否流畅。

（20）固定：①医用输液贴固定法，一条胶布固定针翼；一条带棉片的胶布固定穿刺处；一条胶布从针翼下绕至针翼呈蝶形固定；一条胶布将输液管固定，避开穿刺血管。②贴膜固定法，将贴膜黏性面与保护纸分离，贴膜以穿刺点为中心贴覆皮肤上，固定针翼，输液管固定同输液贴固定法。

（21）调节液体滴速。

（22）取出垫巾丢弃至黄色医疗垃圾袋中，止血带消毒处理。

（23）为患者整理衣服，协助患者取舒适卧位，向患者交代注意事项。

（24）实施手消毒后再次核对患者床号、姓名，医嘱本及输液卡上打钩、签字。

（25）垃圾分类，整理用物。

（26）洗手或实施手消毒。

（四）注意事项

1. 操作过程中要关心和体贴患者，注意对患者的称呼要亲切恰当，同时要注意观察患者的病情变化，指导患者配合完成护理操作。

2. 选择血管应由远心端到近心端，并视所输药物的性质、量选择合适的血管穿刺。

3. 穿刺时，注意进针速度要慢，以免刺破静脉后壁；穿刺的同时要注意观察回血。不宜选择的穿刺部位有关节处、静脉变硬处、输液渗漏部位、静脉炎及发生血肿处、有静脉曲张影响血液循环的部位、手术同侧肢体及患侧肢体静脉，不可在同一部位反复穿刺。

4. 输液管固定采取"高举平台法"，呈 Ω 状。贴膜固定无张力原则。

5. 掌握输液速度：成人一般为 40 ～ 60 滴 / 分，小儿一般为 20 ～ 40 滴 / 分，对严重脱水、休克患者可加快速度；对有心、肾疾病的患者及老年、小儿患者输液速度要慢，或遵医嘱调节速度。

6. 向输液瓶加药时，要严格掌握配伍禁忌。

7. 注意观察输液反应，如有发冷、寒战、皮疹、胸闷等，应立即停止输液，报告医生并查找原因。

8. 输液过程中应加强巡视，注意观察液体是否通畅，针头有无脱出、阻塞、移位，发现局部有肿胀、渗液时，需及时处理或更换注射部位。

9. 24 小时内连续输入液体时，需每日更换输液器。

10. 确保一人一巾一带，两位患者输液之间，护士应严格执行手消毒。

11. 查对严谨：在治疗室查对医嘱时要严格执行"三查七对"。使用 PDA 床旁查对时，扫描患者腕带，如和输液贴条码信息吻合，液体要立即挂在输液架上，避免扫描后又放置在治疗车上与其他液体混淆。

二、皮内注射

（一）目的

皮内注射用于过敏试验和预防接种疫苗。

（二）用物准备

根据医嘱准备药物、注射器（1 ml、2 ml、5 ml 各 1 个）、棉签、75% 酒精或新洁尔灭、洗手液、棉球罐、砂轮、利器盒、污物罐、治疗盘、急救药品、治疗贴、PDA。

（三）操作流程

1. 素质要求（着装整齐，仪表端庄，态度和蔼）。
2. 洗手，戴口罩。
3. 查对医嘱，床旁询问患者用药史、过敏史、家族史，让患者做好准备。
4. 治疗室准备流程
（1）根据医嘱本，准备皮试药液。
（2）检查药液质量，锯安瓿瓶，取安尔碘棉签消毒，垫无菌棉球掰断安瓿，安瓿头弃于利器盒内，并查看瓶内有无碎屑。
（3）启开需配制的药瓶铝盖，查看药物质量，按常规消毒。
（4）取 5 ml 注射器，检查有效期，配制过敏试验药液，取 1 ml 注射器抽取药液，排除空气后留 0.3 ml 药液。
（5）1 ml 注射器外包装袋上贴好打印后的治疗贴，并配置时间。
（6）在治疗室二人共同查对医嘱和药液无误，在治疗贴上二人签字。
5. 床旁操作流程
（1）携用物至患者床旁，反问查对患者床号、姓名，PDA 扫描治疗贴和患者腕带，再次核对药名。
（2）评估患者的身体状况，解释注射目的与注意事项，并询问注射史、过敏史、家族遗传史。
（3）协助患者取舒适卧位，选择注射部位（前臂掌面下 1/3 尺侧）。
（4）实施手消毒后取 75% 酒精棉签消毒皮肤 5～6 cm（若对酒精过敏者，需用新洁尔灭消毒）。
（5）再次排净注射器内空气，药液不能外溢。
（6）左手绷紧注射部位皮肤，右手持注射器与皮肤成 5°～10° 刺入表皮与真皮之间的皮肤。

（7）放平注射器，用左手拇指固定针栓，右手缓缓注入药液 0.1 ml，皮丘呈圆形隆起，皮肤苍白，毛孔变大。

（8）迅速拔出针头，拔针时和拔针后勿按压，嘱患者不要外出走动，勿揉搓及覆盖注射部位，有不适及时按铃呼叫护士，需观察 15 分钟。

（9）实施手消毒后再次核对患者床号、姓名、药名。

（10）判断皮试结果：阴性，皮丘无改变，周围不红肿，患者无不适主诉；阳性，局部皮丘红肿、发硬或有伪足，皮丘直径＞1 cm。

（11）垃圾分类，整理用物。

（12）洗手或实施手消毒。

（13）在医嘱本上记录皮试结果、二人签字及时间。

（四）注意事项

1. 皮试前先去病房询问患者三史后再做准备，如有过敏史者不得做青霉素皮试。

2. 注射前备好盐酸肾上腺素、地塞米松磷酸钠注射液等抢救药品，以及氧气等急救器材。

3. 勿用碘酊（碘剂）消毒，嘱患者勿揉搓及覆盖注射部位，以免影响观察反应。

4. 注射后观察患者有无不良反应，如患者出现恶心、呕吐、呼吸困难、皮疹等现象，应立即报告医生处理。

5. 过敏试验液应现用现配。

6. 凡首次使用青霉素或停用青霉素在 24 小时以上者，必须重新做过敏试验。

7. 患者做完皮试后，当日未输入消炎药，皮试有效期为 24 小时。

8. 试验阳性者，需要用红笔在医嘱单上标记"（+）"，同时在病历夹封面、护理记录中记录，床头挂过敏风险标识牌，并告诉患者及其家属。

9. 皮试结果应二人查对确认。

三、肌内注射

（一）目的

药物不能口服，不宜或不能采取静脉注射，且需要使药物迅速达到疗效时，可采用肌内注射。

（二）用物准备

根据医嘱准备药物、注射器、砂轮、基础注射盘、消毒棉签罐、污物罐、利器盒、洗手液、棉球、治疗贴、PDA。

（三）操作流程

1. 素质要求（着装整齐，仪表端庄，态度和蔼）。

2. 洗手，戴口罩。

3. 治疗室准备流程

（1）查对医嘱，准备用物。

（2）检查药液：用白大衣或者白纸作为底色，检查药液的名称、浓度、剂量、有效期，以及有无混浊、沉淀、絮状物，瓶颈口有无裂痕。

（3）掰安瓿：①取安尔碘棉签从安瓿瓶颈口的点处螺旋无缝隙消毒一圈，棉签向下再消毒砂轮一侧；②用砂轮锯安瓿瓶颈口；③取安尔碘棉签再一次从瓶颈口点处消毒一圈；④取无菌棉球垫于手上掰断安瓿（将安瓿头扔于利器盒内）；⑤对光查看安瓿内有无玻璃碎屑。

（4）抽吸药液：①检查注射器外包装有无漏气及失效期；②左、右手分别捏住注射器外包装两侧，撕开后反折，用左手固定（不可触摸内侧包装），右手取出注射器（食指固定针拴），将针头斜面与刻度调至同一水平直线上，抽取药液，再将注射器放入包装袋（针头向外）；③将治疗贴贴于注射器外包装上（注意，不要影响检查和核对药液），把注射器和安瓿瓶一同放于治疗盘的最左侧；④在治疗室二人查对医嘱和药液无误，并在治疗贴上二人签字。

4. 床旁操作流程

（1）携用物至患者床旁，反问查对床号、姓名，PDA 扫描治疗贴和患者腕带，再次核对药名和剂量。

（2）评估患者的身体情况，做好解释，取得配合。

（3）协助患者取得合适体位。

（4）选择注射部位（相关内容详见"（四）注意事项"）。

（5）实施手消毒后安尔碘棉签螺旋无缝隙消毒注射部位 2 遍，直径＞5 cm。

（6）取棉球夹于左手中指和无名指之间。

（7）排气：取注射器排液至针柄处应将针头向下，距离污物罐 20 ～ 30 cm 排出 1 滴液体。

（8）二次查对医嘱，并询问患者姓名。

（9）注射：①左手拇指和食指绷紧注射部位的皮肤；②右手呈毛笔式握法持注射器，借助腕部力量垂直 90° 快速进针；③抽回血，推注药液（在无回血情况下缓慢、均匀推药）；④推药过程中询问患者有无不适反应。

（10）拔针，并嘱患者按压 2 ～ 3 分钟。

（11）协助患者取舒适卧位，并向患者交代注意事项。

（12）实施手消毒后再次核对患者治疗信息，医嘱本上签字。

（13）垃圾分类，整理用物。

（14）洗手或实施手消毒。

（15）观察用药后反应。

（四）注意事项

1. 注射部位应选择肌肉较厚，离大神经、大血管较远的区域，其中臀大肌为最常用部位。

2. 患者如长期肌内注射，注射部位应交替更换，以避免出现硬结，如出现硬节，可行热敷或理疗。

3. 不能翻身的患者，可选择股外侧肌内注射，其部位为大腿中段外侧，自髋关节下 10 cm、膝上 10 cm，约 7.5 cm 宽区域内。

4. 在上臂三角肌进行注射时，选择上臂外侧、肩峰下 2 ～ 3 横指处为注射部位。

5. 注射针头刺入后若有血液回流，应立即拔出针头，重新更换注射部位。

6. 两种以上药液同时注射时，应注意配伍禁忌；稠厚类药物，需加温融化后再抽药。

7. 切勿将针梗全部刺入，防止针梗从根部连接处断落；若发生针梗脱落，应保持局部肢体不动，迅速用止血钳夹住断端取出；如全部埋入肌肉，立即请外科医生手术取出。

8. 预防断针

（1）认真检查注射器质量。

（2）选择正确的注射部位。

（3）进针手法要正确，臂带腕。

（4）要与患者恰当沟通，指导患者配合完成操作。

9. 注射区域的划分

（1）十字法：从臀裂顶点向左或向右侧划一水平线，再从髂嵴最高点上做一垂直平分线，避开内角外上 1/4 处为注射部位。

（2）连线法：将髂前上棘与骶尾处连线分为三等份，以外上 1/3 处为注射区。

（3）臀中肌、臀小肌注射，需用食指与中指分别置于髂前上棘和髂嵴下缘处，此时食指与中指所构成的角内区域即为注射部位。

10. 操作中要关心患者，注意密切观察患者的病情变化。

四、皮下注射

（一）目的

皮下注射是将小剂量药液注入皮下组织，用于局部麻醉用药。

（二）用物准备

根据医嘱准备基础注射盘、注射器（1 ml 或 2 ml）、药液（按医嘱）、医嘱本、输液贴、砂轮、消毒棉签罐、利器盒、洗手液、干棉签、棉球、治疗贴、PDA。

（三）操作流程

1. 素质要求（着装整齐，仪表端庄，态度和蔼）。
2. 洗手，戴口罩。
3. 治疗室准备流程
（1）查对医嘱，准备用物。
（2）检查药液：用白大衣或者白纸作为底色，检查药液的名称、浓度、剂量、有效期，以及有无混浊、沉淀、絮状物，瓶颈口有无裂痕。
（3）掰安瓿：①取安尔碘棉签从安瓿瓶颈口的点处螺旋消毒一圈，棉签向下再消毒砂轮一侧；②用砂轮锯安瓿瓶颈口；③取安尔碘棉签再一次从瓶颈口点处消毒一圈；④取无菌棉球垫于手上掰断安瓿（将安瓿头丢弃于利器盒内）。
（4）对光查看有无玻璃碎屑。
（5）抽吸药液：①检查注射器外包装有无漏气及失效期；②左、右手分别捏住注射器外包装两侧撕开后反折，用左手固定（不可触摸内侧包装），右手取出注射器（食指固定针拴），将针头斜面与刻度调至同一水平直线上，抽取药液，再将注射器放入包装袋（针头向外）；③将输液贴贴于注射器外包装上（注意不要影响检查和核对药液），把注射器和安瓿瓶一同放于治疗盘最左侧。
（6）在治疗室二人共同查对医嘱和药物无误，并在治疗贴上二人签字。
4. 床旁操作流程
（1）携用物至患者床旁，反问查对床号、姓名，PDA 扫描治疗贴和患者腕带，再次核对药物和剂量。
（2）评估患者的身体情况，做好解释，取得配合。
（3）协助患者取得合适体位。
（4）选择注射部位。
（5）实施手消毒后安尔碘棉签螺旋无缝隙消毒注射部位 2 遍，直径 5 cm。
（6）取干棉签夹于左手无名指与中指之间，排净注射器内空气。

（7）二次查对医嘱并询问患者姓名。

（8）左手绷紧注射部位皮肤，右手持注射器，食指固定针栓，斜面向上，与皮肤成 30°～40°，迅速进针。

（9）抽回血，推注药液（在无回血情况下，缓慢而均匀地推药）。

（10）推药过程中询问患者有无不适反应。

（11）拔针（嘱患者按压 2～3 分钟）。

（12）协助患者取舒适卧位，并向患者交代注意事项。

（13）实施手消毒后再次核对患者治疗信息，医嘱本上签字。

（14）垃圾分类，整理用物。

（15）洗手或实施手消毒。

（16）观察用物后反应。

（四）注意事项

1.针头刺入角度不宜超过 45°，以免刺入肌层。

2.注射时避开瘢痕、压痛和结节，防止药物吸收不良。

3.若为糖尿病患者，需更换注射部位，防止引起组织坏死。

4.凡对组织刺激性较强的药物，不可用于皮下注射。

五、导尿术（男性、女性患者）

（一）目的

导尿术的目的包括：解除患者尿潴留；抢救危重患者，便于准确观察尿量、尿比重；会阴部手术或创伤，保持局部清洁、干燥；术中及术后患者不能排尿；留取无菌尿培养标本。

（二）用物准备

根据医嘱准备治疗车、一次性导尿包、胶布、洗手液、尿布、备用导尿管、标识贴。

（三）操作流程

1.素质要求（着装整齐，仪表端庄，态度和蔼）。

2.洗手，戴口罩。

3.治疗室准备流程

（1）查对医嘱，检查物品有效期。

（2）在治疗室二人共同查对医嘱。

4.床旁操作流程

（1）携用物至患者床旁，反问查对患者床号、姓名，查看患者腕带。

（2）评估患者病情，了解患者膀胱充盈度及局部皮肤情况，解释导尿的目的、注意事项，取得患者配合。

（3）嘱患者清洁外阴（如患者不能自理者，帮助患者清洁）。

（4）关闭门窗，遮挡屏风。

（5）脱去患者左侧裤腿，将脱下的裤腿盖在右腿上，将棉被盖左腿及胸腹部，取一次性尿布垫于患者臀下。

（6）仰卧屈膝位（两腿略外展，暴露外阴），垫巾放于患者两腿之间，实施手消毒后在治疗车上打开导尿包，左手戴手套，取出清洁包，打开外包装铺平，右手撕开消毒棉球包取棉球，右手持镊子取出棉球10个（应多备1～2个）放于弯盘右侧端，纱布放于弯盘右侧外面包装纸上。

（7）操作者站在患者右侧，右手将清洁包放于患者两腿之间清洗消毒。

（8）女性患者消毒外阴：①右手持一次性镊子夹棉球从大阴唇上方，消毒至阴阜，大阴唇起消毒至大腿内侧1/3处，顺序是阴阜及左、右侧大阴唇；②戴手套的左手分开并固定大阴唇，消毒尿道口及左、右侧小阴唇，顺序为中、左、右，重复2遍；③消毒尿道口，最后一个棉球从尿道外口消毒至肛门部。

（9）男性患者消毒外阴：①右手持一次性镊子夹棉球从阴茎根部消毒至阴阜，再夹取一棉球按中、左、右顺序消毒阴茎背面、左右，消毒至腹股沟处。②左手用纱布包裹阴茎并提起，将包皮向后推至冠状沟，暴露尿道口并固定；右手用持物钳夹取消毒棉球自尿道外口螺旋向上消毒至冠状沟，重复2遍。③消毒阴茎腹侧及阴囊（提起阴茎，用消毒棉球自阴茎的腹侧消毒阴囊处，顺序为中、左、右。注意：左、右消毒要从阴囊至腹股沟），用一次性镊子夹取纱布垫于阴茎与阴囊之间。

（10）用后物品放弯盘内，脱下的手套和物品丢弃于医用垃圾中。

（11）在治疗车上打开导尿包，并戴上无菌手套。

（12）取出消毒棉球放于弯盘一侧。

（13）检查气囊是否漏气：用注射器注入导尿管气囊内10 ml水（注：注水极限有标明），请患者观看，告之患者气囊完好，取尿袋与导尿管衔接。

（14）撕开石蜡油包一角，将导尿管盘于左手，缓缓插入包内，男性患者润滑26～30 cm，女性患者润滑10～12 cm。

（15）两手拇指和食指捏住洞巾两角，向外翻转，起到保护手套的作用。

（16）双手将无菌包竖铺在患者两腿之间。

（17）铺洞巾：双手捏住洞巾的上角向内反卷。注意：洞巾对准会阴部，并与无菌包内区域重叠。

（18）女性患者消毒尿道外口，左手拇指、食指分开并固定小阴唇暴露尿道外口，右手持一次性镊子夹取棉球对准尿道口消毒，顺序为中、左、右、中；插入导尿管，右手持导尿管前端，将导尿管轻轻插入尿道 4 ～ 6 cm，见尿后再进 4 ～ 6 cm，左手扶持导尿管。

（19）男性患者消毒会阴，左手用纱布包裹阴茎并提起，将包皮向后推至冠状沟暴露尿道口并固定；右手用一次性镊子夹取消毒棉球，自尿道外口螺旋向上消毒至冠状沟，重复 2 遍；插入导尿管，左手提起阴茎使其与腹壁成 60°，右手将导尿管轻轻插入尿道 20 ～ 22 cm，见尿后再进 6 ～ 7 cm，左手扶持导尿管。

（20）取已准备好的 0.9% 氯化钠注射液注射器，由气囊管道开口端注入 0.9% 氯化钠注射液 5 ～ 10 ml，以有一定阻力为宜，轻轻向外牵拉导尿管，观察是否牢固，并抽出插入过长的尿管；必要时留取尿标本，分离尿管与尿袋，从导尿管尾端留取。

（21）撤出洞巾，把洞巾撕开，取出尿袋。

（22）粘贴标识贴，注明插管日期、时间。

（23）固定尿袋，通过大腿下方用安全别针固定在床沿上。

（24）整理床单位清洁、整齐，交代注意事项。

（25）协助患者取舒适卧位。

（26）实施手消毒后再次核对患者信息，医嘱本上签字。

（27）打开门窗，撤去屏风，垃圾分类，整理用物。

（28）洗手或实施手消毒。

（29）完善护理记录：记录插管时间，尿液颜色、性质、量，以及患者反应。

（四）注意事项

1. 操作必须严格执行无菌技术、消毒灭菌制度，严防医源性感染。

2. 导尿管要充分润滑，如男性患者导尿插管困难时，可以从尿道口注入石蜡油 5 ～ 10 ml，或注入麻醉润滑剂。

3. 男性患者导尿时将阴茎提起与腹壁成 60°，使耻骨弯曲消失，有利于插管；导尿至三个狭窄时，如插管略有阻力，可稍停片刻，嘱患者深呼吸再缓缓插入导尿管，切勿用力过快、过猛而损伤尿道黏膜。

4. 导尿时如误插入阴道，应更换导尿管重新插入。

5. 操作必须轻柔，防止损伤尿道黏膜。

6. 膀胱过度膨胀且极度虚弱的患者，一次导尿不得超过 1000 ml，以免引起膀胱黏膜急剧充血，发生血尿，或腹内压急剧下降至血压下降而导致虚脱。

7. 在整个操作过程中，要关心和体贴患者，密切观察病情变化，用恰当的语言与患者交流，指导患者配合完成操作。

六、心肺复苏（单人、双人）

（一）目的

心肺复苏的目的是恢复患者自主循环和呼吸。

（二）用物准备

根据医嘱准备按压板、简易呼吸器、脚蹬、治疗盘、血压计、听诊器、手电筒。

（三）操作流程

1. 判断意识：双手拍打患者双肩并呼叫患者，观察有无反应。

2. 呼救帮助：立即呼叫其他医务人员帮助抢救，并携带除颤仪。

3. 判断心跳、呼吸：掀开棉被，解开外衣，触摸颈动脉，同时观察胸廓起伏，判断心跳、呼吸情况；如心跳、呼吸停止，立即行心肺复苏，并记录抢救开始时间。

4. 胸外按压

（1）准备：挪开床头桌，迅速使患者去枕平卧，胸部下垫按压板，垫脚凳。

（2）胸外按压 30 次（14～18 秒完成）。①部位：两乳头连线中点或剑突上两横指。②手法：采用双手叠加法，腕肘关节伸直，利用身体重力，垂直向下用力按压。③深度：胸骨下陷 ≥ 5 cm。④频率 ≥ 100 次 / 分。

5. 开放气道

（1）清理呼吸道：将患者头偏向操作者一侧，检查并取下义齿，用右手食指清理口腔内异物。

（2）开放气道：有 3 种方法，即仰面抬颏法、双手抬颌法、仰头抬颈法。其中常用仰面抬颏法，方法为抢救者左手小鱼际置于患者前额，手掌用力向后压使其头部后仰，右手中指、食指剪刀式分开，放于患者颏下并向上托起，使气道伸直，颈部损伤者禁用，以免损伤脊髓。

6. 人工呼吸：使用简易呼吸器通气 2 次，采用"EC 手法"，每次通气约 1 秒，约 0.5 L，可见胸部起伏。

7. 持续心肺复苏：胸外按压与人工呼吸比为 30∶2，以此法周而复始进行，直至心肺复苏。

8. 判断：心跳、呼吸恢复，心肺复苏成功，继续给予高级生命支持。

9. 整理用物：放回脚蹬，撤按压板，头部垫枕头，将患者头放平，给患者整理衣服，盖好棉被。

（四）注意事项

1. 按压部位为两乳头连线中点或剑突上两横指。
2. 按压深度：胸骨下陷 ≥ 5 cm。
3. 按压频率 ≥ 100 次 / 分。

注：双人心肺复苏与单人操作流程相似。双人操作时，一人做胸外按压，另一人做人工呼吸。

七、中心管道吸氧法

（一）目的

中心管道吸氧法为提高血氧含量及其饱和度，改善组织缺氧状态，是维持机体生命活动的一种治疗方法。

（二）用物准备

根据医嘱准备托盘、流量表及湿化瓶、吸氧管（双头管）、弯盘、小药杯、别针、棉签、灭菌蒸馏水 500 ml、通气管、手电筒。

（三）操作流程

1. 洗手，戴口罩。
2. 治疗室准备流程
（1）将用物放托盘内：①弯盘放左上角，内放棉签、小药杯、别针；②检查吸氧管有效期，将其放于左下角；③流量表、通气管及湿化瓶放于右下角。
（2）取下湿化瓶，保持通气管清洁，放于托盘上；将蒸馏水倒入湿化瓶内（液量为湿化瓶容量的 1/2 ～ 2/3），再倒入小药杯内 20 ～ 30 ml；将通气管插入湿化瓶内拧紧。
3. 床旁操作流程
（1）在治疗室二人共同查对，携用物至患者床旁。
（2）反问查对姓名、床号，查看患者腕带，评估患者身体情况及鼻腔情况，向患者解释操作目的，以取得合作。
（3）先关闭节流阀，然后将流量表的定位插销快速与中心供氧系统相连。
（4）用手指分别轻压患者两侧鼻翼，检查并询问有无疼痛及呼吸是否通畅（了解是否有疖肿或生理异常），用手电筒查看鼻腔情况。

（5）取棉签蘸蒸馏水擦净双鼻孔。

（6）检查吸氧管包装及有效期，打开包装袋，取出吸氧管，与氧气流量表出口接头相连。

（7）右手逆时针转动节流阀的手轮，使浮球上升，浮球中心所对准的刻度为流量读数。

（8）左手将吸氧管头端贴近操作者面部或放入小药杯水内，检查管路是否通畅。

（9）将吸氧管头端插入患者鼻孔，导管绕过双耳至下颌锁住（颌下固定法），用别针将导管固定于床上。

（10）整理床单位清洁，协助患者取舒适卧位，交代注意事项。

（11）垃圾分类，整理用物。

（12）洗手或实施手消毒。

（13）再次核对床号、姓名，在医嘱本或执行单上签字，记录执行时间。

（14）完善护理记录，记录吸氧时间、氧流量及血氧饱和度。

（15）治疗中观察病情并遵医嘱调节流量（低流量为 1 ～ 3 L/min）。

（16）停止吸氧：①停止吸氧时，查对床号、姓名，向患者解释；②取下吸氧管，协助患者洁面；③关闭节流阀，取下流量表及湿化瓶。

（17）垃圾分类，整理用物。

（18）洗手或实施手消毒。

（四）注意事项

1. 严禁使用 0.9% 氯化钠溶液湿化。

2. 给氧过程中注意观察氧流量及患者情况，如面色、唇色、指甲、呼吸等。

3. 调节流量时应先分离吸氧导管，防止高压氧冲入呼吸道损伤黏膜。

八、中心管道吸痰法

（一）目的

中心管道吸痰法可将气管内的痰液及误吸的呕吐物吸出，以维持呼吸道通畅。

（二）用物准备

根据医嘱准备一次性吸痰管、0.9% 氯化钠溶液（100 ml、500 ml）、负压封闭引流装置、5 ml 注射器。

（三）操作流程

1. 素质要求（着装整齐，仪表端庄，态度和蔼）。

2. 洗手，戴口罩。

3. 治疗室准备流程

（1）查对医嘱，准备用物。

（2）吸痰用物的准备：① 0.9% 氯化钠溶液 100 ml 上插入一个 5 ml 注射器；②打开 0.9% 氯化钠溶液 500 ml，并注明开瓶日期和时间；③备好负压装置，检查功能情况；④备吸痰管数根，并检查有效期。

4. 床旁操作流程

（1）反问查对患者床号、姓名，查看患者腕带，对清醒患者应当进行解释，取得患者配合。

（2）了解患者的意识状态、生命体征、吸氧流量，患者呼吸道分泌物的量、黏稠度、部位。

（3）使用呼吸机的患者，吸痰前应给予纯氧吸入；未使用呼吸机的患者，应调大氧流量。

（4）开放并检查负压情况。

（5）根据患者痰液黏稠度及气道干燥情况，可酌情用注射器注入 0.9% 氯化钠注射液 1 ～ 2 ml。

（6）打开吸痰管，戴无菌手套。操作步骤：①自包装袋上缘右 1/4 处竖着撕开 10 cm，左手压住撕开的一端并向左轻拉，露出无菌手套右上角，右手捏住手套衬纸上缘，取出手套（避免碰外包装袋，防止带出吸痰管）。②左手将吸痰管外包装袋置于床头桌上（保持负压头端在包装内），双手将手套打开戴于右手，左手将衬纸放于颌下（避免污染无菌衬纸上面及手套）。③左手将吸痰管外包装袋侧口向下轻抖，露出吸痰管尾端；右手捏住吸痰管尾端，将吸痰管缠绕在手上，尾端置于小鱼际，吸痰管头端向上。④右手持吸痰管与负压引流管紧密连接（连接时避免污染无菌手套，不使用玻璃接头）。

（7）左手分离呼吸机，将呼吸机接头置于无菌衬纸上。

（8）快速、轻柔下送吸痰管（半负压状态下）。

（9）开放负压，缓慢旋转上提吸痰管（右手拇指、食指、中指捻搓吸痰管）。

（10）吸痰完毕后，右手缠绕吸痰管，左手连接呼吸机。

（11）分离负压管，在床旁 500 ml 0.9% 氯化钠溶液瓶内冲洗负压管后，避污干燥保存。

（12）反转手套完全包住吸痰管、衬纸清洁面部污迹，并包裹吸痰管。

（13）评估患者是否还有痰鸣音及血氧饱和度等情况。

（14）调回吸氧流量。

（15）协助患者取舒适卧位。

（16）洗手或实施手消毒。

（17）再次核对患者治疗信息，医嘱本上签字。

（18）记录痰液颜色、性状、量、黏稠度。

（四）注意事项

1. 严格遵循无菌操作原则，取出一次性吸痰管时不能被污染，戴好手套的右手不得再接触非无菌物品。

2. 评估患者需要吸痰时再予以吸痰：有痰鸣音，血氧饱和度下降，可见痰液、呛咳、呼吸机高压报警。

3. 一次吸痰时间不超过 15 秒，掌握正确的吸痰手法。

4. 人工气道患者吸痰，吸痰管一用一换。

5. 痰液黏稠使用 0.9% 氯化钠溶液湿化，打开的 0.9% 氯化钠溶液须每日更换。

6. 经口腔、鼻腔吸痰时，吸痰操作程序同人工气道吸痰操作程序。

7. 吸痰用物消毒规范

（1）负压引流瓶消毒：在使用过程中应每周浸泡消毒 1 次，使用结束进行终末消毒。

（2）负压引流管消毒：负压引流管为一次性使用，长期使用时每周更换 1 次，随污染随换。

（3）痰液消毒：负压引流瓶内放置健之素片及清水 100 ml，按照引流瓶总容积计算，1000 ml 引流瓶加 4 片健之素（浓度 1∶1000）。

（4）负压引流管使用维护：每次吸痰后反复冲洗，冲洗后挂在床头桌侧面，避污干燥保存。

九、经口腔冲洗式口护吸痰法

（一）目的

本方法是为了吸出口腔及气道的痰液或将气道误吸入的呕吐物吸出，维持呼吸道通畅。

（二）用物准备

根据医嘱准备吸痰盘、治疗碗（盛放 0.9% 氯化钠溶液或凉开水）、镊子（或持物钳）、无菌纱布数块、吸痰管数根、注射器 1 个、0.9% 氯化钠溶液 500 ml，必要时备开口器和压舌板。

（三）操作流程

1. 素质要求（着装整齐，仪表端庄，态度和蔼）。
2. 洗手，戴口罩。
3. 治疗室准备流程：查对医嘱，检查用物齐全，将用物放于吸痰盘中。
4. 床旁操作流程

（1）反问查对床号、姓名，查看患者腕带，做好解释，取得配合。

（2）协助患者头偏向操作者一侧并略向后仰。

（3）打开负压及吸痰管包装，右手握住包装袋，露出吸痰管尾端，左手握住吸引管接头，双手将吸痰管与吸引管对准衔接；左手持吸引管，右手撤掉包装袋，用持物钳夹住吸痰管前段，吸取少量 0.9% 氯化钠溶液，湿润吸痰管前端并查看吸力。

（4）经口腔吸痰：吸痰管由口腔颊部插至咽喉部 15 cm 左右，在无吸力情况下，患者吸气时，平稳快速地将吸痰管插入。

经鼻腔吸痰：如口腔吸痰困难时，可采用经鼻腔吸痰法（颅底骨折患者禁用），在患者吸气时，平稳快速地将吸痰管经鼻道插至咽喉部，其深度为 20 ~ 25 cm。

（5）手控吸引力，旋转退管吸痰，可反复进行至痰液吸尽。

（6）冲洗吸引管，关闭负压。

（7）观察患者面色及呼吸是否改善。

（8）清洁患者面部，整理床单位。

（9）协助患者取舒适体位。

（10）实施手消毒后再次核对患者治疗信息，医嘱本上签字。

（11）垃圾分类，整理用物。

（12）洗手或实施手消毒。

（四）注意事项

1. 一次吸痰时间不超过 15 秒，连续吸痰时间不超过 3 分钟，负压压力不可过大，以免损伤呼吸道黏膜。
2. 集液瓶内痰液应及时倾倒，瓶内液体不能超过瓶体的 2/3。
3. 吸引管与集液瓶要定时消毒。
4. 操作时动作应准确、轻柔，吸痰过程要注意观察呼吸。

十、膀胱冲洗

（一）目的

膀胱冲洗的目的是为了防止尿管阻塞，使尿液引流通畅；治疗某些膀胱疾病；清除膀胱内血凝块、黏液、细菌等异物，预防膀胱感染；前列腺及膀胱手术后预防血块形成。

（二）物品准备

根据医嘱准备 0.02% 呋喃西林溶液或 0.9% 氯化钠溶液 500 ml、一次性输液器、网套、IVY 引流袋（尿袋）、冲洗标识牌、安尔碘棉签罐、启瓶器、一次性垫巾或尿布、洗手液、胶布，必要时备所需头皮针型号。

（三）操作流程

1. 素质要求（着装整齐，仪表端庄，态度和蔼）。
2. 洗手，戴口罩。
3. 治疗室准备流程
（1）查对医嘱，准备呋喃西林溶液或其他溶液，检查药液（0.02% 呋喃西林溶液）的药名、浓度、剂量、失效期；轻拧瓶盖检查有无松动，查看瓶体、瓶底有无裂痕，将液体瓶倒置，"Z"字检查有无混浊、沉淀、絮状物。
（2）根据医嘱和病情需要加热液体，测量水温（37～38℃）。
（3）将已打印好的输液贴贴于液体瓶背面（商标对侧）。
（4）在治疗室二人共同查对医嘱和药物无误。
4. 床旁操作流程
（1）携用物至患者床旁，反问查对床号、姓名，查看患者腕带，核对药名和剂量，做好解释，取得配合。
（2）评估患者病情、自理能力及尿液性状，有无尿频、尿急、尿痛、膀胱憋尿感，是否排尽尿液及尿管通畅情况。
（3）倾倒引流袋中尿液。
（4）关闭门窗，注意遮挡，保护患者隐私。
（5）再次查对医嘱及药液，安尔碘消毒瓶塞 2 遍，插输液器，将膀胱冲洗液悬挂在输液架上，排气。
（6）挂冲洗标识牌。
（7）协助患者取平卧位，暴露会阴部，戴手套，尿管接头处垫垫巾。

（8）用安尔碘棉签消毒引流袋的侧孔两遍，将输液管针头（可根据情况更换针头型号）插入 IVY 一次性塑料引流袋侧孔。

（9）冲洗：①夹闭尿袋，打开输液管，根据医嘱调节冲洗速度，冲洗速度一般为 40 ～ 60 滴 / 分；②滴入一定量冲洗液时（一般为 100 ～ 200 ml），夹闭输液管，打开尿袋，排出冲洗液；③如此反复进行，按医嘱冲洗或至冲出液澄清为止。

（10）在冲洗过程中，观察患者反应和冲出液的量及颜色，评估冲洗液的入量和出量，膀胱有无憋胀感。

（11）冲洗毕，取下冲洗管，按要求更换引流袋，妥善固定，位置低于膀胱，以利于引流尿液。

（12）撤垫巾，脱手套。

（13）整理床单位，保持清洁、整齐，及时更换被污染的床单和被套。

（14）协助患者取舒适卧位。

（15）实施手消毒后再次核对患者治疗信息，医嘱本上签字。

（16）垃圾分类，整理用物。

（17）洗手或实施手消毒。

（18）密切观察患者生命体征并记录。

（四）注意事项

1. 严格执行无菌操作，防止医源性感染。

2. 冲洗时嘱患者深呼吸，尽量放松，以减少痛苦；若患者有腹胀、腹痛、膀胱收缩剧烈等情况，应暂停冲洗。

3. 冲洗后如出血较多或血压下降，应立即报告医生处理，并注意准确记录冲洗量。

4. 冲洗过程中应密切观察流出液的量，保持出入量平衡，如流出量小于冲洗量，应检查是否有血块堵塞管道、管道扭曲等，及时查找原因处理。

5. 冲洗速度根据流出液的颜色进行调节，一般为 40 ～ 60 滴 / 分（根据医嘱调节冲洗速度）；如果滴入药液，必须在膀胱内保留 15 ～ 30 分钟后再引流出体外，或根据需要延长保留时间。

6. 冲洗液温度应保持在 37 ～ 38℃（注：温度应根据医嘱和病情而定），防止冷水刺激，引起膀胱痉挛。

7. 冲洗过程中注意观察引流液是否通畅。

8. 注意操作前应先将引流袋中尿液倒掉。

十一、卧床患者更换床单法

（一）目的

更换床单是为了使病床清洁、平整，患者舒适，预防压力性损伤。

（二）用物准备

根据医嘱准备大单、被套、枕套、中单（叠法正确）、扫床刷、刷套（浸泡在0.05% 有效氯消毒液中）。

（三）操作流程

1. 素质要求（着装整齐，仪表端庄，态度和蔼）。
2. 洗手，戴口罩。
3. 治疗室准备流程：根据使用先后次序（大单、中单、被套、枕套）排放于护理车上层。
4. 床旁操作流程
（1）携用物至患者床旁，反问患者床号、姓名，查看患者腕带。
（2）评估患者的病情、活动能力，向患者解释操作目的，以取得配合。
（3）关闭门窗，移开床头柜离床约 20 cm，移床旁椅至床尾离床约 40 cm。
（4）固定床脚轮。
（5）协助患者翻身，侧卧于床对侧。具体操作：①一手托起患者头部，一手将枕头移至对侧；②将患者双上肢交叉放胸前；③将靠近操作者一侧的下肢移至对侧肢体上；④一手放在患者肩下，一手放在臀下，将患者侧卧于床对侧，下侧的下肢伸直，上侧的下肢屈曲。
（6）卷起近侧污大单、中单。具体操作：①松开近侧各层床单（大单、橡胶单、中单）；②将污染的中单卷入患者身下；③清扫橡胶单（从床头方向扫至床尾方向）；④将橡胶单搭放在患者身上；⑤将污大单卷入患者身下；⑥清扫床褥（从床头扫至床尾）。
（7）铺近侧清洁大单、中单。具体操作：①取清洁大单 1 条，中缝与床的中缝对齐，平铺于近侧床上。②大单的下层半幅平展于床面，上层半幅卷起塞于患者身下（污大单的下面）。③包床头角：右手托起床垫，左手拉紧床头端大单塞入床垫下；右手在离床头约 30 cm 处，将大单边缘提起，以床沿为界，分为上、下两个三角；左手将下边的三角塞于床垫下；左手齐虎口支撑大单的折叠角，右手于床垫上缘持大单，将上半三角拉下；双手将拉下的大单塞于床垫下，床角包成直角。④至床尾同上法包床尾角。⑤双手拉紧大单的中部塞于床垫下。⑥放平橡胶单。⑦取清洁中单，中线与大单中缝对齐，下半幅平展于橡胶单上，上半幅塞于患者身下。⑧将橡胶单及清洁中单拉平塞于床垫下。

（8）协助患者取平卧位。具体操作：①移枕，双手扶患者双肩放平上身；②将屈曲下肢伸直放平；③双手抱髋部放平下半身。

（9）操作者转至对侧床旁，再将患者翻身侧卧于清洁床单上。

（10）铺另一侧大单、中单。具体操作：①松开污大单、橡胶单及中单；②将污中单卷出，置于护理车污物袋内；③清扫橡胶单，搭放于患者身上；④将污大单从床头至床尾卷出，放护理车污物袋内；⑤清扫床褥，拉出清洁大单，使其平整地铺于床褥上（同铺大单法）；⑥放平橡胶单，绷紧塞于床垫下；⑦拉出中单，绷紧塞于床垫下。

（11）协助患者取平卧位。

（12）更换被套。具体操作：①展开棉被各边，平铺盖于患者身上；②解开污染被套的带子；③将棉絮从被套中撤出，放于污被套上；④将清洁被套反面朝外放在棉絮上，开口向床尾，对准中缝展开；⑤双手伸入清洁被套内，隔被套握住棉絮的两个角，将上层被套翻转，与棉絮紧贴；⑥将上、下层被套平整地拉向床尾，同时撤出污被套，置于护理车污物袋内；⑦将棉被尾端向上翻折，系带，再翻回原处；⑧将左、右侧棉被的边缘向内折叠成筒，使其与床沿对齐；⑨将床尾多余被筒向内折叠，使其与床尾沿对齐。

（13）更换枕套。具体操作：①一手托扶患者头部，一手将枕头撤出至床尾；②将枕芯从枕套中撤出，污枕套放护理车污物袋内；③清洁枕套反面朝外，双手伸入枕套内，隔枕套握住枕芯两角，将枕套翻套于枕芯上；④系带，使各角充实，手托枕头至床头；⑤一手托患者头部，一手将枕头置于患者头下（枕头开口背对门）。

（14）移床头柜、床旁椅于原处。

（15）开窗通风，整理用物。

（16）洗手或实施手消毒。

（四）注意事项

1. 更换床单位时，注意患者保暖。
2. 协助患者翻身时，注意患者安全及舒适，动作轻柔，防止发生坠床。
3. 操作过程中及时询问患者有无不适，密切观察病情变化；指导并鼓励患者完成操作。
4. 卧换计时从病房操作开始至操作结束15分钟，因时间过长，患者不能承受。
5. 扫床刷套一人一巾，防止交叉感染。

十二、静脉采血法（注射器、真空采血针）

（一）目的

静脉采血法是为患者留取静脉血标本，进行化验，从而为临床诊断提供依据。

（二）用物准备

根据医嘱准备注射盘、止血带、垫巾、无菌棉签或棉球、安尔碘消毒棉签、胶贴、真空采血管及针头、持针器、注射器、试管架、利器盒、治疗车、污物罐、手消毒液、医嘱本。

（三）操作流程

1. 素质要求（着装整齐，仪表端庄，态度和蔼）。
2. 洗手，戴口罩。
3. 治疗室准备流程
（1）查对医嘱本。
（2）进入 LIS 系统扫描采血管，并填写姓名、科室、床号及采集项目。
4. 床旁操作流程
（1）经二人核对，备齐用物至患者床旁。
（2）反问查对患者床号、姓名，查看患者腕带；二人再次核对医嘱本及采血管，做好解释，取得配合。
（3）协助患者取舒适体位。
（4）选择血管并在穿刺部位下方垫垫巾、止血带，在穿刺部位上方 6 cm 处扎止血带，嘱患者握拳，选择血管，松开止血带。
（5）实施手消毒后安尔碘棉签消毒注射部位 2 遍。
（6）胶贴置于垫巾内侧。
（7）取棉球（或无菌棉签）夹于左手中指和无名指。
（8）再次根据医嘱本核对患者姓名，采血管。
（9）扎紧止血带。
（10）穿刺（真空采血针）：①左手绷紧穿刺部位下端皮肤，右手持采血针针翼，针头斜面向上与皮肤成20°进针；②头皮针穿透皮肤至血管内，见回血后，一条胶布固定针翼，左手固定头皮针，右手抵住采血管末端，用力向前穿透采血管橡胶塞，血液停止进入采血管后退出采血管，根据需要换上新采血管。
（11）穿刺（注射器采血）：①左手绷紧穿刺部位下端皮肤，右手持注射器，针头斜面向上与皮肤成 20° 进针；②针头穿透皮肤至血管内，左手固定注射器及针栓，右手抽取回血。

（12）采血毕，松止血带，嘱患者松拳，快速拔针，嘱患者沿血管走行按压穿刺点 3 ～ 5 分钟。

（13）将注射器插入采血管中，靠采血管压力将血液吸入，而不是直接注射入采血管。将采血管（黄管除外）轻轻地颠倒摇匀。

（14）取出垫巾扔入黄色医疗垃圾袋中，止血带消毒处理。

（15）洗手，二人再次核对，医嘱本上二人签字。

（16）垃圾分类，整理用物。

（17）洗手或实施手消毒。

（18）进入 LIS 系统打印，采集样本汇总列表，送检。

（四）注意事项

1. 严格执行二人查对。

2. 采血过程中患者不可进食、咀嚼口香糖等，避免引起哽噎窒息。

3. 要求禁食的标本需在前一次饭后 8 ～ 12 小时后采集。

4. 一人一巾一带一消毒，防止交叉感染。

5. 处理针头时应小心，避免扎伤自己。

6. 抗凝项目的采血管优先采集，采完血后应上下摇晃几次，使血液与抗凝剂充分混合，防止血液凝集。

7. 抽血时，首先要注意患者是否在输液，应避开输液的肢体采血。

8. 操作毕，医嘱本需二人签字。

十三、动脉采血法（注射器、血气针）

（一）目的

动脉采血法是抽取动脉血标本，进行动脉血气分析。

（二）用物准备

根据医嘱准备注射盘、垫巾、无菌棉签或棉球、安尔碘消毒棉签、动脉采血针、利器盒、治疗车、污物罐、手消毒液、医嘱本。

（三）操作流程

1. 素质要求（着装整齐，仪表端庄，态度和蔼）。

2. 洗手，戴口罩。

3. 治疗室准备流程

（1）查对医嘱本。

（2）进入 LIS 系统，填写送检单（姓名、科室、住院号、床号及采集项目）。

4. 床旁操作流程

（1）经二人核对，备齐用物至患者床旁。

（2）反问查对患者床号、姓名，查看患者腕带，二人再次核对医嘱本、血气针和采血条码，向患者解释其操作目的，取得配合。

（3）协助患者取得舒适体位。

（4）选择血管（一般选择桡动脉、肱动脉和股动脉穿刺），触摸动脉搏动，实施手消毒后安尔碘棉签消毒注射部位 2 遍。

（5）取棉球夹于左手中指和无名指。

（6）再次核对患者床号、姓名。

（7）血气针穿刺（以股动脉为例）：①左手绷紧穿刺部位皮肤，右手持采血针，持笔式与皮肤成 90°进针；②当血液充满采血针预设位置时，用棉球按住针孔处，在按压动脉的同时快速拔针，嘱患者按压 5～10 分钟；③拔针后立即将针尖刺入橡皮塞或专用凝胶帽隔绝空气，轻轻搓动血气针，使血液与肝素充分摇匀。

（8）注射器穿刺（以股动脉为例）：①将注射器抽取少量肝素钠稀释液（100 ml 0.9% 氯化钠溶液 +25 mg 肝素钠注射液），冲洗注射器管壁后弃去备用；②左手绷紧穿刺部位皮肤，右手持注射器，持笔式与皮肤成 90°进针；③右手固定注射器及针栓，左手抽取活塞，抽血毕，用棉球按住针孔处，在按压动脉的同时快速拔针，嘱患者按压 5～10 分钟。

（9）洗手，二人再次查对，医嘱本上二人签字。

（10）立即送检，送检单上注明抽血时间，患者发热时需注明体温，吸氧时要注明吸氧浓度。

（11）垃圾分类，整理用物。

（12）洗手或实施手消毒。

（四）注意事项

1. 进针角度根据患者的胖瘦情况决定，瘦者血管表浅，进针角度要小；反之，进针角度则大。垂直进针要注意勿刺穿血管。

2. 如果穿刺不顺利，需更换血气针重新进行穿刺，不可反复、长时间穿刺。

3. 与空气隔绝，避免空气对血气检测值的影响。

4. 采血后要按压足够时间方能止血。

5. 采完标本后应立即送检，避免细胞代谢耗氧，影响监测结果。注意：勿用传输桶传输。

6. 操作毕，医嘱本需二人签字。

十四、灌肠法

大量不保留灌肠法

（一）目的

大量不保留灌肠是将一定量溶液灌入结肠，以达到清洁灌肠，确定诊断和进行治疗的目的。

（二）用物准备

根据医嘱准备灌肠液、凡士林（石蜡油）、1000 ml 量杯、搅棒、水温计、方盘、弯盘、止血钳（备用）、纱布 3 块、一次性尿布、一次性灌肠袋、一次性手套、手纸 4 块、暖水瓶、输液架（或移动输液架）、启瓶器（抽屉内）、洗手液、大便器（备床下）、必要时备专用肛管（各种型号）N 根、医嘱本。

患者准备：先排大小便；备手纸；大便器（必要时）。

（三）操作流程

1. 素质要求（着装整齐，仪表端庄，态度和蔼）。

2. 洗手，戴口罩。

3. 治疗室准备流程

（1）准备用物，按医嘱配灌肠液。灌肠液一般为 0.1% ～ 0.2% 肥皂水或 0.9% 氯化钠溶液（温度 39 ～ 41℃）。液量：成人 800 ～ 1000 ml，儿童 200 ～ 500 ml。

（2）在治疗室二人共同查对医嘱及灌肠液。

4. 床旁操作流程

（1）携用物至患者床旁，反问查对床号、姓名，解释操作目的，取得配合。

（2）评估患者的身体状况、排便情况。

（3）调节输液架的高度（患者肛门至灌肠袋内液面 40 ～ 60 cm）。

（4）查看灌肠袋的有效期及包装有无破损，打开灌肠袋并将灌肠袋的调节夹夹闭，将配好的灌肠液倒入灌肠袋内，并挂于输液架上；第一次排气距肛管头端 10 cm

左右（同输液排气法），用止血钳夹毕，挂输液架上（注：肛管先用纱布包好再用钳子夹住）。

（5）关闭门窗，遮挡患者。将枕头移向操作者对侧，协助患者取左侧卧位，脱裤子至膝部（用棉被覆盖患者胸、背部及下肢），暴露患者臀部，臀部移至床沿，将双膝屈曲（高龄者可取仰卧位，臀下垫便盆），臀下垫一次性尿布；将肛管一端放置弯盘内（也可把肛管一端至于灌肠袋上），备4块卫生纸放置于尿布上。

（6）戴手套，取纱布涂凡士林或石蜡油，润滑肛管前端，然后润滑肛门口。

（7）第二次排气，排除肛管内气体（排气时将灌肠液置于弯盘内），止血钳夹毕肛管。

（8）再次核对患者床号、姓名，灌肠液。

（9）左手取卫生纸分开臀部，暴露肛门；嘱患者深吸气，右手持肛管按解剖特点轻轻插入直肠（硬管需先向前，再向后）10～15 cm。

（10）左手固定肛管，右手松开调节阀或是止血钳，嘱患者深呼吸，使溶液缓慢流入。

（11）控制流速，观察患者反应，出现便意时减慢流速或降低灌肠袋，嘱患者张口呼吸（减轻腹压）。

（12）液体流尽时夹闭调节阀或止血钳。左手抵住肛门，右手取卫生纸贴近肛门包住肛管，并使肛管弯曲，缓缓拔出，将灌肠袋弃于医用垃圾袋内。

（13）取卫生纸擦净肛门，取下弯盘及尿布，脱手套。

（14）协助患者平卧，整理衣裤，嘱患者保留5～10分钟（使大便软化）。

（15）患者排便。

（16）整理用物：患者便后整理床单位，观察大便情况，必要时留取标本，开窗通风，处理用物。

（17）洗手，完善护理记录。

（四）注意事项

1. 插管前排尽肛管内空气，防止空气灌入肠道，引起腹胀。

2. 如为高龄、体弱、大便失禁患者，可采取仰卧位，臀下垫便盆。

3. 插管时勿用力过强，肛门括约肌紧张时，可嘱患者深吸气；若患者有痔疮要选用管径小的肛管；对有肛门疾病的患者更应小心，以免造成损伤。

4. 对患有颅脑、心脏病的患者及老年人、小儿、孕妇灌肠时应慎重，压力要低，速度要慢，并注意病情变化。

5. 肝昏迷患者忌用肥皂水灌肠，以减少氨产生和吸收。

6. 灌肠过程中，如发现患者脉速、面色苍白、出冷汗、剧烈腹痛、心慌气短，应立即停止灌肠，并报告医生。

7. 降温灌肠液温度 28～32℃，中暑患者灌肠液温度 4℃，保留 30 分钟后再排便。

8. 伤寒患者灌肠，液面不得高于肛门 30 cm，液量不得超过 500 ml，并选用等渗溶液。

9. 测水温

（1）水温计一定要插入液体的 2/3 处，不能碰壁底部，应在液体中央。

（2）当水银柱上升到一定刻度不再上升时，要停顿几秒再读表。

（3）眼睛和水温计的刻度要在同一水平线上。

（4）当水温计离开液体时，水银柱会自动下降，不用甩表。

（5）水温计插入灌肠液中测水温时，手应握住水温计的顶端为正确。

小量不保留灌肠法

（一）目的

小量不保留灌肠是将一定量溶液灌入结肠，达到清洁肠腔，确定诊断和进行治疗的目的。

（二）用物准备

按医嘱准备灌肠液、弯盘、肛管（14～16 号）、灌肠注射器、量杯、凡士林（或石蜡油）、止血钳、纱布、手纸、水温计、搅棒、尿布、输液架、大便器、手套、暖水瓶、医嘱本。

（三）操作流程

1. 素质要求（着装整齐、仪表端庄、态度和蔼）。

2. 洗手，戴口罩。

3. 治疗室准备流程：按医嘱配灌肠液。甘油灌肠液：甘油 50 ml 与温开水按 1∶1 或 1∶2 配制。1、2、3 灌肠液：50% 硫酸镁 30 ml、甘油 60 ml、温开水 90 ml（灌肠液用前要加温至 39～41℃）。

4. 床旁操作流程

（1）在治疗室二人共同查对无误后，携用物至床旁，反问查对床号、姓名，做好解释，取得配合。

（2）同"大量不保留灌肠法"给患者摆好体位。

（3）戴手套，将弯盘及肛管置于患者臀边。

（4）取纱布涂凡士林润滑肛管前端，用灌肠注射器吸取溶液，连接肛管，排气后用止血钳夹闭肛管。

（5）左手取卫生纸分开臀部暴露肛门，右手持肛管，按解剖特点轻轻插入肛门7～10 cm。

（6）放松止血钳，使溶液缓缓流入。

（7）观察：同"大量不保留灌肠法"。

（8）灌毕，反折肛管，将肛管弯曲，缓缓拔出肛管置于弯盘内。

（9）用卫生纸擦净患者的肛门，然后弃入医用垃圾袋内。

（10）脱去手套，整理灌肠用物及患者衣裤，协助患者取舒适体位。

（11）嘱患者保留10～20分钟后排便。

（12）整理用物，同"大量不保留灌肠法"。

（13）洗手或实施手消毒。

（四）注意事项

小量不保留灌肠可用甘油灌肠剂（开塞露）代替灌肠液，使用时取下灌肠剂前端小帽，轻轻挤出少量溶液润滑前端，将前端轻轻插入肛门内挤压灌肠液。其他步骤同"大量不保留灌肠法"。

保留灌肠法

（一）目的

保留灌肠是将药液灌入结肠，经肠黏膜吸收或作用于肠壁局部疾患，以达到局部或全身治疗的目的。

（二）用物准备

按医嘱准备药液，用量不超过200 ml，温度为39～41℃，用物与"小量不保留灌肠法"相同，灌肠管粗细适宜。

（三）操作流程

1.操作前先嘱患者排便或行盐水灌肠，以清洁肠道，便于药物吸收。

2.患者的体位及灌入方法与"大量不保留灌肠法"基本相同。

3.如灌肠液量在200 ml以上者可放于一次性灌肠袋内缓慢滴入，采用此法时，需将患者臀部抬高10～20 cm，肛管插入长度10～15 cm，压力应低（液面距肛门30 cm），缓慢滴入甘油60 ml。滴注时应注意保暖，灌肠毕嘱患者平卧休息，臀部稍抬高以利于保留药液，嘱患者药液在肠道中保留 1 小时以上。

十五、留置胃管法

（一）目的

留置胃管是为不能经口进食和口腔有疾患的患者提供营养。

（二）用物准备

按医嘱准备治疗盘、一次性胃管（14、16 号）、一次性注射器（20 ml）、无菌纱布、垫巾（一次性尿布）、治疗碗、温度计、石蜡油、棉签、胶布、寸带、听诊器、清洁手套、胃管标识。

（三）操作流程

1. 素质要求（着装整齐，仪表端庄，态度和蔼）。
2. 洗手，戴口罩。
3. 治疗室准备流程：在治疗室二人共同查对医嘱，检查用物。
4. 床旁操作流程

（1）携用物至患者床旁，反问查对患者床号、姓名，查看患者腕带，解释操作目的，了解患者病情、意识状态及合作程度。

（2）协助患者取坐位或半坐位，无法坐起者取侧卧位；温开水 100 ml（患者水杯内），颌下放垫巾，右手食指分别按压两侧鼻翼，查看鼻腔是否通畅；棉签蘸水清洁插胃管的鼻腔；撕胶布 2 条（6 cm、9 cm）。

（3）戴清洁手套，测量长度（鼻尖经耳垂至剑突下）45 ～ 55 cm。

（4）取纱布倒取石蜡油润滑胃管前端 15 ～ 20 cm，将胃管呈关闭状态（管端塞住）盘于手中。

（5）再次根据医嘱本查对患者床号、姓名。

（6）左手持纱布托住胃管，右手持胃管前端，从一侧（清洁）鼻孔缓缓插入，至咽部（14 ～ 16 cm），嘱患者做吞咽动作（使环甲肌开放，导管可顺利通过），插入 45 ～ 55 cm。

（7）为昏迷患者插管时，有假牙者要取出，先将患者头稍后仰，当胃管插入鼻咽部（14 ～ 16 cm）时，左手托起患者头部，使其下颌靠近胸骨柄，以增大咽喉部通道的弧度，将胃管沿后壁滑行缓缓插入至预定长度。

（8）验证胃管是否在胃内的方法：①用注射器可抽出胃内容物；②可注入

$10 \sim 20\,ml$ 空气，同时把听诊器放在患者上腹部，可听到气过水声；③将胃管末端置于水杯中，无气泡冒出。

（9）用胶布将胃管分别固定于鼻翼（6 cm）及面颊（9 cm），再用寸带在插好的胃管外端打一死结，寸带一侧在耳缘上端，一侧在耳缘下端分别系于患者面部一侧，松紧以插入两指为宜。

（10）协助患者取舒适体位。

（11）再次核对患者治疗信息，医嘱本上签字。

（12）垃圾分类，整理用物。

（13）洗手或实施手消毒。

（14）观察患者有无不适反应。

（四）注意事项

1. 留置胃管应根据病情需要选择内径合适、柔韧的鼻饲管，减轻损伤，减少并发症的发生。

2. 胃管全长 120 cm，上面标明 4 个刻度：第一个刻度为 45 cm，胃管可达贲门；第二个刻度为 55 cm，胃管可进入胃体；第三个刻度为 65 cm，胃管可进入幽门；第四个刻度为 75 cm，胃管可进入十二指肠。

3. 插管时动作要轻柔，以免损伤食道黏膜，插管速度不宜过快，若患者出现恶心，应暂停片刻，嘱患者做深呼吸或吞咽动作，随后迅速插入，以减轻不适。

4. 插管过程中，如患者发生呛咳、呼吸困难、发绀则表示插入气管内，应立即将胃管拔出，待患者休息片刻后，再重新插入。

5. 鼻饲患者胃管插入长度为 $70 \sim 75$ cm。

十六、鼻饲法

（一）目的

对于不能进食的患者，因需进流质食物、水和药物，可选择鼻饲方法从胃管内注入。

（二）用物准备

按医嘱准备垫巾（一次性尿垫）、胃肠灌注器、清洁手套。

（三）操作流程

1. 素质要求（着装整齐，仪表端庄，态度和蔼）。

2. 洗手，戴口罩。

3. 治疗室准备流程：在治疗室二人查对医嘱及鼻饲药液。

4. 床旁操作流程

（1）携用物至患者床旁，反问查对床号、姓名，再次核对药液，做好解释。

（2）摇高床头 30°～40°，颌下垫垫巾，先回抽见有胃内容物，确认胃管在胃内，再注入少量温开水。

（3）缓慢注入流质饮食（可按医嘱）或药液；鼻饲饮食的温度宜在 38～40 ℃；每次注入量不超过 200 ml，注入速度要均匀（注意观察患者反应）。

（4）注入完饮食后，再注入少量温开水（20～30 ml）冲洗胃管。

（5）将胃管塞紧，置于患者枕旁或衣袋内。

（6）胃肠灌注器清洗后放回原包装袋内存放。

（7）整理用物，取下垫巾，协助患者采取舒适卧位。

（8）再次核对患者治疗信息。

（9）洗手或实施手消毒。

（10）观察患者有无不适主诉。

（11）拔管：将胃管尾端塞紧，揭开固定胃管的胶布，用纱布包裹近鼻孔处的胃管，边拔边将胃管尾端盘绕在手中（戴清洁手套），在患者呼气时拔管，到咽喉处时快速拔出（以免液体流入气管）；拔出的胃管弃于医用垃圾袋内，清洁口、鼻、面部，擦去胶布痕迹。

（12）整理床单位用物，洗手，记录。

（四）注意事项

1. 鼻饲饮食应根据医嘱选择顿服或持续滴注法，鼻饲时床头摇高 30°～45°。

2. 每次鼻饲前要回抽胃液，确定胃管在胃内及无胃内容物潴留时，方可注食；鼻饲饮食持续滴注时要挂鼻饲标识牌，禁止滴注饮食与静脉滴注液体挂在同一输液架上。

3. 鼻饲量每次不超过 200 ml，间隔大于 2 小时，推注速度要缓慢，持续滴注或使用鼻饲泵时可从 50～80 ml/h 速度开始，最高不超过 150 ml/h。

4. 发现胃潴留应停止鼻饲。

5. 注食后尽量不搬动患者，以免引起呕吐；要观察患者有无呕吐、误吸发生。需要吸痰的患者尽量在鼻饲前吸痰，鼻饲后应维持原体位，30 分钟内尽量不吸痰；必须吸痰时，避免长时间及频繁吸引。

6. 拔除胃管或每次取下注射器抽吸鼻饲液时，应反折或堵塞胃管末端，以免胃内容物流出或空气进入胃内；鼻饲毕，注入少量温开水。

7. 持续滴注或泵入时，定时用温开水冲洗胃管每次 20 ml，每 4 小时冲洗 1 次。

8. 肠内营养乳剂开瓶后 24 小时内用完，开瓶后放入冰箱保存。

9. 胃肠灌注器每餐用后清洗，每周更换 1 次；长期鼻饲患者，普通胃管每周更换 1 次，十二指肠管每月更换 1 次（晚上拔出，次日晨换另一鼻孔插入），口腔护理每日 2 次。

十七、心电监护仪的应用

（一）目的

对危重患者进行连续的心电监测，可持续观察其心率、心律，及时发现异常情况，使患者得到及时、准确的诊断和治疗。

（二）用物准备

按医嘱准备心电监护仪、电极片、各种导联线、纱布罐、污物罐、酒精纱布、PDA、护理记录单及笔。

（三）操作流程

1. 素质要求（着装整齐，仪表端庄，态度和蔼）。

2. 洗手，戴口罩。

3. 治疗室准备流程

（1）在治疗室查对医嘱后，准备心电监护用物、医嘱本、PDA，检查仪器屏幕有无破损，各导联线是否齐全，开机检查监护仪性能。

（2）正确连接导联线；按监测顺序放各导联线。

4. 床旁操作流程

（1）携用物至患者床旁，反问查对床号、姓名，再次核对医嘱，做好解释，取得配合。

（2）平稳放置监护仪于靠近电源处，导联线放置整齐，接通电源，打开开关。

（3）用酒精纱布清洁监测部位皮肤，将电极片连接导线。

（4）避开皮肤破损、瘢痕及心尖处，将各导联贴于正确位置处（白线 RA，右锁骨中线第 1 肋间；黑线 LA，左锁骨中线第 1 肋间；红线 LL，左锁骨中线剑突水平；绿线 RL，右锁骨中线剑突水平；棕线 V，胸骨左缘第 4 肋间）。

（5）将血压袖带置于左侧上肢距肘窝 2～3 横指处，松紧以能伸进 1 指为宜，在血压监测对侧肢体的食指末端夹上无创血氧饱和度夹子。

（6）根据病情设定报警限值：一般设置为心率 50～110 次/分，血压收缩压 90～140 mmHg，舒张压 60～90 mmHg；呼吸 12～24 次/分；血氧饱和度 95%～100%。

（7）选择血压监测方式，自动监测应设定测量间隔时间，嘱患者测量时要保持安静，手臂伸直。

（8）协助患者取舒适体位。

（9）再次核对患者治疗信息。

（10）整理用物，洗手，记录生命体征参数。

（11）停止心电监护：核对医嘱，反问查对床号、姓名，解释停止心电监护的原因。

（12）关闭监护仪电源开关，依次撤离各种监测导线，轻轻地揭除电极片。

（13）清洁患者皮肤，有胶布痕迹者可用汽油擦拭干净后再用温水擦拭，整理床单位，协助患者取舒适体位。

（14）取下电极片弃于医用垃圾，清洁纱布擦拭监护仪屏幕，酒精纱布擦拭监护仪及导联线。

（四）注意事项

1. 选择心电波形清晰、易判断正常与异常且能触发心率计数的导联，各导联位置连接正确。

2. 调整有意义的报警界限，监测仪报警时应观察患者病情，查明原因，及时报告医生。

3. 血压袖带松紧适宜，以免影响测量结果，注意随时观察袖带松紧度。

4. 患者主诉局部皮肤瘙痒或不适时需更换部位，防止患者局部皮肤过敏引起损伤。

5. 及时记录各项参数变化。

十八、中心静脉压测定

（一）目的

通过中心静脉压测定，可反映血容量、静脉回心血量、右心室充盈压力、心脏功能，可作为补液量的参考依据，防止输液过多使心脏负荷过度。

（二）用物准备

按医嘱准备注射盘、三通 1 个、静脉输液延长管、10 ml 注射器 1 个、内径 2 mm 静脉延长管、监护仪、压力插件、压力传感器、压力袋、0.9% 氯化钠注射液、肝素钠、固定架等。

（三）操作流程

1. 素质要求（着装规范，仪表端庄，态度和蔼）。
2. 洗手，戴口罩。
3. 治疗室准备流程：将用物准备齐全放于治疗盘中。
4. 床旁操作流程
（1）备齐用物至患者床旁。
（2）反问查对患者床号、姓名，查看患者腕带，向患者解释操作目的。
（3）摇平床头，协助患者取平卧位。
（4）实施手消毒后连接传感器，打开监护仪，将三通前后两端分别连接长管和抽好无菌液体的注射器，将三通另一侧端与中心静脉管相连。
（5）校定"0"点：使换能器"0"点与患者心脏保持在同一水平（患者平卧时，相当于腋中线第4肋间），将"0"点通大气，校定"0"点；将换能器通大气处固定在床头或床尾。
（6）测压：暂停输液，连接压力传感器与患者中心静脉管，观测监护仪上描记的中心静脉压（CVP）压力图形与数值。
（7）记录压力数值（正常值：6～12 cmH₂O）。
（8）垃圾分类，整理用物。
（9）洗手或实施手消毒。

（四）注意事项

1. 严格无菌操作。
2. 患者体位会影响测压结果，每次测压前均应校正压力传感器"0"点。
3. 患者躁动、咳嗽、屏气及使用呼吸机均会使测量压力偏高，使用呼吸机的患者测压时需要脱机。
4. 导管应保持畅通，否则会影响测压结果。
5. 测压前禁止应用血管活性药物和胶体类液体，注意使用0.9%氯化钠注射液冲洗测压管路，以保持通畅。

十九、微量泵的应用

（一）目的

临床所用药物必须由静脉途径注入，且给药量必须非常准确、总量很小、给药速度需缓慢或长时间恒定时使用微量泵。

（二）用物准备

按医嘱准备微量注射泵、20 ml 或 50 ml 微量泵注射器、微量泵延长管、医嘱输液贴、PDA、标识贴。

（三）操作流程

1. 素质要求（着装整齐，仪表端庄，态度和蔼）。
2. 洗手，戴口罩。
3. 治疗室准备流程
（1）查对医嘱，按医嘱准备用物，根据药物说明选择合适的微量泵注射器及连接管。
（2）按医嘱备药，打印患者输液标签（注明使用日期、时间、注射速度）。
（3）检查微量泵注射器有效期、外包装是否密闭。
（4）将患者医嘱输液贴贴于微量泵注射器剂量标记刻度下方。
（5）无菌操作配置药液。
（6）二人共同查对医嘱及药物无误后，在医嘱输液贴上二人签字。
4. 床旁操作流程
（1）携用物至患者床旁。
（2）反问查对患者床号、姓名，用 PDA 扫描医嘱输液贴和患者腕带，解释操作目的，取得配合。
（3）将微量泵妥善固定于输液架上，接通电源，电源接线放置于患者不宜碰及处。
（4）按微量泵操作要求安装已配置好的微量泵注射器药剂及连接管。
（5）打开微量泵使用开关，排气后准备使用。
（6）再次查对医嘱及患者床号、姓名，根据医嘱设置泵速。
（7）消毒静脉导管接口两遍，将微量泵与静脉导管连接，开启运行开关。
（8）妥善固定微量泵导管与静脉导管，多通路静脉输液时，按要求贴输液通路标识贴。
（9）再次核对患者治疗信息，医嘱本上签字。
（10）垃圾分类，整理用物。
（11）洗手或实施手消毒。
（12）观察患者用药反应。

（四）注意事项

（1）严格执行三查七对，保证注射器无菌状态。
（2）标识清晰，防止输注错误。
（3）防止微量泵滑落。
（4）按微量泵排气功能操作守则正确操作。

二十、输液泵的应用

（一）目的

输液泵使药物精准、持续、均匀地输入体内，维持最佳药物浓度。

（二）用物准备

根据医嘱准备药物、输液器、垫巾、止血带、医用输液贴、消毒棉签、排液碗、利器盒、洗手液、PDA、输液泵、医嘱输液贴。

（三）操作流程

1.素质要求（着装整齐，仪表端庄，态度和蔼）。
2.洗手，戴口罩。
3.治疗室准备流程
（1）在治疗室查对医嘱。
（2）接通电源，检查输液泵功能。
（3）检查液体：软包装液体在光亮处查看内外包装之间有无水珠（内外袋之间应干燥），打开外包装取出内袋，挤压液体袋有无渗漏。
（4）检查药液（液体及所加药物）的药名、浓度、剂量、失效期，轻拧瓶盖检查有无松动，查看瓶体、瓶底有无裂痕，将液体瓶倒置，"Z"字检查有无混浊、沉淀、絮状物。
（5）将已打印好的医嘱输液贴贴于液体瓶背面（商标对侧）。
（6）加药：取下软包装加药塞（短管）上的塑料盖，以胶塞中心开始螺旋形消毒至铝盖边缘（2遍）；按无菌操作法抽吸药液，左手固定液体袋加药塞连接管，右手持注射器将药液推入，防止软管刺破，引起漏液，加药后摇动液体袋，使药液充分混匀，再次检查有无渗液。
（7）二人共同查对医嘱和药液无误，在医嘱输液贴上二人签字。

4. 床旁操作流程

（1）备齐用物至患者床旁。

（2）反问查对患者床号、姓名，查看患者腕带，再次核对医嘱、药名及剂量，评估患者穿刺部位皮肤、血管情况，解释操作目的，取得配合。

（3）选择血管，在穿刺部位下方垫垫巾、止血带，扎止血带，选择血管，松开止血带。

（4）固定输液架位置，安装输液泵于输液架上。

（5）再次查对液体及药名、剂量，安尔碘消毒瓶塞 2 遍，插输液器。

（6）取输液器检查有效期及包装完好无损后打开包装袋，取排气和输液针头分别插入液体瓶内（软包装液体只用输液针头插入管内），关闭调节夹。

（7）扫描患者腕带及输液贴条码，反问患者姓名（告知患者：电子查对系统显示您的液体信息吻合）。

（8）打开调节夹排气，排气后夹紧调节夹，将输液器安装到输液泵上。

（9）调节剂量、速度，试运行。

（10）取安尔碘棉签，以穿刺点为中心螺旋无缝隙消毒 2 遍，直径＞ 5 cm，同时将医用输液贴带至垫巾上。

（11）撕开医用输液贴并取出两个胶贴贴于垫巾上。

（12）于穿刺部位上方约 10 cm 处扎止血带，嘱患者握拳使局部血管充盈。

（13）使用快进功能，排气，再次核对患者姓名，穿刺成功后，嘱患者松拳，松开止血带，打开调节夹，妥善固定。

（14）输液泵运行开启。

（15）再次查对床号、姓名（默查），在输液卡及医嘱本上签字，记录执行时间。

（16）协助患者取舒适体位。

（17）垃圾分类，整理用物。

（18）洗手或实施手消毒。

（四）注意事项

1. 严格执行无菌操作技术和查对制度。

2. 及时更换药物，保证药物使用的连续性。

3. 熟悉报警信号，并能及时处理。

4. 输液泵使用过程中，若需打开泵门，无论排气泡、更换导管或撤离输液泵，务必先将输液器调节器夹好，严防输液失控。

5. 机器报警时应查明原因，及时处理。

专科临床护理技能（专科篇）

第三部分

一、创面涂药法

（一）目的

创面涂药是为了预防感染，保持创面干燥，促进痂皮形成。

（二）用物准备

按医嘱准备无菌涂药罐、一次性无菌药刷、药液、治疗盘、医嘱执行本、烤灯或吹风机。

（三）操作流程

1. 素质要求（着装整齐，仪表端庄，态度和蔼）。
2. 洗手，戴口罩。
3. 治疗室准备流程：在治疗室二人共同查对医嘱和药液无误。
4. 床旁治疗流程

（1）携用物到患者床旁，反问查对床号、姓名，查看患者腕带，再次核对外用药名和浓度，做好解释，取得配合。

（2）进行治疗和药物宣教。

（3）评估患者的创面情况和对疼痛的耐受程度及心理反应。

（4）协助患者取合适体位，充分暴露创面，必要时屏风遮挡。

（5）再次根据医嘱执行本查对患者床号、姓名和药液。

（6）实施手消毒后用一次性无菌药刷蘸取药液，自创面一侧开始，依次涂拭创面。

（7）涂药毕用电吹风机吹干或灯烤，以促进药液附着和创面干燥，增强保痂效果。

（8）整理床单位清洁、整齐，及时更换被污染的床单和被套。

（9）协助患者取舒适卧位。

（10）实施手消毒后再次核对患者治疗信息，医嘱执行本上签字。

（11）垃圾分类，整理用物。

（12）洗手或实施手消毒。

（13）定时观察涂药后反应。

（四）注意事项

1. 涂药前仔细观察创面，有无异味、痂下积脓等情况，如有异常立即报告医生，及时调整治疗方法。

2. 无菌药刷每次蘸取药液不宜过多，避免污染床单位及衣物；头面部创面涂药时，做好保护，避免药液进入眼、耳、鼻、口及人工气道内。

3. 涂药时动作要轻柔，注意观察患者反应，倾听患者主诉。

4. 治疗中注意保暖，调节室温 24 ～ 28℃，正常皮肤处进行遮盖保暖。

5. 一人一罐一刷，每日更换 1 次或根据需要及时更换。

6. 每次涂药完毕立即将无菌涂药罐盖盖上，防止污染。

二、眼部滴药法

（一）目的

眼部滴药用于治疗眼部烧伤和损伤。

（二）病情观察

按医嘱准备眼药水和（或）眼药膏、无菌棉签、污物罐、0.1% 稀苯扎溴铵溶液（新洁尔灭溶液）、治疗盘、医嘱执行本。

（三）操作流程

滴眼药水法

1. 素质要求（着装整齐，仪表端庄，态度和蔼）。

2. 洗手，戴口罩。

3. 治疗室准备流程：在治疗室二人共同查对医嘱和药液无误。

4. 床旁治疗流程

（1）携用物到患者床旁，反问查对床号、姓名，查看患者腕带，再次核对药名，做好解释，取得配合。

（2）进行治疗和药物宣教。

（3）协助患者取坐位或仰卧位，头略后仰，眼向上看。

（4）实施手消毒后用无菌棉签拭去患者眼部分泌物。

（5）轻提上眼睑，暴露下结膜囊，点入药液，将上眼睑轻轻覆盖眼球。

（6）嘱患者闭眼数秒，同时上、下、左、右转动眼球，使药液充分接触眼球。

（7）实施手消毒后再次核对患者治疗信息，医嘱执行本上签字。

（8）垃圾分类，整理用物。

（9）洗手或实施手消毒。

（10）定时观察用药后反应。

涂抹眼药膏法

1.素质要求（着装整齐，仪表端庄，态度和蔼）。

2.洗手，戴口罩。

3.治疗室准备：在治疗室二人共同查对医嘱和药液无误。

4.床旁治疗流程

（1）携用物到患者床旁，反问查对床号、姓名，查看患者腕带，再次核对药名，做好解释，取得配合。

（2）进行治疗和药物宣教。

（3）协助患者取舒适卧位。

（4）实施手消毒后用无菌棉签拭去眼部分泌物。

（5）一手持眼药膏，另一手持无菌棉签将上、下眼睑分开，暴露下结膜囊。

（6）嘱患者向上看。

（7）将眼药膏从内眦向外眦涂抹，并放于下穹隆部。

（8）嘱患者闭合上、下眼睑。

（9）嘱患者上、下、左、右转动眼球，使眼药膏充分附着。

（10）用无菌棉签拭去外溢的眼膏，嘱患者闭眼休息。

（11）实施手消毒后再次核对患者治疗信息，医嘱执行本上签字。

（12）垃圾分类，整理用物。

（13）洗手或实施手消毒。

（14）定时观察用药后反应。

（四）注意事项

1.给药前严格查对医嘱，明确左、右眼，了解该药物的用法与注意事项，校对瓶签、药物有效期，检查药物有无变色、沉淀等。

2.勿将眼药水直接滴在角膜上，因为角膜敏感易引起闭眼反射，将药液挤出。

3.滴眼药水每次 1～2 滴即可。

4.双眼滴药时，先滴病情较轻的患眼，更换棉签后再滴病情较重的患眼，避免两眼间交叉感染。

5.分开眼睑操作时，如果眼睑有创面，严禁用手直接接触，可戴无菌手套操作或用无菌棉签代替。

6.滴药时应距眼睑 2～3 cm。

7.滴眼药水后，压迫内眦 2～3 分钟，以免药液经泪囊流入鼻腔，降低药效和引起不适感觉。

8.使用多种药物时，必须间隔 5～10 分钟，不可同时滴入。如眼药水与眼膏同用，应先滴眼药水，后涂眼膏。

三、鼻部滴药法

（一）目的

鼻部滴药用于治疗鼻腔烧伤或疾病。

（二）用物准备

按医嘱准备滴鼻液、无菌棉球、污物罐、治疗盘、医嘱执行本。

（三）操作流程

1.素质要求（着装整齐，仪表端庄，态度和蔼）。

2.洗手，戴口罩。

3.治疗室准备流程：在治疗室二人共同查对医嘱和药液无误。

4.床旁治疗流程

（1）携用物到患者床旁，反问查对床号、姓名，查看患者腕带，再次核对药名，做好解释，取得配合。

（2）进行治疗和药物宣教。

（3）给予患者安置舒适卧位。

（4）拭去鼻部分泌物。

（5）患者取仰卧位，颈伸直，头后仰，必要时肩下垫一枕。

（6）护士一手拿棉球，另一手持滴鼻液，向鼻孔内滴入 2～3 滴，将棉球放置于鼻孔处。

（7）滴药液后可让患者头部略向两侧轻轻摆动。

（8）保持原姿势 3 ～ 5 分钟后再坐起。

（9）实施手消毒后再次核对患者治疗信息，医嘱执行本上签字。

（10）垃圾分类，整理用物。

（11）洗手或实施手消毒。

（12）定时观察用药后反应。

（四）注意事项

1. 给药前严格查对医嘱，明确左、右侧鼻孔，了解该药物的用法与注意事项，校对瓶签、药物有效期，检查药物有无变色、沉淀等。

2. 滴鼻液每次 2 ～ 3 滴即可。

3. 双鼻滴药时，先滴病情较轻的患鼻，更换棉球后再滴病情较重的患鼻，避免两鼻间交叉感染。

4. 使用多种药物时，必须间隔 5 ～ 10 分钟，不可同时滴入。

四、耳部滴药法

（一）目的

耳部滴药用于治疗耳部烧伤或疾病。

（二）用物准备

按医嘱准备滴耳液、无菌棉球、无菌棉签、污物罐、治疗盘、医嘱执行本。

（三）操作流程

1. 素质要求（着装整齐，仪表端庄，态度和蔼）。

2. 洗手，戴口罩。

3. 治疗室准备流程：在治疗室二人共同查对医嘱和药液无误。

4. 床旁治疗流程

（1）携用物到患者床旁，反问查对床号、姓名，查看患者腕带，再次核对药名，做好解释，取得配合。

（2）进行治疗和药物宣教。

（3）协助患者取侧卧位。

（4）清洁耳廓，擦拭耳部分泌物。

（5）手持棉球，将外耳道拉直（成人将耳廓向上方牵拉，小儿将耳廓向下方牵拉）。

（6）滴药入外耳道，每侧每次2～3滴，并轻轻拉扯耳廓使空气排出，滴耳液流入，然后将棉球放置于外耳道口。

（7）滴药后嘱患者保持原位3～5分钟再起床。

（8）实施手消毒后再次核对患者治疗信息，医嘱执行本上签字。

（9）垃圾分类，整理用物。

（10）洗手或实施手消毒。

（11）定时观察用药后反应。

（四）注意事项

1.给药前严格查对医嘱，明确左、右耳，了解该药物的用法与注意事项，校对瓶签、药物有效期，检查药物有无变色、沉淀等。

2.每次滴药量不可过多，2～3滴即可。

3.双耳滴药时，先滴病情较轻的患耳，更换棉球后再滴病情较重的患耳，避免两耳间交叉感染。

4.使用多种药物时，必须间隔5～10分钟，不可同时滴入。

5.滴耳药的温度不宜过凉，以免因冷刺激鼓膜或内耳，引起眩晕、恶心等反应。滴耳药的加温很简单，用手握持滴耳液3～5分钟，如耳廓无烧伤，可将药液滴在耳廓腔，使其沿外耳道壁缓慢流入耳底；如耳廓有烧伤，则直接将滴耳液滴入外耳道。

6.滴药前用无菌棉签擦拭清洁外耳道分泌物，否则，滴入的药液会被分泌物阻隔或稀释，从而使药物作用减弱或失效。

五、小儿口服给药法

（一）目的

通过口服给药，减轻症状，治疗疾病，维持正常生理功能。

（二）用物准备

按医嘱准备口服药车、药品、医嘱执行本、小匙、滴管、药杯、小水壶、适宜温度的水、小饭巾、研钵、搅拌棒。

（三）操作流程

1.素质要求（着装整齐，仪表端庄，态度和蔼）。

2.洗手，戴口罩。

3.治疗室准备流程：在治疗室二人共同查对医嘱和药液无误。

4.床旁治疗流程

（1）携用物到患儿床旁，向家属反问查对床号、姓名，查看患儿腕带，再次核对口服药名和量，做好解释，取得配合。

（2）向家属进行药品宣教。

（3）评估患儿病情及配合程度。

（4）协助并指导患儿家属予以患儿合适体位，可将患儿抱起，半卧于怀中。

（5）将药片碾成粉末，倒入药杯内，用搅拌棒搅匀。

（6）再次根据医嘱执行本查对患儿的床号、姓名、药品、用量。

（7）将小饭巾围于患儿颈部，用小匙盛药，从患儿嘴角喂入。

（8）喂药毕，喂一些温水，用小饭巾擦拭口周。

（9）实施手消毒后再次核对患儿治疗信息，医嘱执行本上签字。

（10）垃圾分类，整理用物。

（11）洗手或实施手消毒。

（12）观察患儿服药后反应。

（四）注意事项

1.给药前严格查对医嘱，了解该药物的用法与注意事项。

2.遇患儿不吞咽，可将小匙留在口中压住舌头片刻，防止患儿吐出药物，等咽下后再将小匙取出，然后喂少许温水；不宜抱起者，可将头、肩部抬高，头侧位，操作者左手固定患儿下颌并轻捏其双颊，使其张口，右手持药杯从患儿嘴角慢慢倒入，等其咽下后再移开药杯，然后喂少许温水。

3.若遇患儿将药物吐出，应立即清除呕吐物，并使之安静，报告医生并斟酌补服。

4.任何药品不得与食物混合喂服。

5.油类药物可用滴管直接滴入口中。

6.儿童口服给药时，可用形象有趣的语言讲解口服药物的重要性，说服其自觉服药，指导患儿将药片放于舌的中后部，然后温水送服。

六、翻身床双人操作法

（一）目的

使用翻身床可避免创面长期受压，防止加重感染；可预防压力性损伤；便于手术和换药；患者俯卧位时，便于肺部护理。

（二）用物准备

按医嘱准备备用翻身床、床片支撑架、医嘱执行本、床头卡、安全标识、无菌纱布垫（80 cm×80 cm）2～3块、一次性无菌棉垫（60 cm×60 cm）40～50块。

（三）操作流程

卧翻身床

1. 素质要求（着装整齐，仪表端庄，态度和蔼）。
2. 洗手，戴口罩。
3. 床旁治疗流程

（1）携医嘱执行本，反问查对患者床号、姓名，并向患者解释并说明卧翻身床的目的，如"某某某，您好，因为治疗需要，医生给您安排使用卧翻身床，翻身床可以定时俯卧和平卧翻身，是为了保持创面干燥，促进创面愈合，请您配合，谢谢！您稍等一下，我们现在为您准备翻身床"。

（2）评估患者，根据患者情况选择合适的翻身床。

（3）准备翻身床：①甲、乙二人共同检查翻身床，各部位零件是否灵活、牢固、安全。②检查前半部分的方向轮（四个脚轮方向一致）、各部位螺丝、安全栓、轴承、扳手、右侧搁手板及搁脚板，并将其收回。③检查后半部分方向轮（四个脚轮方向一致）、各部位螺丝、安全栓、轴承、支撑架、左侧搁手板及搁脚板并将其收回，升降手摇柄。④甲、乙二人共同向左、右侧各试翻一次（喊口令"1、2、3"一起翻）。⑤用支撑架固定翻身床板。⑥洗手，填写床头卡，将床头卡和安全标识挂至床尾。⑦甲铺上半部分棉垫：头底、两侧肩胛骨及腰椎两侧各放置一折叠棉垫，铺棉垫4～6层，暴露或半暴露创面铺无菌纱布垫1层（空出双侧肩胛骨、脊柱及尾骨骨隆突处）。⑧乙铺下半部分棉垫，腿部放置折叠棉垫，铺棉垫4～6层，便孔两侧各放置一折叠棉垫，暴露或半暴露创面铺无菌纱布垫1层（空出腘窝及足跟）。

（4）甲根据医嘱，向患者做解释工作，嘱患者双手交叉放置胸前，甲、乙二人共同将患者抬至翻身床上，喊口令"1、2、3"动作一致。

（5）调整患者翻身床上位置，会阴部与翻身床便孔对准，查看体位棉垫是否在位，骨隆突处是否空出，如有条件，可更多护士参与，提高患者的舒适感。

（6）甲展开右侧搁手板及搁脚板，乙展开左侧搁手板及搁脚板，使患者双上肢呈外展位。

（7）甲将床头摇高20°～30°，查看患者呼吸和气道情况；乙将患者双下肢充分外展，双足给予支撑，保持功能位。

（8）询问患者有无不适。

（9）甲查对医嘱，向患者解释并说明注意事项，如"某某某，您好，已经把您抬到翻身床上了，因为床比较窄，所以您尽量不要随意挪动，以免发生坠床。您觉得这个体位可以吗？还有哪个部位不太舒服？您好好休息吧，有事及时告诉我们，我们也会随时巡视病房的……"。

（10）实施手消毒后，乙再次核对患者治疗信息，医嘱执行本上签字。

（11）洗手或实施手消毒。

（12）定时观察患者卧翻身床后反应。

双人翻身法

1. 素质要求（着装整齐，仪表端庄，态度和蔼）。

2. 洗手，戴口罩。

3. 床旁治疗流程

（1）携医嘱执行本，反问查对患者床号、姓名，做好解释，取得配合。

（2）乙向患者解释，"某某某，您好，到了该给您翻身的时间了，请您配合一下，谢谢！"

（3）甲评估患者，查看固定各类管道。

（4）甲将患者右上肢及右下肢收回，乙将患者左上肢及左下肢收回。

（5）甲铺上半部分棉垫：暴露或半暴露创面铺无菌纱布垫1层，再铺棉垫4～6层，在胸部两侧（呈"八"字位摆放）、额部各放置一折叠棉垫。女性患者在腹部放置一折叠棉垫，空出骨隆突处。

（6）乙铺下半部分棉垫：暴露或半暴露创面铺无菌纱布垫1层，铺棉垫4～6层，便孔两侧各放置一折叠棉垫，在双侧膝关节上、下各放置一折叠棉垫（空出膝关节及足背）。

（7）甲、乙二人共同合拢床片，旋紧螺丝，甲呼唤患者，听取主诉，嘱其深呼吸。

（8）甲将约束带递给乙，清理床周杂物，将双侧搁手板及搁脚板放下并展开，将约束带系紧，液体移至对侧。

（9）甲固定下面床片，乙撤除支撑架。

（10）甲、乙二人站在同侧，甲向患者说明："某某某，我们准备翻身了，从您的左 / 右边翻。"甲、乙二人共同拔出安全栓，喊口令"1、2、3"一起翻，翻过身后同时固定安全栓、旋松螺丝。

（11）甲固定下面的床片，乙固定支撑架，调节平衡。

（12）甲、乙二人共同将约束带解开，将螺丝放置同侧，把床片抬至翻身床支撑架上。

（13）呼唤患者，评估生命体征，面色及口唇有无发绀，听取患者主诉有无憋气、呼吸困难，观察会阴部与便孔是否对准。

（14）甲撤除上半部分棉垫，乙撤除下半部分棉垫。

（15）甲固定右侧搁手板及搁脚板，双上肢呈外展位；乙固定左侧搁手板及撑脚板，双下肢充分外展。

（16）甲梳理查看各管道是否在位通畅。

（17）实施手消毒后乙再次核对患者治疗信息，医嘱执行本上签字，并解释"某某某，您好，已经给您翻过身了，有不适及时告知我。"

（18）洗手或实施手消毒。

（19）观察患者翻身俯卧位反应。

（四）注意事项

1. 首次翻身前需向患者介绍翻身的程序及可能出现的不适感，解除其顾虑，并说明翻身对烧伤治疗的必要性。

2. 翻身前后均需测量生命体征，密切观察病情变化。危重患者必要时应备急救药品。

3. 每次翻身前，均应检查翻身床上杂物是否移除，床片固定螺丝是否安放妥当。

4. 上、下床片合拢时压力应适宜，过紧患者会有不适感，过松翻身时患者容易发生左右移动或肢体滑脱而导致坠床或外伤。

5. 翻身前后应先妥善固定各个管道，应在上、下床片合拢未翻身之前，将液体从床片上方移至对侧，床旋转方向应同液体悬挂方向一致。

6. 首次俯卧位时间不宜过长，以 1～2 小时为宜，头面部烧伤或合并吸入性损伤患者，以半小时为宜，并随时密切观察有无气道堵塞现象，保持气道通畅；俯卧位时，如患者出现呼吸困难、憋气、躁动不安等情况时，应立即徒手翻身至平卧位。

7. 有气管切开者翻身时，应注意空出气管切开处，翻身前应检查气道是否通畅，气管套管系带是否牢固。气管切开患者俯卧位前应充分湿化气道，彻底吸痰；俯卧位时应加强叩背，促进排痰。

8. 翻身过程中要保持与患者沟通。

9. 常规翻身一般每日 6～8 次，夜间应给予仰卧位，延长仰卧时间至 6 小时，以保证睡眠。

10. 翻身床片海绵垫污染要随时更换，翻身床使用后应彻底终末消毒，套好待用并定期检修、上油，以保证性能良好。

七、悬浮床

（一）目的

悬浮床可使患者保持创面干燥，防止感染；控制体位；防止压力性损失。

（二）用物准备

按医嘱准备悬浮床、床单、无菌纱布垫。

（三）操作流程

1. 素质要求（着装整齐，仪表端庄，态度和蔼）。

2. 洗手，戴口罩。

3. 评估患者，根据患者情况准备悬浮床。

4. 床旁操作流程

（1）检查悬浮床有无潮湿和油污，铺上干净过滤单，用黑色橡皮圈罩紧，防止硅粒球漏出；检查过滤单及橡皮圈罩有无破损，铺干净床单。

（2）开机时接通电源，按电源开关→按控制面板上的悬浮床启动开关→启动悬浮床 24 小时，使床缓慢升温，床温调节至 36～37℃。观察床的悬浮情况，微粒球是否均匀。

（3）携医嘱执行本，反问查对患者床号、姓名，向患者解释并说明卧悬浮床的目的，"某某某，您好，因为您背部有很多创面，所以，医生给您安排使用悬浮床，可以保持创面干燥，防止感染，促进创面愈合，请您配合一下，谢谢！""您等一下，我们现在为您准备悬浮床。"

（4）患者创面分布的位置铺一层无菌棉垫或纱垫。

（5）根据医嘱，向患者解释："某某某，悬浮床已经准备好了，我们现在把您抬到床上。"甲、乙、丙三人共同将患者抬至悬浮床上，喊口令"1、2、3"一起抬，甲负责头、颈、肩，乙负责腰、臀部，丙负责双下肢。（如果有多条管道，应理顺后再

抬患者）

（6）核对患者治疗信息，医嘱执行本上签字。向患者解释并说明注意事项，"某某某，您好，已经把您抬到悬浮床上了，您觉得这个温度可以吗？还有哪个部位不太舒服？您好好休息吧，有事及时告诉我们，我们也会随时巡视病房的"。

（7）洗手或实施手消毒。

（8）观察患者卧悬浮床后反应。

（四）注意事项

1.首次卧悬浮床需向患者介绍悬浮床的作用，解除其顾虑，并说明悬浮床对烧伤治疗的必要性。

2.加强监测，调节补液量，酌情增加 2000 ～ 3000 ml 入量。

3.悬浮床上铺设敷料不宜太厚，一层棉垫即可，防止影响散热和悬浮效果，渗出多时勤更换。

4.卧悬浮床期间应加强叩背，预防坠积性肺炎。

5.定期检查悬浮床的过滤器，及时清洁或更换，以免影响鼓风机鼓风效果。

6.悬浮床上严禁放置锐利器械，如针头、剪刀等，防止刺破罩单，造成硅粒漏出。

7.如果患者需要创面冲洗，需做好防护，防止液体渗入或流入床体，引起硅粒结块，影响悬浮效果。

8.调整好病室温度、湿度，室温以 24 ～ 26℃为宜，湿度以 45% ～ 55% 为宜。室温太高，影响床体散热；湿度过高，硅粒受潮，影响悬浮效果；床温过高，影响创面愈合。

9.悬浮床用毕悬浮 24 ～ 48 小时，按终末消毒原则处理，筛滤床沙。

八、营养泵

（一）目的

营养泵用于临床营养支持的精确治疗，保证输入量准确。

（二）用物准备

按医嘱准备营养泵、电源线、输液架、医嘱执行本、标识牌。

（三）操作流程

1. 素质要求（着装整齐，仪表端庄，态度和蔼）。
2. 洗手，戴口罩。
3. 床旁操作流程

（1）携医嘱执行本，反问查对患者床号、姓名，做好解释，取得配合。

（2）进行营养泵宣教。

（3）将管路输入端连接营养液，使管路内充满液体。

（4）连接营养泵，打开电源开关。

（5）再次根据医嘱执行本查对患者床号、姓名和营养液，挂标识牌。

（6）按"启动 / 停止"键进入使用状态。

（7）将门扳手从下侧扳起打开泵门，将管路从左到右依次放置，关闭泵门时拉直管路使其卡在泵门卡槽内。

（8）连按两次"快排"键，排出管路内空气。

（9）通过"转换"键上下箭头设定好输注速度和输注量。

（10）按"启动 / 停止"键启动输注，如需停止可再次按下此键。

（11）再次核对患者治疗信息，医嘱执行本上签字。

（12）垃圾分类，整理用物。

（13）定时观察输注营养液后患者反应。

（四）注意事项

1. 营养泵需专人管理，每月检修。
2. 营养泵用后及时清洁，用酒精擦拭机器表面，干燥后存放。
3. 输注过程中，应勤巡视观察，调节合适的速度。
4. 患者体位：进行肠内营养时，应把床头抬高 30°～ 40° 或取半卧位。此体位可以减少呛咳、反流、呕吐等情况的发生。
5. 输注完毕后维持体位 30 ～ 60 分钟，防止因体位改变食物逆流而发生误吸。

九、红光治疗仪

（一）目的

红光治疗仪可以消肿、消炎、镇痛，从而加速伤口愈合。

（二）用物准备

按医嘱准备红光治疗仪、电源线、眼罩、医嘱执行本。

（三）操作流程

1. 素质要求（着装整齐，仪表端庄，态度和蔼）。
2. 洗手，戴口罩。
3. 床旁操作流程
（1）携红光治疗仪到患者床旁，反问查对床号、姓名，查看患者腕带，做好解释，取得配合。
（2）进行红光治疗仪宣教。
（3）评估患者照射部位的情况，加强心理护理。
（4）协助患者取合适体位，充分暴露创面，必要时屏风遮挡，戴眼罩，让同病室的人遮盖眼睛，调整照射距离为 40～60 cm。
（5）再次根据医嘱执行本查对患者床号、姓名和照射时间。
（6）接通电源，打开操作面板右侧上方总电源开关，此时"计示器"显示"0000"。
（7）调节治疗时间：按"时间设定"按钮，配合"▲"键和"▼"键将时间显示调整到所需治疗时间。按"时间设定"键一次，调节时间显示为十位数字，按"▲"键或者"▼"键一次，治疗时间增加或者减少 10 分钟；确定十位数字后，再次按"时间设定"键，调节时间显示的个位数字，按"▲"键或者"▼"键一次，治疗时间增加或者减少 1 分钟；治疗时间可以精确到秒。
（8）按"开始"按键，即开始治疗。
（9）治疗过程中，随着时间延长，计时器所显示的数字递减（数字显示为剩余时间），当显示为"0000"时，即自动关机，红光输出停止。
（10）拔下电源线，整理用物。
（11）整理床单位清洁、整齐。
（12）协助患者取舒适卧位。
（13）实施手消毒后再次核对患者治疗信息、照射时间，医嘱执行本上签字。
（14）携仪器回治疗室酒精擦拭消毒。
（15）洗手或实施手消毒。
（16）定时观察创面照射红光后反应。

（四）注意事项

1. 治疗时患者双眼佩戴眼罩，避免光线损伤视网膜。

2. 灯罩切勿接触创面，使用后清洗消毒，避免交叉感染。

3. 红光输出窗口到创面的照射距离为 40 ～ 60 cm。

4. 红光常规单次照射时间为 5 ～ 20 分钟，具体照射时间遵照医嘱执行。

5. 照射过程应询问患者感受，有无热烫不适感觉；如有要及时对症处理。

十、半导体激光治疗仪

（一）目的

半导体激光治疗仪可促进创伤、烧伤创面愈合，减轻组织瘢痕增生，促进手术后伤口愈合。

（二）用物准备

按医嘱准备半导体激光治疗仪、电源线、眼罩、医嘱执行本。

（三）操作流程

1. 素质要求（着装整齐，仪表端庄，态度和蔼）。

2. 洗手，戴口罩。

3. 床旁操作流程

（1）携半导体激光治疗仪到患者床旁，反问查对床号、姓名，查看患者腕带，做好解释，取得配合。

（2）进行半导体激光治疗仪宣教。

（3）评估患者的照射部位情况，加强心理护理。

（4）协助患者取合适体位，充分暴露创面，必要时屏风遮挡，戴眼罩，让同病室的人遮盖眼睛。

（5）再次根据医嘱执行本查对患者床号、姓名和照射时间。

（6）插入电源线，打开电源开关。

（7）设定好功率、时间。功率：一般为 1200 mW，遵医嘱调节上、下键，调至所需功率。时间：遵医嘱调节上、下键，调至医生下达医嘱所需时间。

（8）将探头调至照射部位，光输出窗口到创面的照射距离为 40 ～ 60 cm。

（9）按下待机键，听到"滴滴"声，长按启动键，机器开始工作，倒计时直至自行关机。

（10）拔下电源线，整理用物。

（11）整理床单位清洁、整齐。

（12）协助患者取舒适卧位。

（13）实施手消毒后再次核对患者治疗信息、照射时间，医嘱执行本上签字。

（14）携仪器回治疗室酒精擦拭消毒。

（15）洗手或实施手消毒。

（16）定时观察创面照射半导体激光后反应。

（四）注意事项

1. 勿将激光探头直射眼睛，勿照射孕妇腰腹部，女性患者月经期勿在盆腔部位照射。

2. 对光过敏及有出血性疾病者、新生儿、婴儿、结核患者禁用。

3. 肿瘤患者早期肿瘤部位不宜照射。

4. 照射中勤观察，勤询问。

十一、远红外线烤灯

（一）目的

远红外线烤灯可予以患者保暖治疗。

（二）用物准备

按医嘱准备远红外线保温仪、眼罩、医嘱执行本。

（三）操作流程

1. 素质要求（着装整齐，仪表端庄，态度和蔼）。

2. 洗手，戴口罩。

3. 床旁操作流程

（1）携远红外线烤灯到患者床旁，反问查对床号、姓名，查看患者腕带，做好解释，取得配合。

（2）进行远红外线烤灯宣教。

（3）评估患者的照射部位情况，加强心理护理。

（4）协助患者取合适体位，必要时屏风遮挡，照射面部时戴眼罩，调整照射距离为 40～60 cm。

（5）再次根据医嘱执行本查对患者床号、姓名。

（6）打开电源开关，进入待机状态。

（7）单击"开 / 关"键，单击时间键调节时间。

（8）根据患者需要，单击功率键调节功率。当环境温度为 20℃ 时，功率档次 1= 温度值 21℃，2=22℃，3=24℃，4=25℃，5=26℃，6=27℃，7=29℃，8=30℃，9=31℃；当环境温度为 25℃ 时，1= 温度值 26℃，2=27℃，3=28℃，4=30℃，5=32℃，6=33℃，7=34℃，8=35℃，9=37℃。

（9）停止医嘱后，患者复温结束。

（10）关闭电源开关，拔下电源线，整理用物。

（11）整理床单位清洁、整齐。

（12）协助患者取舒适卧位。

（13）实施手消毒后再次核对患者治疗信息，医嘱执行本上签字。

（14）携仪器回治疗室擦拭消毒。

（15）洗手或实施手消毒。

（四）注意事项

1. 远红外线烤灯有两盏照射灯，分别为【灯 1】和【灯 2】键，单击此两键后相应的灯会亮；再次单击同一键，则关掉此灯。

2. 照射面部时，需闭上眼睛或戴上眼罩。

3. 切勿用手接触正在工作的仪器网罩及其机壳上其他金属件，防止烫伤。

4. 切勿将棉被及其他衣物覆盖在使用中的仪器上，防止着火。

5. 进行升降操作时，至少二人操作，一人托仪器，另一人调整及固定弯管支柱。

6. 仪器工作时，勿清洁、消毒。

7. 仪器受潮后，务必确保干燥后再通电使用。

8. 使用环境：室温 5 ～ 40℃，空气湿度 45% ～ 85%，空气中无易燃、易爆气体及酸、碱等腐蚀性气体，无高浓度粉尘。

9. 清洁、消毒仪器时，用酒精纱布擦拭，切勿浸泡或喷淋。

10. 待机时应定时开机通电，保持仪器干燥。

11. 未使用时，请将仪器用外罩罩好，置于干燥、通风环境。

十二、振动排痰仪

（一）目的

振动排痰仪可促进痰液排出，预防肺部感染。

（二）用物准备

按医嘱准备振动排痰仪、医嘱执行本。

（三）操作流程

1. 素质要求（着装整齐，仪表端庄，态度和蔼）。
2. 洗手，戴口罩。
3. 床旁操作流程

（1）携振动排痰仪到患者床旁，反问查对床号、姓名，查看患者腕带，做好解释，取得配合。

（2）进行振动排痰仪宣教。

（3）评估患者背部情况，根据病情和体质情况调节振动的速度和时间，加强心理护理。

（4）协助患者取俯卧位或侧卧位，必要时屏风遮挡。

（5）实施手消毒后再次根据医嘱执行本查对患者床号、姓名。

（6）连接电源，旋转开关控制旋钮，滑至所要求的速度设定处，通常设定范围为 15 ～ 30 CPS。

（7）旋转定时控制旋钮，直至所要求的时间设定值，建议每次治疗时间以 10 ～ 20 分钟为宜。

（8）将叩击头与机器的叩击接合器旋转连接，叩击头可直接作用于人体。

（9）治疗时沿患者肋缘自下往上，由外向内，由慢到快振动。操作时注意，叩击头与患者肋缘充分紧密贴合。

（10）每个位置持续振动 1 ～ 2 分钟，叩击头不断上移持续振动。

（11）当给予患者患侧振动治疗时，振动位置应避开伤口 10 cm。

（12）在振动治疗过程中，应注意观察患者的生命体征，倾听患者主诉。

（13）设定时间结束后，仪器自动停止振动。

（14）拔下电源线，整理用物。

（15）整理床单位清洁、整齐。

（16）协助患者取舒适卧位。

（17）实施手消毒后再次核对患者治疗信息，医嘱执行本上签字。

（18）携仪器回治疗室擦拭消毒。

（19）洗手或实施手消毒。

（四）注意事项

1. 为防止交叉感染，使用叩击头时要用棉垫或纱布包裹，仪器定时进行清洁及消毒。

2. 操作时避开椎骨及脏器部分。

3. 每日治疗 2 ～ 4 次，选择餐前 1 ～ 2 小时或餐后 2 小时进行治疗，治疗前进行 15 ～ 20 分钟雾化治疗，治疗后 5 ～ 10 分钟，协助患者有效咳痰或吸痰。

十三、亚低温治疗仪（降温毯）

（一）目的

亚低温治疗仪可使高热患者降温，降低大脑的氧耗。

（二）用物准备

按医嘱准备亚低温治疗仪、医嘱执行本。

（三）操作流程

1. 素质要求（着装整齐，仪表端庄，态度和蔼）。

2. 洗手，戴口罩。

3. 治疗室准备流程：查对医嘱本，查看亚低温治疗仪的功能是否良好。

4. 床旁操作流程

（1）携亚低温治疗仪到患者床旁，反问查对床号、姓名，查看患者腕带，做好解释，取得配合。

（2）进行亚低温治疗仪宣教。

（3）评估患者体温在使用亚低温治疗仪范围，加强心理护理。

（4）检查水箱内水位和水质，如需更换，从水箱加水口处倒入 500 ml 95% 酒精，再加入 4500 ml 纯净水。

（5）将体温传感器插好，位置不可调换。

（6）按"水温设置"键设置水温范围：4 ～ 10℃，10 ～ 15℃，15 ～ 20℃，35 ～ 40℃。

（7）按"体温设置"键设置体温范围：33 ～ 34℃，34 ～ 35℃，35 ～ 36℃，36 ～ 37℃。

（8）将毯、帽、接口按标记方向接好（出、入水接口处有方向标志）。

（9）再次根据医嘱执行本查对患者床号、姓名。

（10）按水温控制开关"ON/OFF"，液晶板上显示"开"字符号，表示已允许制冷功能工作。

（11）将体温传感器放在患者的腋窝或肛门内，按体温控制开关"ON/OFF"，液晶板上显示"开"字符号。

（12）复温功能：当水温设置范围在 35～40℃时，表示使用复温功能。

（13）当体温下降至正常时关闭机器，撤除。

（14）拔下电源线，整理用物。

（15）整理床单位清洁、整齐。

（16）协助患者取舒适卧位。

（17）实施手消毒后再次核对患者治疗信息，医嘱执行本上签字。

（18）携仪器回治疗室清洁。

（19）洗手或实施手消毒。

（20）定时观察体温变化情况。

（四）注意事项

1. 亚低温治疗仪带有复温功能，能在患者不能自然复温的情况下使用。

2. 加入箱体内的液体为蒸馏水，不能使用 0.9% 氯化钠溶液或自来水。

3. 双毯可同时对两名患者降温，操作方便，接口灵活，但注意不能混用，预防交叉感染。

十四、负压封闭引流技术

（一）目的

负压封闭引流技术可去除细菌培养基和毒性分解产物，可全方位负压刺激组织增生。

（二）用物准备

按医嘱准备负压表、负压引流管、负压引流瓶、医嘱执行本、标识牌。

（三）操作流程

1. 素质要求（着装整齐，仪表端庄，态度和蔼）。

2. 洗手，戴口罩。

3. 床旁操作流程

（1）携负压用物到患者床旁，反问查对床号、姓名，查看患者腕带，做好解释，取得配合。

（2）评估患者安装负压的部位，加强心理护理。

（3）负压贴附毕，准备负压装置的连接。

（4）负压表连接墙壁负压，一根引流管一端连接负压表，另一端连接负压引流瓶的侧孔；另一根引流管一端连接负压引流瓶，另一端连接患者。

（5）连接毕打开负压在 0.03～0.06 MPa，或遵医嘱调节压力值，观察负压材料的贴覆是否漏气，引流管是否有管型，引流液的颜色、性状、量。

（6）告知患者此装置不能随意调动、拔除，有问题呼叫护士解决。

（7）整理床单位清洁、整齐。

（8）协助患者取舒适卧位。

（9）洗手或实施手消毒。

（10）再次核对患者治疗信息，医嘱执行本上签字。

（11）定时观察负压表变化情况，并在护理记录中记录。

（四）注意事项

（1）负压压力应保持在 0.03～0.06 MPa。

（2）观察引流液的颜色、性状、量。

（3）负压材料鼓起，不见管型，材料干结变硬，立即报告医生。

（4）为防止引流管堵塞、压迫或打折，翻身时注意将管路理顺。

十五、PDA

（一）目的

使用 PDA 可方便临床工作，提高工作效率。

（二）用物准备

按医嘱准备 PDA 1 部。

（三）操作流程

1. 使用前与电脑同步信息，电脑即显示"建立合作关系"，按电脑提示点击"下一步"，直到电脑显示"已连接"即可同步信息。

2. 点击"CMIS-PDAN"进入登录界面，输入本人 PDA 用户名及密码。

3. 进入执行界面，点击"分类执行单"进入输液界面，从"系统"点击"下载新医嘱"即可同步当日输液及注射医嘱。

4. 同步好信息，进入患者医嘱界面，携至患者床旁，查对医嘱、床号、姓名，按

PDA 右侧按钮扫描输液患者腕带，即可显示患者医嘱信息。

5. 再根据医嘱扫描此患者液体，相应的医嘱前边会有红色"√"，表示腕带信息与液体信息吻合，电脑显示这瓶液体是"此患者"的；严格执行三查七对，给患者输注液体。

6. 从"体征采集"进入生命体征测量界面。

7. 根据所需测量的体温频次，从"所有"一栏选择"体温""频次"，同步信息，显示数据上传成功后即可使用。

8. 从功能栏选择"巡房记录"，即可显示所示画面，扫描同输液扫描。

9. 使用完毕，将 PDA 连接电脑，同步数据。

（四）注意事项

1. PDA 使用前后及时同步，以保证信息正确，防止信息丢失。

2. 妥善保管，定时消毒；不使用时，放于电脑旁，并保持电量充足，以保证使用质量。

十六、呼吸机

（一）目的

呼吸机可维持适当的通气量，使肺泡通气量满足机体需要。

1. 改善气体交换功能，维持有效的气体交换。

2. 减少呼吸肌做功。

3. 肺内雾化吸入治疗。

（二）用物准备

按医嘱准备呼吸机 1 台、呼吸机管路 1 套、蒸馏水。

（三）操作流程

1. 呼吸机准备

（1）机器准备：连接主机、湿化器电源。

（2）气路准备：将空气、氧气插头与供气系统连接并检查有无漏气情况，若无漏气可开主机和湿化器电源开关。

（3）管路准备：连接呼吸机管路。

2. 呼吸机使用

（1）素质要求（着装整齐，仪表端庄，态度和蔼）。

（2）洗手，戴口罩。

（3）携呼吸机到患者床旁，连接电源。

（4）评估患者情况，加强心理护理。

（5）协助患者取仰卧位，必要时屏风遮挡。

（6）打开呼吸机开关，使呼吸机正常工作后取下模拟肺。

（7）医生选择合适的呼吸模式，调节各种参数。

（8）将湿化罐中的水加至横线处，温度调节在 6 ～ 7℃即可。

（9）将呼吸机与患者的气管套管连接，呼吸机正常工作。

（10）整理床单位清洁、整齐。

（11）协助患者取舒适卧位。

（12）洗手或实施手消毒。

（13）再次核对患者治疗信息，医嘱执行本上签字。

（14）定时观察呼吸机变化情况，并在护理记录中记录，有异常报告医生。

（四）注意事项

1. 呼吸机外置管路及附件应一人一换，长期使用时应一周更换 2 次。

2. 消毒前应尽可能将连接部分彻底拆卸，有套管的物品必须拆成最小单元，以免影响消毒效果，并防止消毒后粘连，拆卸后应立即进行清洗、消毒，流量传感器不可清洗、浸泡消毒，需干燥保存。

3. 清洗消毒时，在环境安全的前提下做好自我防护，应遵循先彻底清洁再消毒的程序。

十七、GEM Premier 3000 血气分析仪

（一）目的

该血气分析仪便于检测 pH、二氧化碳分压、氧分压、红细胞比积、电解质（Na^+、K^+、Ca^{2+}）、代谢物（Glu、Lac）等项目。

（二）用物准备

按医嘱准备血气分析仪、治疗盘、医嘱执行本、一次性血气针。

（三）操作流程

1. 素质要求（着装整齐，仪表端庄，态度和蔼）。

2. 洗手，戴口罩。

3. 治疗室准备流程：在治疗室二人共同查对医嘱无误。

4. 床旁操作流程

（1）携用物到患者床旁，反问查对患者姓名，查看患者腕带，告知患者采血目的，做好解释，取得配合。

（2）进行血气 + 离子分析 + 生化宣教。

（3）评估患者病情及配合程度。

（4）协助患者取合适体位。

（5）选择血管，进行采血，采血量成人 1 ml，小儿 0.5 ～ 1 ml。

（6）再次根据医嘱执行本查对床号、姓名。

（7）采血毕，将蓝色针帽拧紧在血气针上，将标本横搓竖摇（掌心放平搓动至少 5 秒，再上下摇动 5 下，防止凝血）。

（8）洗手或实施手消毒。

（9）再次核对患者治疗信息，医嘱执行本上签字。

5. 进行血气分析

（1）根据采集标本点击动脉血（arterial）或静脉血（venous），吸样针弹出，让探针深入样本中（触到底部后，再退 2 mm），按屏幕上"OK"键，开始吸血样，听到提示音时迅速移开血样；输入患者住院号、姓名、体温、氧浓度 [21+（4 × 氧流量）]。

（2）输入完毕，按"OK"键，自动打印结果。

6. 进入 LIS 系统，打印血气分析单，夹在病历中。

7. 洗手或实施手消毒。

（四）注意事项

1. 熟悉血气分析仪的各项操作触摸键。

2. 数据库中第一项点击进入可查看最后一次样本结果。

3. 第二项点击进入可补打前七次样本结果（不同患者）。

4. 补打同一名患者信息，输入 ID 或姓名中任意一个，按"search"键，即可出现该患者的所有血气分析。

5. 点击"view"可打印一张血气分析单，点击"print all"可打印该患者所有血气分析单。

6. 如果屏幕左侧数值有红色出现或显示"检测不出"字样，可重新进行检测。

十八、费森尤斯血透机

（一）目的

使用血透机可恢复肾功能，调节电解质。

（二）用物准备

按医嘱准备费森尤斯血透机、管路、滤器、医嘱执行本。

（三）操作流程

1. 素质要求（着装整齐，仪表端庄，态度和蔼）。
2. 洗手，戴口罩。
3. 床旁操作流程

（1）将血透机、管路、滤器推至患者床旁，保证仪器放置合理，不影响患者使用翻身床，确保电源供电。

（2）查对医生下达的医嘱，以及患者的住院号、姓名，向患者解释血透的目的、方法，取得患者配合。

（3）接通电源，打开血透机电源开关，按住前面板开机键3秒，开机启动。

（4）开机后，前面板自动弹出满足机器自检的条件（检查四个天平秤没有任何物品、机器无管路）后，按"OK"键。

（5）机器进行自检（可分别听到机器进行检测报警和自检完成的声音）。

（6）自检结束后机器光标自动默认到继续前一次治疗模式，此时根据医生要求选择新治疗模式（Select new treatment），准备及检查耗材。

（7）根据连接图示安装管路，每完成一步，向右旋转"OK"键，即可出现下一步的图示。

（8）检查滤器并安装，滤器标签是正向的。

（9）打开机器泵门、静脉壶门及下方光检测区门。

（10）检查管路有效期及包装完好性，打开包装，取出管路。

（11）检查各接头接口帽拧紧，提起管路，将泵槽口对准，将静脉壶卡住，沿着静脉管方向将集液袋挂在输液架后方。

（12）按住"Start/Reset"键，安装两个泵（血泵和废液泵）。

（13）按照血流方向连接，将泵管带入凹槽内，关上泵门。

（14）机器右侧安装50 ml注射器，按"▼"键，使推进器打开至最大位置。

（15）排出肝素注射器内空气，将注射器与动脉管路系统的肝素管端连接。

（16）将注射器放在注射器支架上，必须卡在注射器插槽内。

（17）按住"▲"键，使注射器活塞末端嵌入推进器的夹子中间，与注射器活塞末端相接触。

（18）如使用枸橼酸钠抗凝，液体与输液器连接后排气，输液泵控制滴速。

（19）连接患者，进行血透。

（20）结束治疗：按下"ESC"键，使用旋钮从菜单栏中选择"End of treatment"，按下"OK"键确认，查看屏幕上的提示。

（21）按"Stop"键，血泵停止运行，操作者戴手套，将静脉夹关闭，断开动脉管连接，外接注射器针头，插入 500 ml 0.9% 氯化钠溶液中。

（22）选择按"OK"键，血泵速率降至 100 ml/min，开始回血，此时可进行深静脉置管封管。

（23）当光学传感器发现透光时，血泵停止，有报警声音提示。

（24）使用旋钮选择，按"OK"键继续回血，直至体外血液回输干净。

（25）使用旋钮选择，按"OK"键回输程序结束。

（26）但如果回输剩余量为 0 时，回输将自动停止。

（27）血泵缓慢转至 3 点位置时停止。

（28）将静脉管路与患者断开，深静脉置管封管。

（29）从凹槽中将管路接头滑出，按住"Start/Reset"键直到管路完全取下。

（30）从加热器上取下加热袋，打开加热袋前后的夹子，帮助清空加热袋。

（31）取下并丢弃管路系统。

（32）如上取下其他泵段。

（33）使用旋钮选择，并按下"OK"键显示治疗数据，并记录。

（34）洗手或实施手消毒。

（35）再次核对患者治疗信息，医嘱执行本上签字。

（36）定时观察患者情况。

（四）注意事项

1. 确保管路系统正确连接。

2. 确保置换液及预冲 0.9% 氯化钠溶液正确连接并打开管路夹子。

3. 无菌技术：在所有血液一侧的连接器和所有使用消毒溶液的连接器上应用无菌技术。

4. 在压力管路上使用带疏水过滤保护罩的管路系统，以预防交叉感染。

5. 不得用注射器将压力测量管路中的血液推后，防止损坏疏水过滤罩的保护膜，造成污染。

6. 确保过滤液袋自由悬挂，不要接触其他任何物体，以保证平衡系统正常工作。

7. 漏血检测器和过滤液袋之间的过滤液管路不要插得太紧。

8. 严格遵循标准化预防与专项管理原则。

9. 所有已经使用过的材料（接触患者）有可能具有传染性，因此，必须作为潜在的传染性材料进行处理。

10. 避免职业暴露或伤害，在移除和处理已接触患者的耗材时要戴上专用手套。

11. 处理锐器医疗垃圾时严防针刺伤。

十九、动脉血压监测

（一）目的

动脉血压监测是将导管置入动脉内直接测量血压的方法。

（二）用物准备

按医嘱准备动脉导管、贴膜、压力套装、监护仪、连续冲洗系统（肝素钠稀释液）、医嘱执行本。

（三）操作流程

1. 素质要求（着装整齐，仪表端庄，态度和蔼）。

2. 洗手，戴口罩。

3. 治疗室准备流程：在治疗室二人共同查对医嘱和用物无误。

4. 床旁操作流程

（1）携用物到患者床旁，反问查对床号、姓名，查看患者腕带，做好解释，取得配合。

（2）进行动脉血压监测宣教。

（3）评估患者的穿刺部位。

（4）协助患者取合适体位，充分暴露穿刺点，选择穿刺部位（桡骨茎突内侧1 cm与腕横纹上1 cm交界处，即搏动最明显处进针）。

（5）固定：患者取平卧位，前臂伸直，掌心向上并固定，腕部垫一小枕，手背屈曲60°，消毒皮肤范围直径＞5 cm。

（6）再次根据医嘱执行本查对患者床号、姓名。

（7）进针时与桡动脉走行相平行，在动脉正中进针，与皮肤成30°，当针头穿过桡动脉壁时有突破坚韧组织的脱空感，并有血液呈搏动状涌出，证明穿刺成功。

（8）穿刺成功立即将套管针放低，与皮肤成 10°，再将其向前推进 2 mm，用手固定针芯，将外套管送入桡动脉内并推至所需深度，拔出针芯。

（9）连接装置，固定传感器，传感器固定于心脏水平零点位置，平卧时平腋中线第 4 肋间或动脉穿刺点，体位改变后及时调整零点。

（10）洗手或实施手消毒。

（11）再次核对患者治疗信息，医嘱执行本上签字。

（12）观察血压变化，有异常报告医生。

（四）注意事项

1. 保持管道通畅，防止脱落；妥善固定套管、延长管及测压肢体，防止导管受压、扭曲及脱出。

2. 穿刺部位每日更换敷料 1 次，安尔碘消毒，无菌透明贴膜覆盖。

3. 自动脉测压管内抽血化验时，导管接头处用安尔碘严格消毒，不得污染。

4. 置管时间一般不应超过 7 天，一旦发现感染迹象应立即拔除导管。

5. 加强监测，如出现高热，应及时寻找感染源，必要时取导管端培养或做血培养以协助诊断。

二十、PICC 置管

（一）目的

PICC 置管可以建立静脉通路，便于静脉补液。

（二）用物准备

按医嘱准备无菌物品，包括换药包、大静脉置管包（包括治疗巾 1 块、孔巾 1 块、止血钳 1 把、剪刀 1 把、治疗碗 1 个、弯盘 1 个、大棉球 5 个、纱布 2 块）、无菌 0.9% 氯化钠注射液、20 ml 注射器 1 个、无菌手套 1 副、PICC 导管、一次性输液接头、贴膜、输液贴；其他必需品，包括皮尺、止血带、胶布、弹力绷带、静脉炎膏。

（三）操作流程

1. 素质要求（着装整齐，仪表端庄，态度和蔼）。

2. 洗手，戴口罩。

3. 床旁操作流程

（1）查对医嘱（携用物及医嘱执行本到患者床旁，反问查对床号、姓名，查看患者腕带，做好解释，取得配合）。

（2）穿刺静脉选择：贵要静脉（管径粗，路径直，静脉瓣少，一般作为首选）；肘正中静脉（粗直，静脉瓣多，个体差异大，一般作为次选）；头静脉（前粗后细，高低起伏，为第三选择）。

（3）选择穿刺点：扎止血带，嘱患者握拳，选择好血管后松开止血带，尽量避开肘弯处 1 ～ 2 cm。

（4）测量导管置入长度（患者体位 / 导管长度）：患者手臂与身体成 90°，测量自穿刺点至右胸锁关节，然后向下至第 3 肋间。

（5）建立无菌区：打开无菌包，戴无菌手套。

（6）穿刺点的消毒：以穿刺点为中心消毒，上下直径 20 cm，两侧至臂缘。

（7）冲洗无菌手套，带无菌治疗巾：用 0.9% 氯化钠溶液冲洗无菌手套，擦干。

（8）暴露穿刺点铺孔巾，将治疗巾铺在孔巾右边，保证无菌区足够大。无菌物品准备：助手将注射器、0.9% 氯化钠注射液、输液贴、一次性输液接头、PICC 导管等无菌物品用无菌方法准备于无菌区内预冲导管（预冲导管、连接器、一次性输液接头），将导管充分浸泡在 0.9% 氯化钠注射液中。

（9）扎止血带：助手在消毒区外扎止血带，嘱患者握拳，使静脉充分膨胀。

（10）静脉穿刺：穿刺者左手固定绷紧皮肤，右手以 15° ～ 30° 进行静脉穿刺，见回血后，放低穿刺角度，再进 1 ～ 2 mm，右手保持钢针针芯的位置，左手将鞘向前推进（勿过猛、过快）。

（11）撤出穿刺针针芯：助手松开止血带，嘱患者松拳，左手拇指固定鞘，食指和中指按压鞘尖处的静脉，防止出血，右手撤出钢针针芯。

（12）置入 PICC 管：左手固定好鞘，右手将 PICC 导管自鞘内缓慢、均匀地推进，至 15 ～ 20 cm 时嘱患者向静脉穿刺侧转头，防止导管误入颈静脉，导管送至预定长度后，在鞘的末端处用纱布压迫止血并固定导管，然后拔出鞘，将导管与导丝的金属柄分离，按压穿刺点以保持导管位置，缓慢将导丝撤出。

（13）修剪导管长度：体外留 6 cm 导管，用无菌剪刀剪断导管，修剪时不要剪除斜面，导管最后 1 cm 一定要剪掉。

（14）安装连接器：先将减压套筒套到导管上，再将导管连接到连接器翼行部分的金属柄上。

（15）抽回血，用 0.9% 氯化钠注射液 20 ml 脉冲式封管，安装一次性输液接头，无菌纱布放置于穿刺部位，用贴膜及胶布固定。

（16）洗手或实施手消毒。

（17）再次核对患者治疗信息，医嘱执行本上签字。

（18）观察患者穿刺点的变化。

（四）注意事项

1. 置管术后 24 ~ 72 小时需更换贴膜一次，穿刺点无异常，每周更换贴膜，每周更换输液接头两次，保持局部清洁干燥。如贴膜有卷曲、松动及贴膜下有汗时，需及时更换。

2. 定时冲洗导管，治疗间歇期，每次输液后，输注血制品、脂肪乳及其他黏性液体后，以脉冲方式用 20 ml 0.9% 氯化钠注射液冲洗导管。

3. 需要输注较长时间的高渗性药液，如卡文营养液等，输液期间至少每 8 小时脉冲式封管 1 次。

应急抢救预案及处置流程

一、呼吸机使用过程中发生故障应急预案及处置流程

（一）应急预案

在患者使用呼吸机过程中，如遇呼吸机不能正常工作时，护士应立即分离呼吸机与气管导管连接口，检查气管套管是否通畅，同时严密观察患者的呼吸、心率、面色、意识和血氧饱和度。根据患者情况，给予气管插管内吸氧，或用简易呼吸器辅助呼吸。

简易呼吸器的使用方法：一只手有规律地挤压球体，将气体送入肺中，提供足够的吸气/呼气时间（成人12～15次/分，小儿14～20次/分）。有氧源时，将氧流量调至8～10 L/min，挤压球囊1/2，潮气量为6～8 ml/kg（成人400～600 ml）；无氧源时，应去除氧气储气袋，挤压球囊2/3，潮气量为10 ml/kg（成人600～1000 ml）。

检查故障呼吸机：将呼吸机与模肺相连接，重新检查氧源、气源和电源，检测呼吸机参数；如为呼吸机故障，应立即更换，更换后的呼吸机应遵医嘱重新设定呼吸机参数，检测正常后，再重新将更换后的呼吸机与患者气管导管相连接。记录故障呼吸机的编号和故障项目以方便维修。

在更换呼吸机正常送气30分钟后，复查动脉血气。

（二）处置流程

具体处置流程见图4-1。

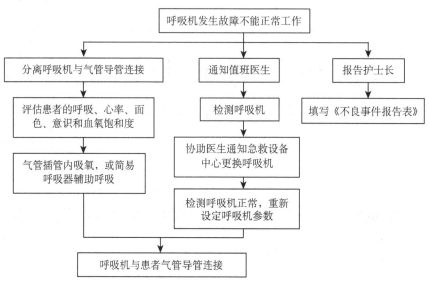

图 4-1　呼吸机发生故障处置流程

二、呼吸机脱机后非计划拔管应急预案及处置流程

（一）应急预案

1.在患者进行脱机训练过程中，由于肢体约束无效出现非计划性拔管时，护士应首先给予面罩（或鼻导管）氧疗，观察并评估患者的自主呼吸能力、血氧饱和度参数、咳嗽排痰能力和血流动力学指标。

2.将床头抬高 30° ～ 45° ，鼓励并协助患者排痰，记录生命体征。如患者有吞咽困难和咽痛时，遵医嘱给予处理。

3.拔管 30 分钟后遵医嘱查动脉血气。

4.如果血气分析结果或生理指标异常需要再次气管插管时，应立即配合医生实施气管插管术，床旁准备呼吸机开机备用。

5.将患者非计划性拔管的原因和处理结果及当时的生命体征参数详细记录在监护记录中。

（二）处置流程

具体处置流程见图 4-2。

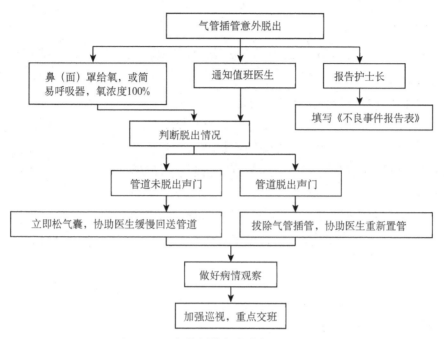

图 4-2　气管插管意外脱出处置流程

三、气管导管意外脱管抢救预案及处置流程

（一）抢救预案

1.管道脱出的抢救方法

（1）气管切开套管意外脱出：①立即用无菌止血钳撑开气管切口处，给氧；或用纱布填塞切口处，面罩给氧。②通知医生，根据患者情况进行处理：当患者切开时间超过1周（窦道已形成），应更换套管重新置入，听诊呼吸音，必要时连接呼吸机，氧浓度调至100%；如切开时间在1周以内，通知医生，并在专科医生配合下重新置管，评估患者情况，必要时连接呼吸机。

（2）气管插管意外脱出：①以简易呼吸器给氧，观察生命体征、血氧饱和度、意识状况；②通知医生，必要时协助医生行气管插管。

2.迅速准备好抢救药品和物品，如患者出现心搏骤停时立即给予胸外心脏按压。

3.配合医生急查动脉血气，根据结果调整呼吸机参数。

4.严密观察生命体征及意识、瞳孔、血氧饱和度变化，如有异常及时报告医生进行处理。

5.病情稳定后，专人护理，并补记抢救记录。

（二）注意事项

1. 遇到突发事件时，护士应保持镇静。

2. 床旁应备同型号气管套管。

3. 注意保持环境安静，医护人员相互配合密切。

4. 患者意外脱管重在预防，护士应注意以下情况：

（1）对于颈部短粗患者，最好使用加长型气管套管并牢固固定。

（2）对于烦躁不安患者，与家属签订知情同意书后给予必要的肢体约束，或遵医嘱给予镇静药物。

（3）在为患者实施各种治疗（如翻身、叩背、吸痰等）时，应专人固定套管；在病情允许情况下，尽量分离呼吸机管道再行操作，防止套管受呼吸机管路重力作用导致脱管。

（4）更换固定约束带时，应由两个人操作，一人固定套管，一人更换。

（三）处置流程

具体处置流程见图 4-3。

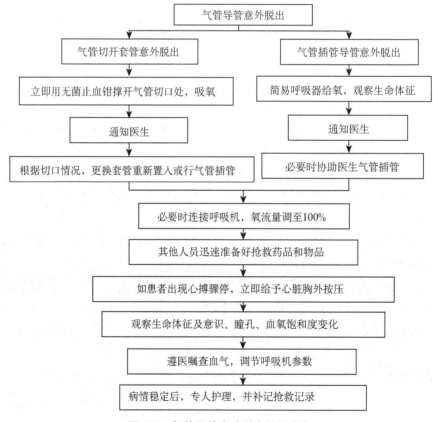

图 4-3 气管导管意外脱出处置流程

四、气管套管堵塞抢救预案及处置流程

(一)抢救预案

1. 凡有吸入性损伤、行气管切开并放置气管套管患者均有气管黏膜脱落或痰痂堵塞套管的可能。

2. 凡行气管切开并放置气管套管患者突然出现严重呼吸困难、窒息或突然发生气道压力骤增,应怀疑套管堵塞。

3. 如患者为俯卧位,应立即徒手翻身使其呈仰卧位。

4. 判断是否为气管套管堵塞,如堵塞,应立即拔除气管套管、吸痰,使患者可经形成的窦道通气;若患者自主呼吸弱或消失,则立即通过原窦道进行人工呼吸或简易呼吸器辅助通气。

5. 迅速通过原窦道重新置管,按原方式通气。

6. 解剖原套管,查明堵塞原因,套管中如有气管黏膜或疑似物应留标本送病理检查。

(二)处置流程

具体处置流程见图4-4。

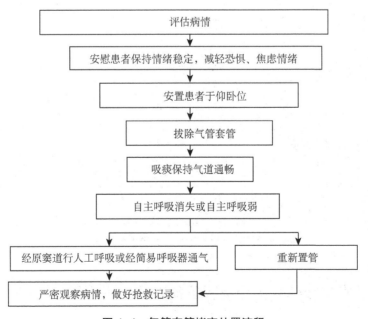

图4-4 气管套管堵塞处置流程

五、输液过程中出现肺水肿应急预案及处置流程

（一）应急预案

1. 发现患者出现肺水肿症状时，立即减慢输液速度，及时与医生联系进行紧急处理。

2. 将患者安置为端坐位，双腿下垂，以减少回心血量，减轻心脏负担。

3. 给予高流量（6～8 L/min）吸氧，湿化瓶内加入 20%～30% 酒精，减低肺泡表面张力，改善肺部气体交换，缓解缺氧症状。病情严重者改用无创呼吸机给氧。

4. 遵医嘱给予镇静、扩血管药和强心、利尿药物。

5. 严密监测血压、呼吸、血氧饱和度、心率，观察意识、精神状态及皮肤颜色、温度等。

6. 认真记录抢救过程，做好交接班，严格控制输液速度。

（二）处置流程

具体处置流程见图 4-5。

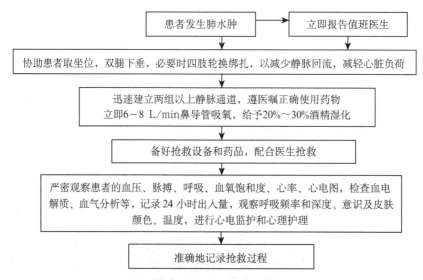

图 4-5　输液过程中肺水肿患者处置流程

六、患者发生静脉空气栓塞应急预案及处置流程

（一）应急预案

1. 发现输液器内出现气体和患者出现空气栓塞症状时，立即停止该通路的液体输

入，更换输液器或排空输液器内残余空气。

2.通知医生及病房护士长。

3.将患者置左侧卧位和头低足高位。

4.密切观察患者病情变化，遵医嘱给予氧气吸入及药物治疗。

5.病情危重时，配合医生积极抢救。

6.认真记录病情变化及抢救经过。

（二）处置流程

具体处置流程见图4-6。

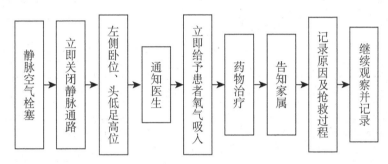

图 4-6　静脉空气栓塞患者处置流程

七、血管活性药物外渗应急预案及处置流程

（一）应急预案

1.临床常用血管活性药物有多巴胺、多巴酚丁胺、间羟胺、肾上腺素、去甲肾上腺素、硝酸甘油、硝普钠等。如发现药物外渗时，应立即停止该部位输液，更换输液部位。

2.报告医生和护士长。

3.仔细评估患者药物外渗的部位、面积、外渗药物量、皮肤颜色、温度、疼痛性质等，详细记录在监护记录中。

4.如为多巴胺、去甲肾上腺素液体外渗，立即以利多卡因、地塞米松、透明质酸酶局部封闭，稀释外渗药液并阻止药液扩散，同时促进外渗药物吸收，起到镇痛作用。根据外渗程度可重复封闭，两次之间间隔以6～8小时为宜，一般封闭2～3次。

5.外渗局部选用如意金黄散加甘油或香油调配后湿敷，湿敷面积应超过外渗部位外围2～3 cm，湿敷时间应保持24小时以上，并进行床旁交接班。

6.抬高患者患肢，促进外渗液体吸收，减轻因药液外渗引起的肢体肿胀；患者自感外渗部位有烧灼感时，可遵医嘱使用冷敷；禁止使用任何方式热敷；当外渗部位出现水疱、破溃、感染时，应及时报告医生给予清创、换药处理；外渗部位未痊愈前，禁止在外渗区域及远心端再行各种穿刺。

7. 严密观察患者药物外渗处皮肤情况，包括皮肤颜色、温度、弹性、疼痛程度等变化，并做好记录。

（二）处置流程

具体处置流程见图 4-7。

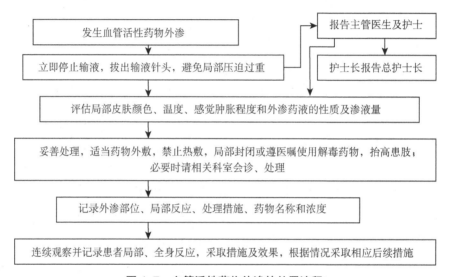

图 4-7　血管活性药物外渗的处置流程

八、患者发生躁动应急预案及处置流程

（一）应急预案

1. 护士应首先查明躁动原因，及时通知医生，给予相应处理。
2. 密切观察患者病情，注意观察意识及生命体征变化，保持呼吸道通畅。
3. 安排专人看护，加用床档，必要时与家属签署同意书；使用保护性约束，防止患者误伤及自伤。
4. 实施保护性约束时，要注意动作轻柔、松紧适度；同时要经常观察被约束肢体的颜色和温度，以免对患者造成损伤。
5. 对于麻醉恢复期出现躁动的患者，与其家属进行沟通，以减轻其紧张心理，取得合作。

6.由于病情逐渐加重引起躁动的患者，护士应及时通知医生，采取措施控制病情。

7.对于病情逐渐好转出现躁动的昏迷患者，护士应经常呼唤患者，了解意识恢复程度。

8.加强基础护理，保持环境安静，增加患者舒适感，减少不良因素对患者的刺激。

（二）处置流程

具体处置流程见图4-8。

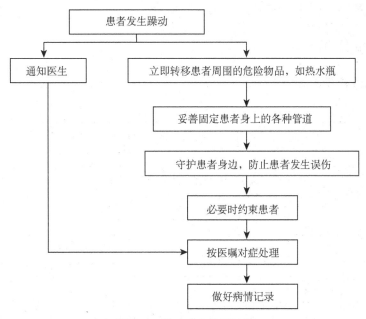

图4-8　躁动患者处置流程

九、患者坠床、摔倒应急预案及处置流程

（一）应急预案

1.当患者突然坠床、摔倒时，护士立即赶到患者身边检查患者摔伤情况，并通知医生，判断患者的神志、受伤部位、伤情程度、全身状况等，初步判断摔伤原因或病因。

2.对于摔伤头部，出现意识障碍等危及生命的情况时，评估患者后，若病情允许，将患者轻抬至病床，严密观察病情变化，注意瞳孔、神志、呼吸、血压等生命体征的变化情况，同时通知医生，迅速采取相应的急救措施。

3.对疑有骨折或肌肉、韧带损伤患者，根据摔伤部位和伤情采取相应的搬运方法，将患者抬至病床；请医生对患者进行检查，必要时遵医嘱行X线检查及其他治疗。

4.受伤程度较轻者，可嘱卧床休息，给予安慰，并测量血压、脉搏，根据病情做进一步的检查和治疗。

5.对于皮肤出现淤斑者，进行局部冷敷；皮肤擦伤渗血者，用碘伏或0.1%新洁尔灭清洗伤口后，以无菌敷料包扎；出血较多或有伤口者，先用无菌敷料压迫止血，再由医生酌情进行伤口清创缝合；创面较大、伤口较深者，遵医嘱注射破伤风抗毒素。

6.了解患者坠床、摔倒的经过，分析坠床原因，向患者做宣教指导，提高患者的自我防范意识，改进护理措施、完善相关设施设备，避免再次坠床。

7.严密观察病情变化，做好监护记录，认真交班。

（二）处置流程

具体处置流程见图4-9。

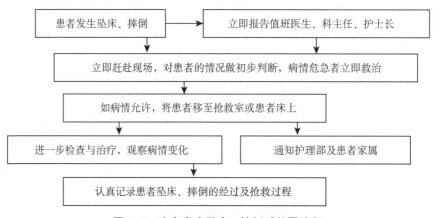

图4-9 患者发生坠床、摔倒后处置流程

十、监护室突遇断电应急预案及处置流程

（一）应急预案

1.如果突然遇到意外停电、跳闸等紧急情况时，护士应立即打开应急照明灯或采用手电照明，安慰患者，同时通知值班医生查看患者，观察患者的面色、呼吸、心率、意识及呼吸机工作情况。

2.护士应携带简易呼吸器到患者床前，观察输液泵、注射泵等工作情况，积极采取补救措施，保护患者安全，尤其是使用呼吸机的患者。

3. 立即与有关部门联系，报告院总值班室、医务部值班室、维修队、医务部、护理部等，迅速采取各种措施，尽快恢复通电。

4. 一部分呼吸机本身带有蓄电池，如果蓄电池处于饱和状态，呼吸机尚能继续工作，护士应观察呼吸机能否正常工作及患者生命体征有无变化。

5. 当呼吸机不能正常工作时，应立即停止应用呼吸机，迅速将简易呼吸器与患者呼吸管道相连，用挤压简易呼吸器呼吸囊的方法，给予呼吸支持；如果患者自主呼吸良好，应将鼻导管置于气管插管处或将呼吸滤器接在气管切开处吸氧；严密观察患者的呼吸、心率、面色、意识等情况。

6. 需紧急吸痰时，采用吸痰管连接注射器吸痰。

7. 需紧急药物治疗时，严格做好二人查对，遵医嘱用药。

8. 停电期间，安排好医生、护士守护患者，以便随时处理紧急情况。

9. 护理人员应遵医嘱给予患者药物治疗。

10. 恢复供电后，遵医嘱根据患者情况调整呼吸机参数，重新将呼吸机与患者人工气道连接。

11. 护理人员将停电经过及患者生命体征准确记录于监护记录。

（二）处置流程

具体处置流程见图 4-10。

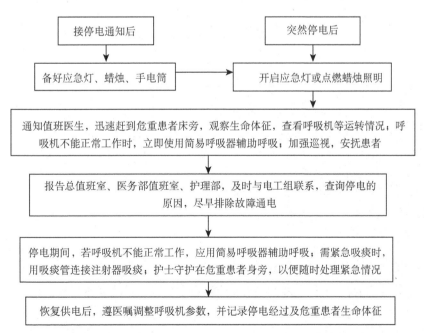

图 4-10 监护室停电后处置流程

十一、护患纠纷应急处理预案及处置流程

（一）应急预案

1.值班人员在医疗活动中与患者或家属发生纠纷时，应立即向值班医生、护士长、科主任报告。

2.立即与值班医生一起采取相应的积极补救措施，防止纠纷扩大。

3.维护病房的良好工作秩序，保障医疗护理工作正常进行。

4.如需要，依照紧急病历、实物封存程序，封存有关病历资料及相关物品，必要时保存现场。

5.对有可能导致护患矛盾激化、危及护患安全、扰乱正常医疗秩序者，及时通知医院总值班室和军务处，以保障护患安全和正常医疗秩序。

6.相关人员应在 24 小时之内将护患纠纷经过以书面形式上报护理部。

（二）处置流程

具体处置流程见图 4-11。

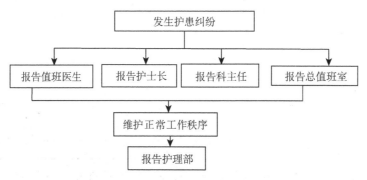

图 4-11　护患纠纷应急处置流程

十二、医疗锐器损伤应急预案及处置流程

（一）应急预案

1.被血液、体液污染的针头或其他锐器刺伤后，应立即用力捏住受伤部位，向离心方向挤出伤口的血液，不可来回挤压，同时用肥皂水和流动水冲洗伤口。

2.用 3% 过氧化氢溶液或 1000 ～ 2000 mg/L 次氯酸液浸泡、消毒伤口。

3.意外受伤后尽快报告感染管理与疾病控制科和护理部，领取并填写《解放军总医院医疗锐器伤登记表》，在 72 小时内进行 HIV、HBV 等基础水平检查，配合做好

随访观察并记录。

4.可疑被 HBV 感染的锐器刺伤时，应在 24 小时内注射抗乙肝病毒高效价抗体和乙肝疫苗；可疑被 HCV 感染的锐器刺伤时，应尽快于被刺伤后做 HCV 抗体检查，并于 4～6 周后检测 HCV 的 RNA；可疑被 HIV 感染的锐器刺伤时，应及时找相关专家就诊，根据专家意见预防性用药，并尽快检测 HIV 抗体，然后根据专科医生建议行周期性复查（如 6 周、12 周、6 个月等）。

（二）处置流程

具体处置流程见图 4-12。

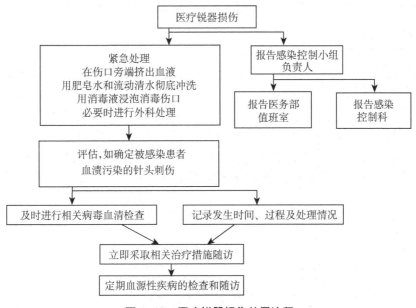

图 4-12 医疗锐器损伤处置流程

十三、烧伤休克抢救预案及处置流程

（一）抢救预案

1.病情评估：患者出现低心排血量、低灌注症状。

2.立即建立双外周静脉补液通道或中心静脉补液通道。

3.快速补液，补液量按补液公式作为补液量的估计。补液公式：烧伤后第 1 个 24 小时成人按每千克体重、每 1% 烧伤面积补液 1.8 ml，晶体、胶体各半，补充水分 2500 ml/d，且应在伤后 6～8 小时内输入液体总量一半；第 2 个 24 小时成人按每千克体重、每 1% 烧伤面积补液 0.9 ml，晶体、胶体各半，水分不变。实际应用时应根据病情变化及所监测指标及时调整。

4. 补液同时需要监测的指标：①尿量；②心率；③血压；④血液有无浓缩；⑤精神症状；⑥末梢血运；⑦血流动力学指标。复苏好转指标：①尿量，成人、小儿尿量均为 1 ml/（kg·h）；②心率，成人 < 120 次 / 分，小儿 < 140 次 / 分；③血压维持在生理水平；④无明显血液浓缩，红细胞比积 < 50%；⑤无烦躁、萎靡等精神症状；⑥肢体末端温暖，无厥冷等循环障碍；⑦血流动力学指标稳定，中心静脉压 5 ～ 12 cmH$_2$O，右房压 2 ～ 6 mmHg，肺动脉嵌压 4 ～ 12 mmHg。

5. 根据病情遵医嘱给予碱性药物、自由基清除剂、利尿药、山莨菪碱、洋地黄、激素、血管活性药物、抗生素等。

6. 在抢救过程中，护士密切观察病情变化，如实记录（含病情变化和治疗处置措施）。

（二）处置流程

具体处置流程见图 4–13。

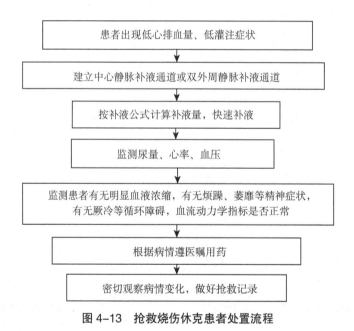

图 4–13　抢救烧伤休克患者处置流程

十四、心搏呼吸骤停抢救预案及处置流程

（一）抢救预案

1.病情评估：护士双手拍打患者双肩并呼唤患者，判断有无反应；观察患者胸廓，检查有无呼吸，判断患者是否有颈动脉搏动；若无反应即刻进行心肺复苏。

2.立即通知医生，推急救车，带除颤仪，备吸引器。

3.去掉床头档，解开患者衣扣及腰带，置患者于平卧位，垫胸外按压板。

4.进行胸外心脏按压：心脏按压与人工呼吸之比为30 : 2，按压频率＞100～120次/分，按压深度＞5 cm。

5.采取合适的方法开放气道，清除气道内分泌物，有舌后坠时使用口咽通气管，用简易呼吸器加压给氧2次，评估患者呼吸、心跳。

6.配合医生进行气管插管，使用呼吸机辅助呼吸。

7.密切观察心电监护，如有心室颤动，给予非同步电复律。

8.建立静脉通道，遵医嘱给药。

9.严密观察病情，评价复苏效果。

10.心肺复苏成功后，将抢救过程准确记录于护理记录中。

（二）注意事项

1.同心肺复苏技术规范。

2.应先做5个周期心肺复苏，然后检查心律并考虑除颤。

3.如果是心室颤动（VF）/无脉性室性心动过速（VT），施救者除颤1次后应立即开始心肺复苏，即开始胸外按压。施救者不应花时间去检查脉搏或心律，而应立即进行胸外按压。做了5个周期（约2分钟）心肺复苏后，用自动体外除颤器（AED）分析心律，如果条件适合可进行再除颤。

（三）处置流程

具体处置流程见图4-14。

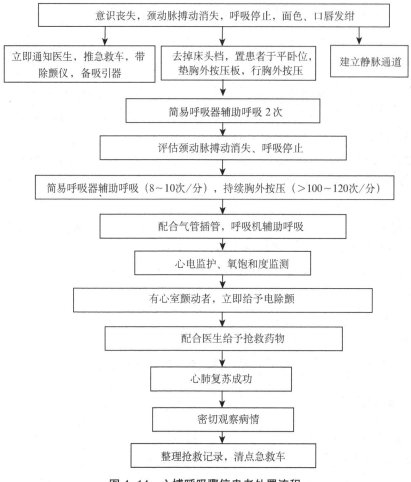

图 4-14 心搏呼吸骤停患者处置流程

十五、猝死抢救预案及处置流程

（一）抢救预案

1.患者病情发生变化时，护士首先要判断和证实是否发生心脏骤停，其主要特征为意识突然丧失，大动脉搏动消失。

2.紧急呼叫医生和其他医务人员参与抢救。

3.若患者为心室颤动造成心脏骤停时，首先给予心前区叩击，其他医务人员准备除颤仪进行除颤，若未转复为窦性心律可反复进行除颤。

4.若患者为非心室颤动造成心脏骤停时，应立即进行胸外心脏按压、人工呼吸、加压给氧、气管插管后机械通气、心电监护等心肺复苏抢救措施，直至恢复心跳和自主呼吸。

5.开放静脉输液通道，遵医嘱应用抢救药物。

6.及时采取脑复苏，头部置冰袋或戴冰帽以保护脑细胞。

7.抢救期间护士严密观察患者的生命体征、意识、瞳孔变化，及时报告医生采取措施，并有其他护士随时做好抢救记录。

8.若患者心肺复苏成功，神志清楚，生命体征逐渐平稳后，护士要做好患者的基础护理，保持口腔清洁、皮肤护理。关心、安慰患者和家属，做好心理护理。

9.抢救结束后，由医生补开口头医嘱。

（二）注意事项

1.抢救患者时，拉好隔帘，建立独立抢救区域。

2.抢救要及时、准确，执行口头医嘱时，护士需清晰复述一遍，由医生确认后方可执行，并保留安瓿。

（三）处置流程

具体处置流程见图4-15。

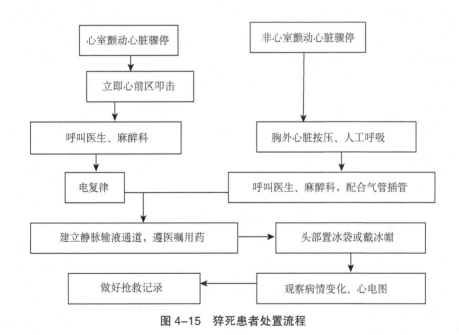

图4-15 猝死患者处置流程

十六、急性心肌梗死抢救预案及处置流程

（一）抢救预案

1. 对确诊或可疑的心肌梗死（AMI）患者，应就地处理。典型心肌梗死表现为：①胸骨后持久而剧烈的疼痛，呈压榨性、窒息或濒死感；②特征性心电图改变，即异常 Q 波及持续、进行性 ST 段弓背向上抬高；③血清心肌酶显著增高。上述 3 条中具备 2 条即可认为患者已发生心肌梗死。

2. 患者取平卧位，绝对休息，用最短时间检测患者的生命体征，包括血压、脉搏、呼吸，初步判断有无心律失常、心力衰竭或休克。同时通知医生。

3. 吸氧、心电监测，做心电图。

4. 切实迅速镇痛，遵医嘱皮下注射吗啡 5 ～ 10 mg，或肌内注射哌替啶 50 ～ 100 mg。

5. 再灌注治疗：根据患者具体情况选择溶栓、心脏介入治疗及应用抗凝药，并密切监测有无并发症发生。

6. 动态观察患者有无心力衰竭、心源性休克、急性肺水肿表现，观察生命体征及尿量变化，严格记录出入量。

7. 持续心电监测，观察心电图变化，室性期前收缩或室性心动过速可用利多卡因；缓慢心律失常可用阿托品；Ⅱ度或Ⅲ度房室传导阻滞可用阿托品、异丙肾上腺素或安装临时起搏器；突发心室颤动可用非同步直流电除颤。

8. 绝对卧床休息，保持情绪稳定，减少探视。少量多餐，保持大便通畅。

9. 严密观察病情，做好抢救记录。

（二）处置流程

具体处置流程见图 4-16。

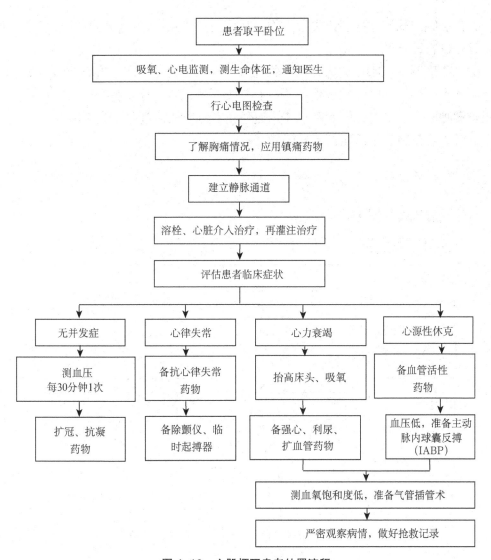

图 4-16 心肌梗死患者处置流程

十七、快速性心律失常抢救预案及处置流程

（一）抢救预案

1.严密观察病情，评估心律失常类型、血压、症状及既往有效治疗措施。

2.根据心律失常不同类型，采取相应的抢救措施。

（1）室上性心动过速、心房颤动或房扑：①立即给患者吸氧，建立静脉输液通路；②遵医嘱静脉滴注抗心律失常药物，观察用药效果；③药物转复效果不佳，准备除颤仪，进行转复。

（2）心室颤动：①评估患者意识状况，如意识丧失，立即叩击心前区；②立即准备非同步电除颤，同时呼叫医生；③垫心脏按压板，行胸外心脏按压、气管插管、呼吸机辅助呼吸，必要时行电除颤；④迅速建立静脉通道，遵医嘱应用药物。

3.严密观察患者生命体征，准确做好抢救记录。

（二）处置流程

具体处置流程见图 4-17。

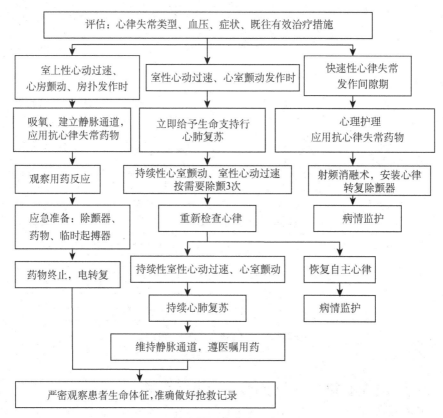

图 4-17　快速性心律失常患者处置流程

十八、急性左心衰竭抢救预案及处置流程

（一）抢救预案

1. 病情评估

（1）症状：突然呼吸困难，端坐呼吸，咳大量泡沫样或血性泡沫痰。

（2）体征：表情恐惧，烦躁不安，面色苍白，口唇发紫，大汗淋漓，四肢湿冷，两肺布满湿性啰音，可有心脏扩大，心动过速，舒张期奔马律。

2. 患者取坐位或半卧位，两腿下垂。

3. 给予心电、血压、血氧饱和度监测，通知医生，同时准备好急救车、负压封闭引流装置等。

4. 吸氧：面罩给氧，4～6 L/min，并给予20%～30%酒精湿化。

5. 镇静：遵医嘱给予镇静药物，如地西泮、吗啡等。严重发绀、慢性阻塞性肺疾病（COPD）、老年、心动过缓、房室传导阻滞患者慎用或禁用。

6. 遵医嘱给予强心、利尿、扩血管药物治疗，并严密观察用药后反应。

7. 症状不缓解，血氧饱和度持续低，配合进行气管插管、呼吸机辅助呼吸。

8. 配合医生积极治疗原发病，消除诱因，纠正心律失常；应用抗生素预防肺部感染。

9. 严密观察病情变化，做好抢救记录。

（二）处置流程

具体处置流程见图4-18。

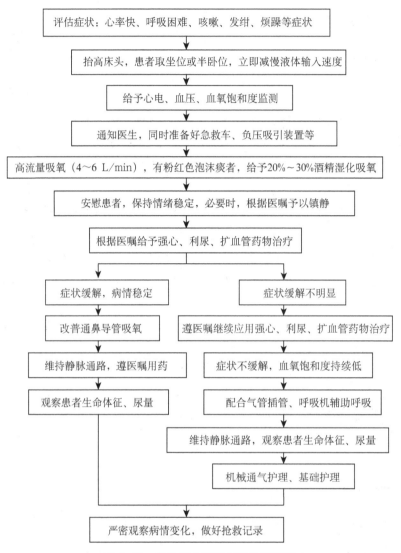

图 4-18 急性左心衰竭患者处置流程

十九、心源性休克抢救预案及处置流程

（一）抢救预案

1.病情评估：患者出现低心排血量、低灌注症状。

2.绝对卧床，取平卧位，给氧、镇痛（心肌梗死时给予哌替啶、吗啡）。

3.监测生命体征和末梢循环，保暖，持续心电监护，必要时行血流动力学监测。

4.血管活性药物，如多巴胺、多巴酚丁胺、酚妥拉明、硝酸盐等联合用药。

5.控制输液速度和量，监测中心静脉压，观察尿量。合并心力衰竭者慎用洋地黄类药物。

6.给予保护心肌药物如能量合剂、极化液及果糖二磷酸钠等。

7.遵医嘱进行血气分析，纠正酸中毒，维持水、电解质平衡。

8.控制输液速度和量，监测中心静脉压，观察尿量。

9.做好监护记录和心理护理。

（二）处置流程

具体处置流程见图4-19。

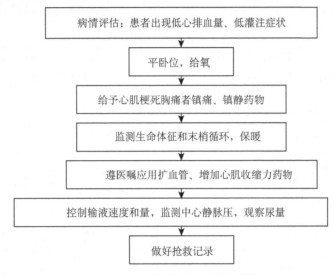

图4-19 心源性休克患者处置流程

二十、高血压脑病及高血压危象抢救预案及处置流程

（一）抢救预案

1.病情评估

（1）高血压脑病：有诱因；血压升高，舒张压＞120 mmHg；脑水肿和颅内高压症状，如头痛、呕吐、烦躁不安、心动过缓、脉搏有力、视力模糊、黑蒙、抽搐、意识障碍甚至昏迷；可产生暂时性偏瘫、失语、病理性神经反射等征象，眼底检查，有无视乳头水肿、渗出、出血。

（2）高血压危象：有诱因；以收缩压升高为主（≥200 mmHg）；常伴自主神经功能失调症状，如烦躁不安、多汗、心悸、手足发抖、面色苍白和异常兴奋；可伴心绞痛、心力衰竭、肾衰竭症状，亦可伴发高血压脑病综合征。

2.立即卧床休息，给予血压监测、镇静、吸氧。

3.备好吸引装置，防止误吸。

4.遵医嘱应用药物迅速降压

（1）舌下含服硝苯地平或硝酸甘油。

（2）静脉泵入硝普钠、酚妥拉明等药物时，根据血压调整泵速及剂量。

（3）妊娠高血压时遵医嘱应用硫酸镁。

5.控制抽搐：地西泮 10 ～ 20 mg，肌内注射或静推；苯巴比妥钠 0.2 g，肌内注射；或水合氯醛，保留灌肠。

6.降低颅内压：伴头痛、呕吐及视乳头水肿时，摇高床头 20°～ 30°，头枕冰袋。遵医嘱用 20% 甘露醇 250 ml，每 12 小时快速静脉滴注 1 次，或呋塞米 40 ～ 60 mg，静脉注射。

7.查找原因，如考虑为继发性高血压，应采取针对性治疗措施。

8.监测生命体征，观察用药反应，注意做好安全防护措施和监护记录。

（二）处置流程

具体处置流程见图 4-20。

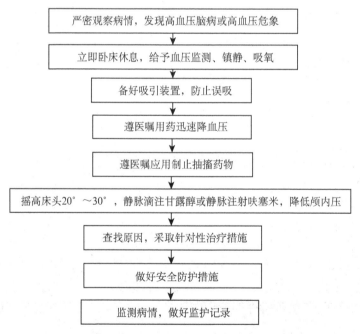

图 4-20 高血压脑病及高血压危象患者处置流程

二十一、急性呼吸窘迫综合征抢救预案及处置流程

（一）抢救预案

1.评估患者临床症状：咳嗽、咳痰、喘憋、进行性呼吸困难、持续性低氧血症，

口唇、颜面、四肢末梢颜色、温度、湿度。

2. 患者取舒适卧位（半卧位），高浓度甚至纯氧给氧，使氧分压较快升高到安全水平（60 ～ 70 mmHg）。

3. 备好吸引装置、监护仪、电极片、气管插管用物、呼吸机。

4. 接监护仪，进行心率（律）、血压、呼吸和血氧饱和度监测。

5. 建立静脉通路，遵医嘱用药，急查动脉血气，注意保暖，防止受凉。

6. 叩背、协助排痰，必要时行无创呼吸机辅助呼吸或气管插管。

7. 严密观察病情，做好抢救记录。

（二）处置流程

具体处置流程见图 4-21。

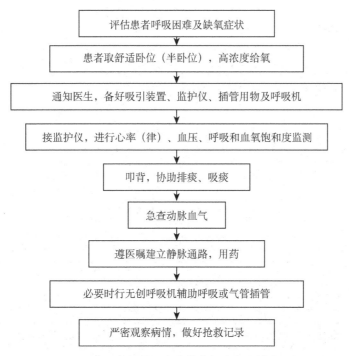

图 4-21　急性呼吸窘迫综合征患者处置流程

二十二、咯血抢救预案及处置流程

（一）抢救预案

1. 评估患者咯血量及诱因，安慰患者，减轻患者焦虑、恐惧情绪。

2. 患者取平卧位、头偏向一侧，或患侧卧位、头低足高位。

3.迅速打开口腔，清除口鼻腔内血块，畅通气道，必要时应用金属吸引管进行负压吸引，防止窒息。嘱患者不要屏气，轻拍患者背部以利于血块排出。

4.迅速建立静脉通道，遵医嘱应用止血药、升压药，如垂体后叶素、巴曲酶、酚磺乙胺、氨甲苯酸。

5.建立心电监护，观察心率、血压、皮肤温度及湿度、颜色、意识，咯血颜色、量、性质。

6.咳嗽剧烈可使用镇咳药，如甘草合剂、桔梗片，发现患者氧合难以维持时应行气管插管，建立人工气道，必要时应用呼吸机辅助呼吸。

7.及时清除呕吐物，避免不良刺激。

8.严密观察病情，做好抢救记录。

（二）处置流程

具体处置流程见图4-22。

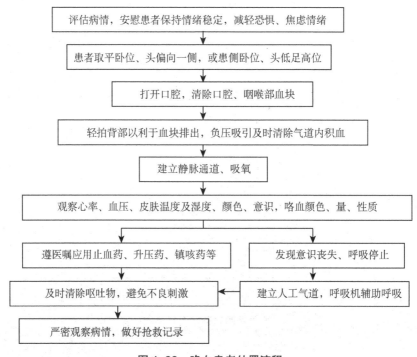

图4-22　咯血患者处置流程

二十三、重度哮喘抢救预案及处置流程

（一）抢救预案

1.严密观察病情，评估患者喘憋症状。

2. 患者取坐位或半卧位，持续吸氧。

3. 遵医嘱气道吸入气雾剂或高流量氧气雾化治疗，遵医嘱给予解痉、平喘、抗感染治疗，遵医嘱静脉应用茶碱类、激素等药物，气道吸入平喘类药物等。

4. 监测心率、血压、呼吸、血氧饱和度变化，观察呼吸的频率、节律、深度，听诊肺部呼吸音是否对称、哮鸣音是否减轻。

5. 观察神志、精神状态、皮肤黏膜颜色及末梢循环状态。

6. 遵医嘱及时监测血气变化。

7. 评估哮喘发作原因，喘憋症状。遵医嘱调整用药，查找并去除过敏原。

8. 有指征时，配合进行机械通气治疗。

9. 补液，使用祛痰药物，使痰液易于排出，维持水、电解质和酸碱平衡。

10. 做好抢救记录。

（二）处置流程

具体处置流程见图 4-23。

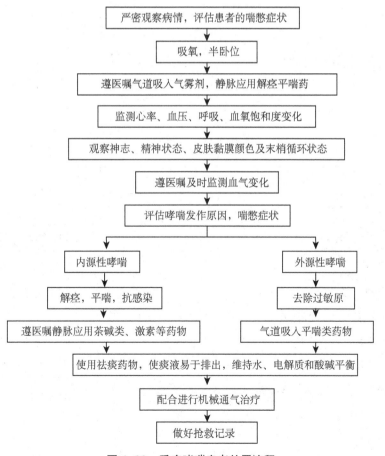

图 4-23　重度哮喘患者处置流程

二十四、肺栓塞抢救预案及处置流程

（一）抢救预案

1.严密观察病情，及时发现患者的肺栓塞症状。

2.使患者安静，绝对卧床休息，保持大便通畅，避免增加腹压动作，防止活动促使静脉血栓脱落而发生再次肺栓塞。

3.吸氧，必要时配合医生进行呼吸机辅助呼吸。

4.镇痛：胸痛症状轻，能够耐受，可不予以处理；但对胸痛较重、影响呼吸的患者，遵医嘱给予吗啡、哌替啶镇痛治疗，以免剧烈胸痛影响患者的呼吸运动。

5.监测生命体征及心电图、中心静脉压、血气等。

6.遵医嘱进行溶栓、抗凝等治疗。

7.遵医嘱用药，观察用药反应；复查凝血功能，观察皮肤黏膜是否有出血点。

8.定期复查动脉血气及心电图。

9.做好抢救记录。

（二）处置流程

具体处置流程见图 4-24。

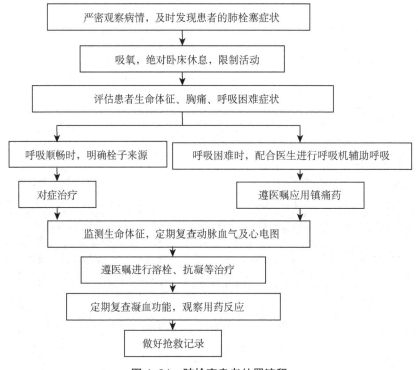

图 4-24　肺栓塞患者处置流程

二十五、烧伤合并急性呼吸衰竭抢救预案及处置流程

（一）抢救预案

1. 处置原则包括：①建立通畅的呼吸通道；②氧疗；③维持足够通气量；④气道湿化；⑤及时去除气道分泌物；⑥药物治疗及预防感染。

2. 通过鼻导管氧疗：吸入氧浓度（%）=21+4×氧流量（L/min），通过鼻导管吸氧浓度最高不超过 40%；面罩给氧：可使吸氧浓度达到 50%～60%。

3. 对于中重度吸入性损伤、严重头面部烧伤、呼吸困难、呼吸方式异常、呼吸衰竭患者应行气管切开术。

4. 套管套囊应每 4 小时松开 5 分钟，防止黏膜坏死；定时湿化气道；及时吸痰；严重人机对抗应给予镇静药物（地西泮 20 mg）或肌松剂（泮库溴铵 4 mg）；长时间吸氧浓度不高于 60%。

5. 机械通气参数设定：分钟通气量 10～12 ml/kg；吸呼比为 1∶2；通气压力为 15～20 cmH$_2$O；呼气终末正压（PEEP）通常为 5～15 cmH$_2$O；吸入气体温度为 28～32℃，相对湿度＜70%；长时间机械通气氧浓度不高于 60%；根据血气分析结果及时调整参数设置。

6. 应用抗生素及支气管痉挛者解痉治疗。

（二）处置流程

具体处置流程见图 4-25。

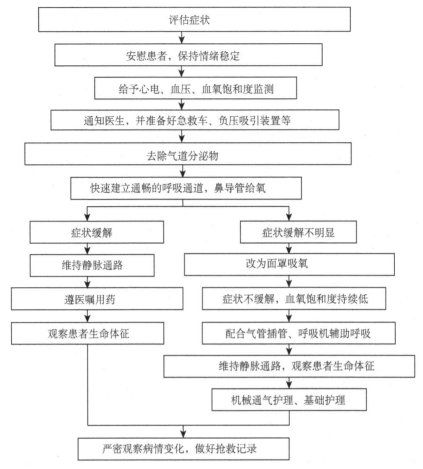

图 4-25　烧伤合并急性呼吸衰竭患者处置流程

二十六、烧伤后上消化道大出血抢救预案及处置流程

（一）抢救预案

1. 发现患者排大量柏油样便、大量呕血，应立即建立中心静脉补液通道或可快速补液的外周静脉补液通道。

2. 补液、输血、抗休克治疗并及时检查血红蛋白。

3. 禁食、胃肠减压。

4. 冰盐水 100 ml+ 去甲肾上腺素 2 ～ 4 mg+ 云南白药 1 g 保留灌胃，每 2 小时 1 次。

5. 静脉应用质子泵抑制剂或 H_2 受体抑制剂，艾司奥美拉唑钠 40 mg，每 12 小时 1 次；西咪替丁 200 mg，每 6 小时 1 次；或雷尼替丁 150 mg，每日 2 次。

6. 止血药：氨甲环酸 0.5 ～ 1.0 g，静脉滴注，或巴曲亭 2 U，肌内注射。

7.可行胃镜检查明确诊断,同时胃镜下止血。

8.内科止血无效应采用介入治疗或剖腹探查。

9.抢救过程中护士密切观察病情变化,如实记录(含病情变化和治疗处置措施)。

（二）处置流程

具体处置流程见图 4-26。

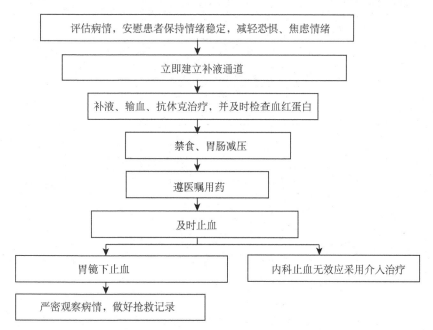

图 4-26　烧伤后上消化道大出血患者处置流程

二十七、肝性脑病抢救预案及处置流程

（一）抢救预案

1.严密观察病情,及时判断患者是否发生肝性脑病及其分期。

2.加床档,清理患者身旁有可能导致自伤或伤人的一切物品。

3.报告医生,通知患者家属。

4.躁动不安者给予约束上肢或四肢,遵医嘱应用镇静药物。

5.遵医嘱给予静脉输液,应用抗肝性脑病药物。

6.遵医嘱应用酸性液灌肠（食醋 +0.9% 氯化钠溶液,按 1∶5 配制）。

7.严密观察生命体征。

8.做好基础护理:呼吸道、口腔、会阴、肛周和受压部位皮肤护理,床旁备吸引装置，注意防止静脉输液外渗（抗肝昏迷药物刺激性强，一旦药液外渗要及时处理），防止约束肢体受伤。

9. 昏迷期间暂禁食，病情稳定后给予低蛋白流质饮食。

10. 做好记录。

（二）处置流程

具体处置流程见图 4-27。

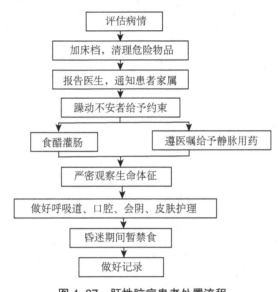

图 4-27 肝性脑病患者处置流程

二十八、脑疝抢救预案及处置流程

（一）抢救预案

1. 发现患者有脑疝先兆症状时，立即通知医生。脑疝患者常见先兆症状有剧烈头痛、频繁呕吐、躁动不安、血压上升、一侧瞳孔散大、脉搏慢而有力，伴有不同程度意识障碍、健侧肢体活动障碍等。

2. 迅速开放静脉通道，遵医嘱立即快速静脉滴注 20% 甘露醇 125 ～ 250 ml，严重者同时静推呋塞米 20 ～ 40 mg，以脱水利尿，遵医嘱适当给予地塞米松 5 ～ 10 mg，静脉滴注。

3. 抬高床头 20° ～ 30°。

4. 迅速给予充足的氧气吸入，保持呼吸道通畅；有呕吐时，吸净口腔内呕吐物及痰液，防止误吸。

5. 严密观察患者的意识、瞳孔、生命体征、血氧饱和度变化并详细记录。

6. 紧急做好脑室穿刺引流及术前准备：如原发病灶位于后颅窝或导水管阻塞患者，协助医生及时行侧脑室穿刺，缓慢放出脑脊液，必要时行持续脑室引流。

7. 患者出现呼吸、心搏停止时，即刻给予简易呼吸器人工呼吸、胸外心脏按压，协助医生进行气管插管、连接呼吸机，遵医嘱给予呼吸兴奋药及强心药等药物治疗。

8. 头部放置冰袋或冰帽，防止脑水肿。

9. 做好基础护理。

10. 做好抢救记录。

（二）处置流程

具体处置流程见图 4-28。

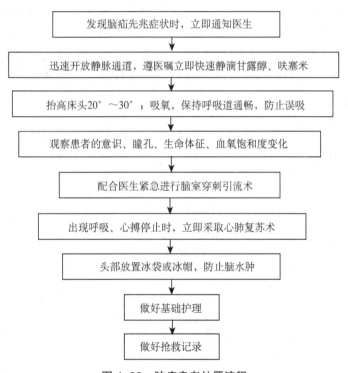

图 4-28　脑疝患者处置流程

二十九、脑出血抢救预案及处置流程

（一）抢救预案

1. 发现患者有脑出血症状时，立即通知医生。

2. 保持呼吸道通畅，头偏向一侧，抬高床头 20° ～ 30° 。

3. 给氧，必要时配合医生进行气管插管、呼吸机辅助呼吸。

4. 监测生命体征、瞳孔、意识、肢体活动和出入量。

5. 遵医嘱应用脱水降低颅内压药物，如 20% 甘露醇 125 ～ 250 ml，静脉滴注；呋塞米 20 ～ 40 mg，静脉注射或壶入。

6. 适度降低血压：①脑出血急性期（1 ～ 3 天内，根据病情可 7 天内）不急于降低血压；②血压＞ 180/100 mmHg 或平均动脉压＞ 130 mmHg 时，应采取降压措施；③应选降压作用肯定、对脑血管影响小、作用缓和而平稳的降压药物，如乌拉地尔（压宁定）、硝普钠等泵控输入；④血压控制在 140 ～ 150/90 ～ 100 mmHg 为宜，不宜降压过低。

7. 止血药物：脑内出血原则上不需应用止血药，如为脑室出血可酌情应用止血药。

8. 对症、支持治疗。

9. 防止继发感染（尤其是吸入性肺炎）及各种并发症，保证足够的水分、热量、维生素及电解质平衡。

10. 进行急诊手术治疗准备：幕上脑出血出血量≥ 50 ml 时应考虑手术，小脑出血量≥ 15 ml 时应考虑手术治疗，但要结合患者具体情况综合考虑（如年龄、全身状况、有无并发症等）。

11. 做好抢救记录。

（二）处置流程

具体处置流程见图 4-29。

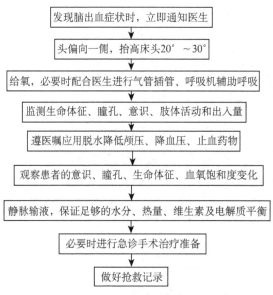

图 4-29 脑出血患者处置流程

三十、癫痫大发作抢救预案及处置流程

（一）抢救预案

1.患者出现癫痫大发作时，护士应立即掐住患者人中，用手托住患者下颌，防止下颌关节脱臼；在患者上、下臼齿部放置牙垫，防止舌咬伤。

2.解开患者衣领，将患者头部偏向一侧，用吸引器吸除口腔分泌物，保持呼吸道通畅；同时立即呼叫医生。

3.监测生命体征、瞳孔、意识和出入量。

4.立即给予充足的氧流量，必要时配合医生进行气管插管、呼吸机辅助呼吸。

5.开放静脉通道，遵医嘱给予镇静药，如地西泮 0.2 ～ 0.3 mg/kg，直接静脉注射，速度 1 mg/min，用后 1 ～ 2 分钟发生疗效；苯巴比妥钠静脉注射，每次 1 ～ 2 mg/kg。

6.加强安全防护，防止坠床和碰伤；避免用力按压患者肢体，防止骨折。

7.保持环境安静，避免声、光等刺激。

8.症状缓解后患者进入深睡状态，应加强基础护理：清洁口腔，对尿失禁患者给予更换衣裤、保持会阴部清洁干燥、更换床单位等护理。

9.准确记录发作形式、持续时间、有无呼吸暂停、瞳孔散大、口吐白沫、发绀、舌咬伤情况及抢救过程。

（二）注意事项

1.注意动作不可过猛，患者抽搐时不可用力按压患者肢体，防止骨折。

2.牙关紧闭时不可用锐利器械撬开牙齿。

3.及时清除口腔分泌物，防止误吸。

（三）处置流程

具体处置流程见图 4-30。

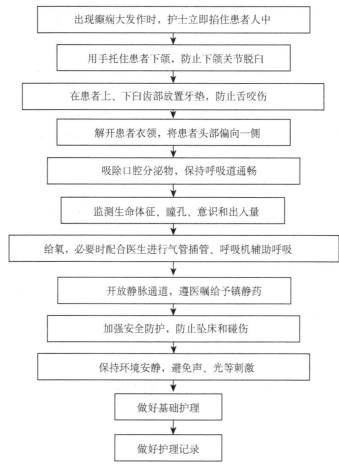

图 4-30　癫痫大发作患者处置流程

三十一、癫痫持续状态抢救预案及处置流程

（一）抢救预案

1.护士严密观察病情，发现癫痫发作时，立即通知医生。

2.保持呼吸道通畅及防止外伤，连续发作时应用压舌板或开口器，防止呼吸道阻塞和舌咬伤。

3.吸氧，必要时配合医生进行气管插管、呼吸机辅助呼吸。

4.监测生命体征、瞳孔、意识、肢体活动和出入量。

5.立即控制发作，遵医嘱用药。首先静脉应用苯二氮䓬类药物（劳拉西泮或地西泮），随后应用苯妥英或磷苯妥英。如发作仍持续，则再使用苯巴比妥。大多数表现为明显惊厥发作的癫痫持续状态患者，在应用第一种或第二种抗惊厥药物后就能得到控制；但当患者在使用第一种和第二种药物治疗失败后，应考虑为难治性癫痫持续状态，这需要考虑直接使用麻醉剂量的异丙酚、咪达唑仑、戊巴比妥或戊硫巴比妥。

6.加强安全防护，防止坠床和碰伤；避免用力按压患者肢体，防止骨折。

7.遵医嘱用药，维持呼吸、循环功能。

8.减轻脑水肿，遵医嘱静脉滴注甘露醇，头部冰袋冷敷进行脑保护。

9.对症治疗：抗生素，降温，补液。

10.保持环境安静，避免声、光等刺激。

11.做好抢救记录。

（二）处置流程

具体处置流程见图 4-31。

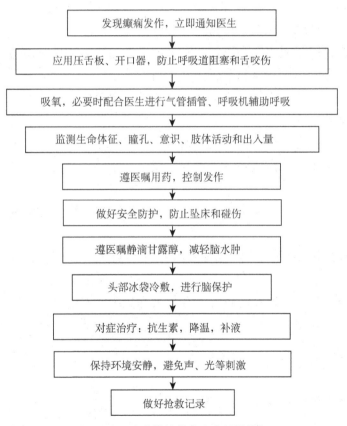

图 4-31　癫痫持续状态患者处置流程

三十二、患者出现精神症状应急预案及处置流程

（一）应急预案

1.护士首先应详细评估患者病情，及时报告医生和护士长，并逐级上报。

2.在患者出现精神症状期间，安排专人守护。

3.对于躁动患者，必要时应采取约束方法，同时要经常观察被约束肢体的颜色，了解其局部血运情况。

4.协助医生进行专科会诊，遵医嘱给予药物治疗，观察用药后反应。

（二）注意事项

1.患者出现过激行为时，应立即通知保卫处或相关部门协助处理。

2.在兴奋和有伤人企图的患者面前，护士应做到冷静、沉着、大胆，同时也要注意自我防护，防止被患者抓伤、打伤等意外事件的发生。

3.护士在语言态度上要尊重患者，以消除患者的恐惧和敌对情绪。

4.严格管理患者用物，容易造成伤害的物品禁止放在患者能触及的位置。

5.测量体温时，护士应始终守护在患者身旁，以免将体温表作为伤害性物品，或使用非接触体温计。

6.服药时要看着患者咽下，并检查确认。

7.进食时注意观察并提醒患者避免发生误吸、呛咳，必要时协助患者进食，防止发生吸入性肺炎。

8.做好基础护理，按时翻身、洗漱、局部按摩，保持床单位清洁、干燥、平整，预防压力性损伤。

9.患者持续兴奋躁动时，体力消耗极大，应保证充足的营养和水分。

10.从生活上关心体贴患者，尽量满足患者的合理要求；对于不合理要求，要耐心解释。精神障碍患者一般疑心较大，在与其交流中要态度诚恳，热情大方。不要当着患者的面与其他人交头接耳，以免引起患者猜疑。

（三）处置流程

具体处置流程见图4-32。

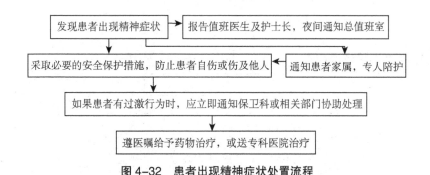

图 4-32　患者出现精神症状处置流程

三十三、过敏性休克抢救预案及处置流程

（一）抢救预案

1.严密观察病情，及时发现患者发生过敏性休克症状。患者在接触过敏原数秒或数分钟内会出现以下症状。

（1）皮肤黏膜：往往是过敏性休克最早且最常出现的症状之一，包括皮肤潮红、瘙痒，继发广泛的荨麻疹和（或）血管神经性水肿。

（2）呼吸道阻塞：胸闷、气促、呼吸困难、发绀、窒息、伴濒死感。

（3）循环衰竭：面色苍白、冷汗、烦躁不安、脉搏细弱、血压急剧下降甚至测不到。

（4）中枢神经系统：意识丧失、抽搐、大小便失禁等。

2.立即停用或清除引起过敏反应的物质。

3.立即使患者取平卧位，报告医生，遵医嘱肌内注射或静脉注射 0.1% 肾上腺素 0.5 ～ 1.0 ml。

4.建立静脉通道，遵医嘱静脉推注地塞米松 10 ～ 20 mg。

5.吸氧，保持呼吸道通畅，必要时紧急气管插管。

6.补充血容量，以平衡盐水 500 ～ 1000 ml，静脉滴注。

7.保暖，监测生命体征及末梢循环、尿量。

8.遵医嘱应用血管活性药物和抗组胺药物如多巴胺、间羟胺，必要时用去甲肾上腺素 1 ～ 4 mg 加入 500 ml 溶液中，异丙嗪或 10% 葡萄糖酸钙 20 ml，静脉缓慢注射。

9.如有急性喉头水肿窒息，配合行气管切开；出现呼吸、心搏停止时，配合心肺复苏。

10.严密观察病情，做好抢救记录。

（二）处置流程

具体处置流程见图 4-33。

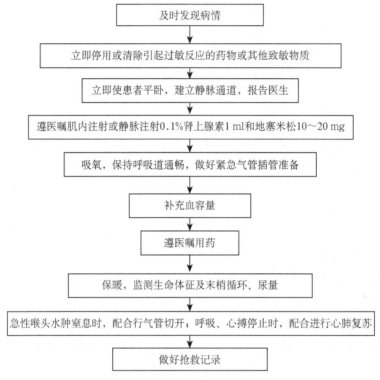

图 4-33 过敏性休克患者处置流程

三十四、溶血反应抢救预案及处置流程

（一）抢救预案

1. 严密观察病情，及时发现患者溶血反应。一般输入 10 ～ 20 ml 后即可出现症状，主要症状有面色潮红、恶心呕吐、心前区压迫感、四肢麻木、腰背剧痛、血红蛋白尿（酱油色），伴寒战、高热、呼吸困难、血压下降、急性肾衰竭，严重者甚至死亡。

2. 立即关闭输血通道，报告医生，更换输液器，用 0.9% 氯化钠注射液维持静脉通道。

3. 遵医嘱应用抗过敏药物，并给予氧气吸入。

4. 遵医嘱静脉滴注碳酸氢钠，碱化尿液。

5. 保留未输完的血袋和输液管道，以备检验。

6. 病情紧急时准备好抢救药品及物品，配合医生进行紧急救治。

7. 寒战时注意保暖，高热时给予物理降温，及时更换汗湿衣被。

8. 监测尿量，做血红蛋白测定。

9. 填写溶血反应报告卡，上报输血科。

10. 做好抢救记录。

（二）处置流程

具体处置流程见图 4-34。

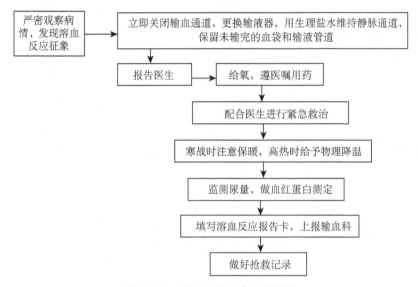

图 4-34 溶血反应患者处置流程

三十五、烧伤合并急性肾衰竭抢救预案及处置流程

（一）抢救预案

1. 严密观察病情。观察尿量，血清肌酐值和血尿素氮值。烧伤后患者血清肌酐（Scr）增加 1.5 倍或肾小球滤过率（GFR）下降 > 25%，尿量 < 0.5 ml/（kg·h），持续 6 小时则表示为急性肾损伤（AKI）危险期。出现血清肌酐增加 3 倍或肾小球滤过率（GFR）下降 > 75% 或血清肌酐 ≥ 335 μmol/L，或血清肌酐 > 44.2 μmol/L，尿量 < 0.5 ml/（kg·h），持续 24 小时或无尿 12 小时即视为急性肾衰竭。

2. 分析发生急性肾衰竭原因。烧伤患者发生急性肾损伤的主要原因是肾灌注不足、肾毒性物质损伤及全身感染。积极处理原发病，去除病因，控制感染，优化全身血流动力学，尽量避免使用导致肾损伤药物。

3. 液体管理，控制液体入量，维持内环境稳定。应量出为入，使每日体重略减为宜，烧伤患者液体入量计算公式大体为：当日液体量 = 前一日尿量 + 额外失水量 + 500 ml。轻度高钾（血钾 < 6.0 mmol/L）时密切观察及严格限制含钾量高食物和药物的应用。当血钾 > 6.0 mmol/L 时，用 10% 葡萄糖酸钙 10 ～ 20 ml，2 ～ 5 分钟内缓慢静推完毕；5% 碳酸氢钠 100 ml 静滴，5 分钟注完，有心功能不全者慎用；10% 葡萄糖溶液 250 ml+ 胰岛素 10 U 静滴，三者同时应用；或及早行透析治疗。

4. 及早行肾脏替代治疗：确诊急性肾功能不全（ARF）即可进行，早期预防性应用血液透析技术可明显改善患者预后，降低病死率。

5. 营养支持：为肾衰竭患者提供糖和脂肪双能源非蛋白质热量，非肾脏替代治疗时严格限制食物蛋白质摄入 < 0.6 g/（kg·d）。

6. 遵医嘱用药，做好抢救记录。

7. 密切观察病情变化，防治并发症。

（二）处置流程

具体处置流程见图 4-35。

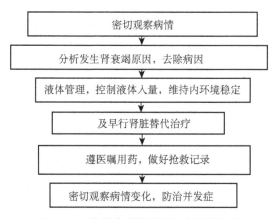

图 4-35　烧伤合并肾衰竭患者处置流程

三十六、电击伤血管破裂大出血抢救预案及处置流程

（一）抢救预案

1. 发现患者发生出血，应嘱患者平卧，避免紧张，立即从床旁取出粗止血带在肢体出血部位近心端结扎止血；如出血部位位于躯干、头面颈部等不适宜应用止血带止血部位，应直接压迫止血。

2. 临时止血成功后，应立即通知医生，初步估计失血量，测量血压、脉搏。

3. 吸氧, 同时应尽快建立静脉通道, 准备通过静脉通道补液及输血。

4. 准备治疗车、静脉切开包、碘酒、酒精、无菌手套、敷料等物品, 配合医生消毒、铺单后进一步检查创面出血情况, 明确出血点。对于较易结扎的出血点, 直接给予缝扎; 创面情况较复杂、需要局部探查的出血点, 则安排急诊手术处置。

5. 由护士建立护理记录单, 及时记录上止血带的准确时间、病情变化、抢救过程及用药等。

（二）处置流程

具体处置流程见图 4-36。

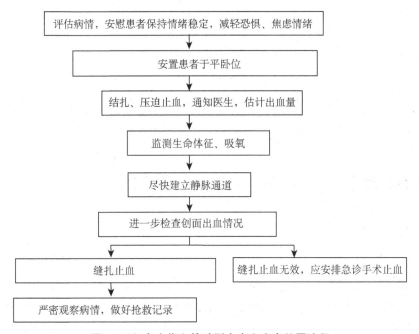

图 4-36 电击伤血管破裂大出血患者处置流程

三十七、烧伤合并弥散性血管内凝血抢救预案及处置流程

（一）抢救预案

1. 临床表现: ①出血倾向; ②休克; ③有脏器微血栓形成后异常表现; ④溶血; ⑤实验室检查, 如 3P 试验、D- 二聚体、纤维蛋白（原）降解产物（FDP）阳性, 出凝血时间、活化部分凝血活酶时间（APTT）实验异常等。

2. 抗凝治疗: 50 mg 肝素静滴, 每 6 小时 1 次, 直至 PLT 升高至正常或 3P 试验转阴。

3.补充替代治疗：血小板、凝血酶原复合物、新鲜血浆。

4.病因治疗：去除诱发弥散性血管内凝血（DIC）的病因。

（二）处置流程

具体处置流程见图 4-37。

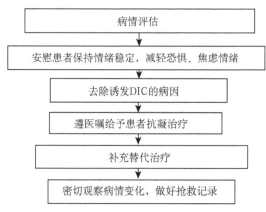

图 4-37　烧伤合并 DIC 患者处置流程

三十八、患者发生误吸应急预案及处置流程

（一）应急预案

1.当患者发生误吸时，护士应立即呼叫其他医务人员，根据患者具体情况进行紧急处理。当患者神志清楚时，可采取"汤姆立克急救法"，即护士站在患者身后，从背后抱住其腹部，双臂围环其腰腹部，一手握拳，拳心向内按压患者的肚脐和肋骨之间的部位；另一手成掌捂按在拳头之上，双手急速用力向里向上挤压，反复实施，直至阻塞物吐出为止；当患者处于昏迷状态时，可使患者取仰卧位，头偏向一侧，医护人员按压腹部，同时用负压吸引器进行吸引；也可让患者取俯卧位，叩拍背部。注意观察患者面色、呼吸、神志等情况。

2.立即行负压吸引，快速吸出口鼻及呼吸道内异物。

3.监测生命体征和血氧饱和度变化，如患者出现严重发绀、意识障碍及血氧饱和度、呼吸频率、深度异常，立即采用简易呼吸器维持呼吸，同时立即请麻醉科插管吸引或气管镜吸引。

4.建立静脉通路，备好抢救仪器和物品。患者出现神志不清及呼吸、心搏停止时，立即进行胸外按压、气管插管、机械通气、心电监护等心肺复苏抢救措施，遵医嘱给予抢救用药。

5. 严密观察患者生命体征、神志、瞳孔及血氧饱和度、呼吸频率、节律变化，及时报告医生采取措施并做好记录。

6. 患者病情好转、神志清楚、生命体征逐渐平稳后，及时清洁患者口腔，整理床单位，安慰患者和家属，做好心理护理。

7. 待患者病情完全平稳后，向患者详细了解发生误吸的原因，制定有效的预防措施，尽可能防止以后再发生类似情况。

（二）处置流程

具体处置流程见图 4-38。

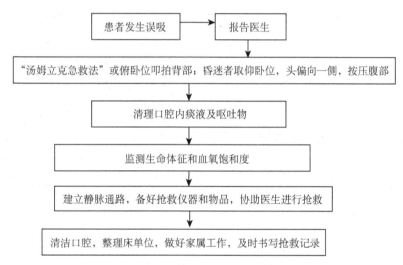

图 4-38　患者发生误吸后处置流程

三十九、烧伤合并高钠血症抢救预案及处置流程

（一）抢救预案

1. 诊断标准：血钠 > 150 mmol/L。

2. 治疗：①停止补钠；②经口摄入水分；③静脉输入 5% 葡萄糖溶液；④利尿；⑤肾功能障碍者，必要时可行血液透析或血液滤过。

3. 注意事项：①利尿后注意复查血钠、血钾，如出现低血钾，补 5% 葡萄糖溶液同时补钾；②补充水分时不可过快，防止脑细胞脱水；③血糖明显增高者应加用胰岛素；④去除病因。

（二）处置流程

具体处置流程见图 4-39。

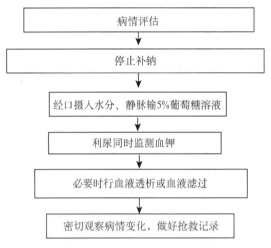

图 4-39　烧伤合并高钠血症患者处置流程

四十、烧伤合并高血糖抢救预案及处置流程

（一）抢救预案

1. 定时监测并记录血糖。

2. 糖尿病患者应采用糖尿病饮食，根据体重计算热量摄入；自备糖果，在出现低血糖症状时可自行取食。

3. 根据血糖、尿糖水平给予口服降糖药物或注射、泵入胰岛素，并不断调整剂量，直至血糖水平达到或接近正常。

4. 糖尿病患者血糖波动较大，如果患者出现头晕、面色苍白、心慌、出汗等低血糖表现，立即测血糖，给予口服或输注葡萄糖溶液，同时吸氧，测心率、呼吸、血压等。

5. 伤前无高血糖者伤后发生高血糖多与应激反应有关，应用某些药物如生长激素也可引起高血糖。当血糖 > 33.3 mmol/L 时，因脱水可发生高渗性非酮性昏迷，应紧急处理。怀疑发生本病时应与酮症酸中毒（DKA）区别，DKA 时血酮体水平 > 4.8 mmol/L。

6. 高渗性非酮性昏迷治疗：补液，且应以 0.9% 氯化钠注射液为主，避免将葡萄糖溶液作为补液治疗用；补钾；胰岛素，应首先皮下注射 10 U 胰岛素，以后按 0.1 U/（kg·h）速度持续静脉滴注胰岛素。

（二）处置流程

具体处置流程见图 4-40。

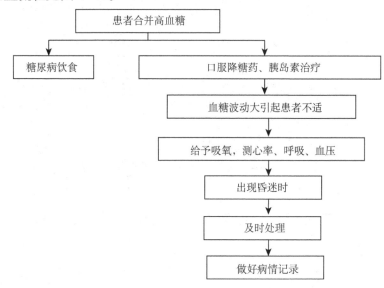

图 4-40 烧伤合并高血糖患者处置流程

四十一、高热患者降温抢救预案及处置流程

（一）抢救预案

1.降温应遵循先物理降温再药物降温的原则，成人体温超过 38.5℃，小儿体温超过 38℃，给予物理降温，包括温水擦浴、酒精擦浴、冰袋降温、冷盐水灌肠等；小儿患者，尤其是曾发生过惊厥的小儿应着重强调头部的局部降温，防止惊厥。

2.如患者经物理降温处理后效果欠佳，持续高热，应采用药物降温措施，包括非甾体类抗感染药、激素等；应仔细按照药物说明书给药，避免过频、过量引起不良反应。

3.注意观察患者的面色、脉搏、呼吸、出汗情况，并及时记录；如患者体温骤降，大汗淋漓，应复测生命体征，及时记录，必要时给予补液，防止脱水，同时注意保暖。

4.给予患者降温处理后 30 分钟、1 小时应复测体温。

5.查找发热原因，对因处理。

（二）处置流程

具体处置流程见图 4-41。

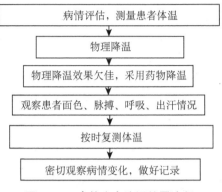

图 4-41　高热患者降温处置流程

四十二、侵袭性感染与创面脓毒症抢救预案及处置流程

（一）抢救预案

1.诊断：病情迅速恶化，创面干枯、凹陷、加深，可出现坏死斑，痂下未烧伤组织细菌定量超过 10^5 cfu/g 组织，血管内或血管周围有致病菌侵袭，同时有高热或低温、心率增加，部分患者心率加快、体温下降呈分离现象，精神状态异常、腹胀、食欲缺乏、恶心呕吐、呼吸增快等全身异常反应，而血培养不一定阳性。

2.治疗：抢切创面是最重要的治疗手段，坏死组织行细菌培养和药物敏感检验，其他包括容量评估与快速液体复苏、敏感抗生素应用、免疫调理、营养支持治疗。

（二）处置流程

具体处置流程见图 4-42。

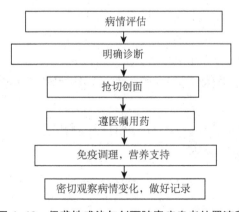

图 4-42　侵袭性感染与创面脓毒症患者处置流程

四十三、创面侵袭性真菌感染抢救预案及处置流程

（一）抢救预案

1. 临床表现：①创面干枯，出现坏死斑并迅速向周围组织扩散；②焦痂过早分离，痂下肌肉坏死；③正常皮肤出现坏死斑；④不能解释的全身脓毒症。

2. 诊断：病理检查直接发现真菌，如毛霉菌、曲霉菌等菌丝可明确诊断。有条件者，可以应用聚合酶链反应（PCR）或二代测序技术（NGS）进行检查，更快捷。

3. 手术治疗：急诊手术根治性切除所有被侵犯组织或肢体截肢。

4. 药物治疗：根据菌种和药敏结果选择两性霉素 B、氟康唑等抗真菌药物。

（二）处置流程

具体处置流程见图 4-43。

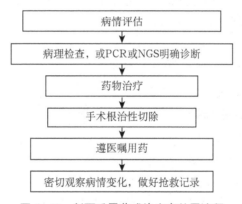

图 4-43 创面毛霉菌感染患者处置流程

四十四、静脉导管感染抢救预案及处置流程

（一）抢救预案

1. 诊断：有全身炎症反应或脓毒症表现；穿刺点周围红肿、硬结或有脓性分泌物；静脉通道输液不畅；导管尖端细菌培养阳性。

2. 治疗：①立即拔除静脉导管，导管尖端做细菌涂片、细菌培养；②切除感染的外周静脉，切除前结扎静脉近端，防止细菌扩散；③切口敞开引流、换药；④必要时全身使用抗生素；⑤全身支持治疗。

（二）处置流程

具体处置流程见图 4-44。

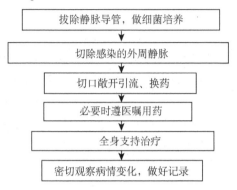

图 4-44　静脉导管感染患者处置流程

四十五、大手术后未清醒患者抢救预案及处置流程

（一）抢救预案

1. 患者去枕平卧位，头偏向一侧。
2. 床旁备氧气、负压引流瓶。
3. 吸氧、心电监护。
4. 患者呕吐时将头偏向一侧，防止呕吐物误入气道造成窒息，避免将呕吐物吐到敷料上，污染术区。
5. 注意观察患者呼吸情况及面色、口唇有无发绀，有痰液时及时吸出，防止阻塞呼吸道。
6. 注意观察患者心率、呼吸、血氧饱和度变化，每半小时 1 次。
7. 躁动患者应使用约束带约束，防止术区出血或患者自行拔管。

（二）处置流程

具体处置流程见图 4-45。

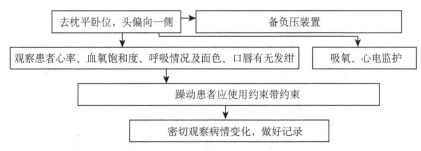

图 4-45　大手术后未清醒患者处置流程

四十六、俯卧翻身床发生窒息抢救预案及处置流程

（一）抢救预案

1.患者俯卧位时，护士应密切观察生命体征，一旦发现窒息，应立即给予徒手翻身（两名以上人员一侧上肢伸至患者躯体下，另一侧上肢由背侧环抱，向操作者胸前一同用力使患者呈仰卧位）。

2.对于无气管切开患者，护士及时行盲插管通气或配合医生行气管插管/气管切开术。

3.呼叫值班医生到场抢救，并请其他人员呼叫值班二线、护士长、科室主任，请耳鼻喉科紧急会诊。

4.气管切开患者立即开放气道，行气道冲洗，吸痰，清除口咽分泌物，简易呼吸机辅助呼吸。如果患者气管没有切开，准备气管切开包，视病情需要配合医生行气管切开。

5.配合医生行胸外心脏按压，给予持续吸氧、心电监测，观察呼吸、心率、血氧饱和度情况。

6.将急救车推至床旁，备好呼吸机。

7.清醒患者给予安抚，使患者减轻心理压力；未清醒患者继续监测生命体征。

8.完善抢救记录。

（二）处置流程

具体处置流程见图 4-46。

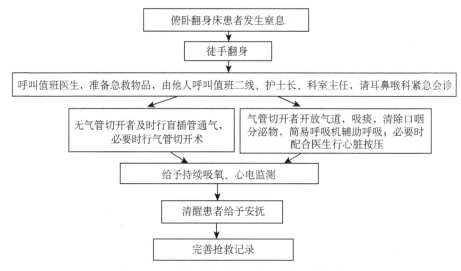

图 4-46　俯卧翻身床患者发生窒息处置流程

四十七、卧翻身床发生坠床抢救预案及处置流程

（一）抢救预案

1. 呼叫值班医生及护士长。

2. 将患者抬至床上。

3. 查看患者有无摔伤，立即呼叫患者，查看有无其他症状，重点评估神经系统和运动系统。

4. 报告科室主任。

5. 病情轻者可给予心理安抚。

6. 重者予以氧气吸入，配合医生进行抢救或处置，完善相关检查。

7. 完善护理记录。

8. 填写《不良事件报告表》上报护理部，科室讨论分析。

（二）处置流程

具体处置流程见图 4-47。

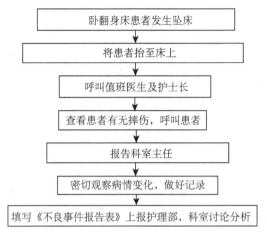

图 4-47　卧翻身床患者坠床处置流程

四十八、卧悬浮床发生电解质紊乱抢救预案和处置流程

（一）抢救预案

1. 评估患者全身情况。

2. 积极治疗原发病，解除病因。

3. 鼓励患者多饮水。无法口服患者，可鼻饲或经静脉补充非电解质溶液，如 5% 葡萄糖注射液或 0.45% 低渗盐水，输入葡萄糖液体时常规加入胰岛素。

4. 补液过程中，动态观察患者症状和体征变化。

5. 维持皮肤黏膜完整性。

6. 密切观察病情变化，做好记录。

（二）处置流程

具体处置流程见图 4-48。

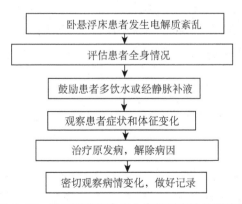

图 4-48　卧悬浮床患者发生电解质紊乱处置流程

重症监护室制度

第五部分

一、烧伤整形科监护室规章制度

（一）工作人员入室管理制度

1. 进入监护室须按规定着工作服，戴口罩和帽子，更换专用拖鞋，将脱下的外出服挂于指定区域，洗手。

2. 非监护室工作人员禁止入内，因检查、会诊等需进入者，必须经值班医生或护士许可，并按规定更换工作鞋，戴口罩和帽子。

3. 如工作人员出现感冒、皮肤感染、炎症等情况时，应暂时避免进入监护室。

（二）患者入室管理制度（含对家属的管理）

1. 监护室入住患者为病情危重患者，包括大面积烧伤、大手术后、烧冲复合伤、严重电烧伤、合并中重度吸入性损伤等患者。

2. 患者入室需手续齐全。

3. 患者除生活必需用品外，其他用品不得带入室内。

4. 创面感染患者须行清创或浸浴疗法后方可入内。

5. 患者入室前，护士须做好床单位、监测物品及各种抢救物品的准备工作。

6. 护士严格按患者入室工作程序执行。

7. 家属严禁入内，探视时间在外走廊探视通道探望患者。

8. 遇特殊情况家属需要进入，必须经值班医生同意，并按规定更换服装、拖鞋，戴口罩、帽子。

（三）监护室值班、交班制度

1. 值班

（1）单独值班人员应为注册护士，大专以上学历，取得监护室培训证书，在普通病房工作经历1年以上，并取得基本护理技术操作考核合格证书。

（2）设 24 小时值班人员。值班人员必须精力集中，坚守岗位，履行职责，认真填写各项护理记录。

（3）未经交接班，值班人员不得擅自离开岗位，以确保诊疗、护理工作不间断。

（4）值班人员要按时巡视患者，掌握病情，发现病情变化要及时向值班医生报告。

（5）值班人员要负责完成患者的收容及一切处置工作，并积极参加室内危重患者的抢救工作。

（6）值班人员要按时完成各项治疗护理工作，严格执行三查七对制度，防止差错，并负有指导实习、进修护士工作的责任。

（7）值班人员要负责监护室管理，遇有重大突发或异常情况应及时向上级报告。

（8）节假日增设听班人员，根据床位比例安排白天值班人员，听班人员应保持有效联系，遇到突发情况能及时到位。

2. 交班

（1）正常工作日时间，每日集体交接班一次，全体护理人员参加。

（2）交班前，值班护士应完成各种护理记录，检查各项工作完成情况，防止差错或遗漏。

（3）交班顺序依次为患者流动情况、护理记录、医嘱本、小交班本、特殊情况及有关注意事项、床旁交接、与治疗和保障班交接班。

（4）床旁交接内容：主要交接患者的病情、治疗、护理、皮肤、管路、液体输入、医嘱执行等情况。

（5）晨间交班：护士长带领全体护士参加。

3. 接班

（1）做好接班前准备：着装整齐、仪表端庄、精神饱满。

（2）参加交班，精力集中，认真听取交班人员所交的各项情况。

（3）随同交班人员一起到床头接班，对交接内容有疑问的应主动提出，以明确情况。

（4）当面查对、清点毒麻药和有关物品、器材，进行登记并签字。

（5）接班后因交接不清发生问题应由接班人员负责。

4. 药品管理制度

（1）根据医疗需要，与中心药房共同商定确定储备药品基数，数量一般不超过 1 周平均消耗量。

（2）电子药柜管理：药品管理由中心药房专业药师管理。

（3）药品储备应有明显、固定标签，字迹要清晰，剂量要准确。

（4）按用药途径分别放置，整齐排列并进行标识：内服药为蓝色，外用药为黄色，毒麻限剧药为黑色，急救药为红色。

（5）生物制剂储存应原装放冰箱保存（疫苗、丙种球蛋白等），化学制剂应密闭保存，酒精、甲醛等易燃易爆危险品应专柜专人上锁保管，并按要求登记管理。

（6）保障值班护士按医嘱领取患者药品，并将每日、每周中心摆药单据留存。患者欠费时应及时通知患者或家属交费。

（7）使用药品，必须根据医嘱并注意配伍禁忌。患者未用的药品须及时退还中心药房。

（8）药名或标签模糊，药物有变色、混浊、发霉、沉淀、过期等现象，均不可使用。

（9）对有限期的药品，应按有效日期先后使用。患者个人使用的特殊药品，应单独存放，并注明床号、姓名。

（10）加强药品管理，防止丢失。

（11）毒麻限剧药品管理制度：①使用毒麻限剧药品应掌握医疗原则，根据病情需要，正确合理使用。②毒麻限剧药品应由专人负责，专册登记，专用处方并携空安瓿领取，专柜加锁，钥匙随身携带，双人双锁保管。③毒麻限剧药品应定数、备案，制卡分别放置，标志清楚。片剂瓶签应按规定书写，瓶签模糊，应立即更换。无瓶签或内容物可疑者，不得使用。④毒麻限剧药品应每班清点，交接班应当面点清，如有误差，应立即查清。设专用毒麻限剧药品清点单，数字准确，填写清晰。⑤各班使用毒麻限剧药品后，应及时将患者姓名、用药名称、剂量登记在毒麻限剧药品使用登记本和出入库登记本上。⑥任何人不得擅自借用毒麻限剧药品。⑦当班期间，若发现数目不准、遗失，应及时报告。

5. 药疗室、治疗室管理制度

（1）工作人员入内须穿工作服，非工作人员不得入内。

（2）保持室内清洁整齐，清洁应在治疗前后进行，治疗中不得进行。

（3）每日治疗前通风 30 分钟，用紫外线消毒 30 分钟。

（4）严格遵守无菌操作技术原则。

（5）严格划分区域，设无菌物品柜、清洁物品柜、无菌操作区、清洁区、污染区。

（6）各种物品分类放置，无过期，专人保管，用后归还原处，逐日检查，随时补充，保持完整。

（7）药品管理按监护室药品管理制度执行。

（8）定期检查电源、插头、灯管、空调、冰箱等电器设施。

（9）用过的物品、器械按消毒常规处理。

（10）接触过患者血液、痰液等分泌物的注射器、输液器、敷料等应严格按《感染控制规定》分类处置，防止传染及污染环境。

二、重症监护单元质量评价标准

具体内容见表 5-1。

表 5-1　重症监护单元质量评价标准

评价项目	数质量指标
基础质量	①监护室护士符合岗位资质要求； ②床单位监护设备配置合理； ③专科监护设备配置先进； ④监护床位与护士之比 > 1∶2.5； ⑤监护室护士 100% 以上人员具有大专以上学历，30% 以上人员具有本科学历； ⑥仪器设备定期检测校准，性能良好。
监护质量	①有专科危重患者监护指南； ②有各种监护仪器操作使用指南； ③危重患者基础护理合格率 ≥ 95%； ④病情评估准确率 ≥ 95%； ⑤护理记录合格率 ≥ 95%； ⑥抢救成功率 ≥ 90%； ⑦压力性损伤发生率为 0； ⑧护理纠纷事故为 0。
病区管理质量	①有完善的监护室管理规章制度； ②有完善的监护室护理技术规范； ③有内容清晰的监护室工作手册； ④有明确的监护室工作质量标准； ⑤急救物品管理合格率 100%； ⑥消毒隔离管理合格率 100%； ⑦院内感染率 ≤ 10%； ⑧患者及家属满意率 ≥ 95%； ⑨病区管理合格率 ≥ 95%。
教学培训质量	①有针对各类、各层次护理人员的教学培训计划和管理制度； ②教学培训计划落实，有教学活动记录； ③初级技术职务护士掌握基本监护理论和技能；中级技术职务护士掌握专科监护理论和技能；高级技术职务护士掌握监护领域新进展、新技术和新方法； ④制订专科监护室护理技术骨干培训大纲和培训计划； ⑤有专科监护临床培训教材； ⑥每年培训本院高年资护师 3 名以上，军地护理骨干或进修生至少 1 名。
科研质量	①有系统的监护技术研究计划； ②每年开展 1 项专题研究； ③每年在中国科技论文统计源期刊发表论文 1 篇以上。

三、烧伤监护室收治范围与转出指征

监护室是收治各种危重病症患者的临床部门，其主要任务是对患者进行呼吸、循环等全身重要器官病理生理过程的监护和救治。虽然收治对象病情危重，常表现为血压、心率、呼吸、体温、神志等生命体征不稳定，但经过监护室综合救治后有希望恢复。凡收入及转出监护室的患者，均需经主治医师以上医师（含主治医师）决定。

（一）收入指征

收入指征包括：①成人烧伤面积≥30%；②小儿烧伤面积≥20%；③烧伤虽未达到上述标准，但合并有中、重度吸入性损伤；④严重电击伤；⑤烧伤后使用机械通气；⑥烧伤低血容量性休克；⑦烧伤合并严重复合伤；⑧烧伤合并心力衰竭；⑨烧伤合并水电解质酸碱平衡紊乱及多器官功能障碍综合征；⑩烧伤合并感染性休克；⑪重大、高危手术后。

（二）转出指征

转出指征包括：①成人烧伤残余创面≤20%；②小儿烧伤残余创面≤10%；③创面愈合良好，严重并发症基本控制；④术后生命体征稳定，无严重术后早期并发症，不再需要机械通气，生命体征稳定48小时以上。

四、患者入室工作程序

（一）入室前程序

1. 值班护士接到住院处或病区医生入室通知，询问患者姓名、性别、年龄、烧伤面积、部位、致伤时间、伤后处置及有无合并症等情况。

2. 立即报告值班医生，并询问应准备何种床单位。

3. 按床单位及监测物品准备程序进行准备。

4. 根据病情备好急救物品、仪器，包括氧气表、吸氧管、面罩或鼻塞、负压吸引器、吸痰管、急救车、简易呼吸气囊、呼吸机及各种必需用物（手电筒、皮尺、别针、接头、约束带、胶布、输液架等）。

5. 准备患者入室登记本、病重报告本、床头卡、一览表。

6. 准备完毕，通知住院处或病区运送患者。

（二）入室后程序

1. 值班护士通知医生接诊患者。

2.值班护士协同医生、运送人员将患者平稳安置于病床上。

3.立即给予吸氧，进行体温、心率、呼吸、血压、血氧饱和度等监测。

4.与护送护士共同床头交接班，包括：接病情（包括心理问题）、检查患者（包括皮肤、管路）；接治疗、核对药品（包括自备药）及医嘱；接物品；检查病历（护理表格内容、病历页数等）；接未完成的检查、化验；接该患者的注意事项等。

5.计算机录入患者，病历整理。

6.与转运护士、家属共同清点患者物品并做好登记，贵重物品交给家属保管。

7.向家属做入院介绍，内容包括医务人员、住院环境、医院及监护室有关规章制度，探视规定，并登记记录。

8.根据病情做进一步监测治疗。

五、患者入室床单位及监测物品准备

1.根据患者具体情况遵医嘱准备悬浮床或翻身床或普通床。

2.悬浮床的准备：接通电源并开启，将床温升至 36 ～ 38℃，铺无菌床单，床单上铺无菌治疗单或棉垫。

3.翻身床的准备：床体应用 0.1% 有效氯溶液擦拭，按平卧位固定床板，铺无菌棉垫并将体位垫准备到位，固定输液架。

4.普通床的准备：铺防压力性损伤气垫，铺麻醉床，床单应为高压灭菌处理，并铺上无菌治疗单或棉垫，备输液架、床上支架、远红外线烤灯。

5.床旁备多功能心电监护仪（含经皮血氧饱和度监测导线、动脉血压监测导线或无创血压监测袖带、心电监测导线和电极片），根据病情需要选择导线并连接完毕。

6.输液架上准备听诊器，听诊头用无菌纱布包裹。

7.准备量杯和尿比重计。

8.护士站准备体温计、手电筒、手表。

9.如患者需要呼吸机辅助呼吸，做以下准备：①连接呼吸机各管道；②湿化罐内加湿化液；③接通氧气和压缩空气；④打开电源，根据医嘱调整支持模式和参数。

六、患者转出工作程序

1.医生确定转出后，通知护士何时转出、转至何病区，并通知家属。

2.转出前评估患者病情，转出过程的安全性，测量生命体征并记录，确定目前能否转出。

3.值班护士通知转入病区患者到达时间、病情、需要准备的物品、仪器及特殊交班等。

4. 护士完成基础护理，包括擦净胶布、电极片痕迹，更换污染的喉垫、寸带，敷料固定妥当，胸腹带包扎紧密，擦净尿管污迹等。

5. 完成重症护理记录转科小结。

6. 根据病情备好急救物品，包括氧气袋，连接好氧气管，备好简易呼吸器或小型呼吸机、抢救药品、急救药箱，必要时备急救车。

7. 整理、检查病历，打印、核对、检查病历质量，含体温单、医嘱记录单、护理记录、护理计划、压力性损伤报表、记账单；核对医生病历、检查单、化验单的页数；护士长做病历出科前质量检查。

8. 核对治疗用药。核对已用和未用临时、长期医嘱药品，包括口服、静脉、注射、小治疗等；未用药品应在转出当日或次日及时退还药房。

9. 清点患者物品数目并登记，与家属交接清楚并签字。

10. 转出前彻底吸痰，高浓度（流量）吸氧 5 分钟；上呼吸机患者转出科室提前将氧气接口等备好；检查各种管道（静脉输液、尿管、引流管等）通畅及固定，检查固定架位置。

11. 准备平车（搬运板），平车上铺好被褥等。

12. 通知护送医护人员及电梯值班人员。

13. 再次通知转入病区准备接待患者。

14. 根据病情将患者搬运至平车上，转送过程中密切观察病情、各种管道及固定架等，应携带治疗单、服药单、输液卡、危重患者转科交接单、病历等与转入病区进行交接。

15. 患者到达转入病区后与病区护士共同进行床头交接，包括病情（含心理问题）、治疗、药品（包括自备药）、皮肤、手术部位、敷料、各种管道、固定架、病历、未完成的检查和化验、注意事项、转科过程病情变化等并做记录。

16. 患者离开监护室后，护士做计算机转科处理，撤销患者在监护室的标识。

17. 按患者转出床单位及监测物品处理程序、终末消毒隔离程序进行处理。

七、患者转出床单位及监测物品处理

（一）悬浮床的处理

1. 床上敷料按医用垃圾处理，床单送洗衣房清洗，特殊感染应按相关消毒隔离制度执行。

2. 悬浮床床体应用 0.1% 有效氯溶液擦拭。

3. 悬浮床罩应用 0.1% 有效氯溶液浸泡消毒 30 分钟，清水洗净、晾干后备用。

4. 应用专用过滤网过滤硅沙粒，将结块或污染沙粒弃去。

5. 罩上悬浮床罩悬浮 48 小时后切断电源备用。

（二）翻身床的处理

1. 翻身床上敷料按医用垃圾处理。
2. 翻身床体进行洗消处理。
3. 海绵垫应用 0.1% 有效氯溶液浸泡 30 分钟后清水洗净、晾干。
4. 按要求重新铺设翻身床，罩床单备用。

（三）普通床的处理

1. 床体、床头柜应用 0.1% 有效氯溶液擦拭。
2. 被褥、枕头、床垫应用床单位臭氧消毒机进行终末消毒。
3. 按备用床要求铺设备用。

（四）多功能心电监护仪的处理

1. 导线用 75% 酒精擦拭，污染导线用 0.1% 有效氯溶液擦拭，晾干备用。
2. 袖带用 0.05% 有效氯溶液擦拭消毒。如有血渍、体液污染，用 0.1% 含氯消毒液浸泡 30 分钟，清水冲洗后晾干备用。
3. 经皮血氧饱和度监测夹及电极接头用 75% 酒精擦拭消毒。
4. 各种导线归回原处。

（五）其他

1. 听诊器、手电筒、手表用 75% 酒精或 0.05% 有效氯溶液擦拭消毒。
2. 体温计应用 75% 酒精浸泡消毒 30 分钟或 0.05% 有效氯溶液浸泡消毒 15 分钟，并用清水冲洗后备用。特殊感染性疾病患者用 0.05% 含氯消毒液浸泡消毒 30 分钟，清水冲洗后晾干备用。

八、转运途中安全程序

1. 值班护士与医生确定陪同人员及注意事项。
2. 根据患者转出工作程序要求做好充分的转运准备。
3. 值班护士与陪同护士进行床旁交接。
4. 根据病情将患者移至平车上后给患者盖好被子，固定好管道，检查输液部位并保持转运过程中液体平面距离穿刺部位高度不低于 60 cm。

5.转运途中密切观察病情、生命体征，注意测量脉搏、呼吸等，注意保护好各种管道、敷料等。病情危重者应做好记录。患者如出现生命体征异常或病情变化应立即报告医生。

九、烧伤整形病房探视管理制度

1.烧伤患者探视需经专用探视通道进行探视。

2.探视者患呼吸道疾病或经呼吸道传播的疾病，谢绝探视。

3.探视时间不得大声喧哗，禁止抽烟。

4.探视时间为每日 14：00—19：00，其他时间一律谢绝探视。

5.遇有患者进行抢救，停止探视。

6.特殊情况，经科室主任同意，着隔离衣，戴口罩、帽子，穿鞋套，清洁口鼻腔后方可进入监护室。

十、急救设备应急管理规定

1.监护仪器设备无特殊原因不外借。

2.监护仪器设备由专人负责管理，定期清点、保养。

3.呼吸机每次用毕立即消毒，备好一次性呼吸机管道，置于空床头备用。

4.如使用非一次性管道，应同湿化罐一起送至消毒中心集中浸泡消毒，晾干后塑封保存。

5.便携式呼吸机使用完毕，立即将氧气瓶取下，送到氧气站充满氧气，做好标志"已充满氧气"。实行谁使用谁负责的原则。

6.当科室呼吸机、监护仪等设备不能满足临床需要时，由主管班护士与仪器中心联络外借，外借的仪器做好标志，使用完毕立即进行消毒处理，携带借据及时归还。

7.外借仪器、材料应登记在小交班本上，做好交班。

8.呼吸机突发故障时，立即脱机，使用简易呼吸器辅助通气，并立即通知技师或值班医生，在科室内调配，无法调配时立即与仪器中心联络请求支援。

9.由技师负责紧急检查维修或与维修中心联系。

10.晚夜间仪器设备出现故障，立即报告值班医生，必要时通知技师到场处理。

11.故障仪器悬挂"故障"牌，置于仪器间待修。

12.除颤仪平时要保障功能正常，固定位置、地点放置，不得随意挪动。

13.急救车配备简易呼吸器1个，汞柱式血压计1台，以备紧急时使用。

14.库房常备监护仪导线、经皮血氧饱和度探头、血压袖带、有创压力传感器。

15.遇仪器设备紧急故障无法解决或协调困难时，立即报告科主任、护士长。

十一、监护室工作人员管理规范

（一）医生

1. 入内权限：科室及病区主任查房、主管医生、经治医生、病区住院总医生、会诊医生，患有呼吸道及胃肠道病症时要避免接触患者。

2. 值班规范：值班医生必须在指定位置，值班期间不允许擅自离开病房，因工作必须离开时向值班护士说明去向；值班医生负责患者临时情况的及时处理，遇有疑难问题应请示上级医生；如患者病情出现特殊变化，值班医生给予抢救治疗，负责与患者家属沟通并立即向上级医生汇报病情。

3. 着装要求：入室必须按规定着工作服，戴帽子、口罩，更换专用拖鞋，将脱下的外出服挂于指定区域；出监护室必须弃掉口罩、帽子，着外出服，更换外出鞋；所用衣、帽等要每日更换；会诊医生或行床旁检查人员必须更换专用入内工作服，配戴帽子、口罩，穿鞋套。

4. 手卫生：严格落实"七步洗手法"。进入或离开监护室时，均应洗手；各种操作、接触患者前后必须手消毒，必要时洗手；在处理不同患者或直接接触同一患者不同部位前后必须手消毒；进行无菌操作前，严格手消毒和执行无菌操作技术；抢救患者紧急情况下来不及洗手时，可使用快速手消毒剂洗手。

（二）护士

1. 入内权限：护士长、特护间值班护士、保障班护士摆药，患有呼吸道及胃肠道病症时要避免接触患者。

2. 值班规范：必须坚守岗位，认真履行各项规章制度，严防护理差错和事故发生，确保患者安全。实行 24 小时连续动态监测并详细记录生命体征及病情变化，急救护理措施准确及时；掌握常规监测手段，熟练使用各种仪器设备，密切观察病情变化并及时通知医生采取相应措施，护理记录详实、准确；护理措施到位，护理工作中有预见性，积极采取各种措施，减少护理并发症的发生；参加医生查房，及时了解患者的治疗护理重点；严格遵守交接班制度，认真落实小交班内容；严格执行消毒隔离制度及清洁卫生工作，防止院内交叉感染；做好特护间仪器、设备、药品、医用材料的保管工作。

3. 着装要求：入室必须按规定着工作服，戴帽子、口罩，更换专用拖鞋，将脱下的外出服挂于指定区域；出监护室必须弃掉口罩、帽子，着外出服，更换外出鞋；所用衣、帽等要每日更换。

4. 手卫生：同"（一）医生"。

（三）护工

1. 护工培训及要求：上岗前统一培训，介绍特护间环境、管理规范等。遵守院规，听从医务人员指导，不得擅自翻阅病历和其他医疗记录，不谈论有关患者健康和治疗事宜，不坐卧病床，不准吸烟、饮酒；不允许将易燃、易爆等物品带入病房；爱护公物，节约用水。

2. 值班规范：不得擅自离开病房，23：00-6：00 可离开特护间就寝，根据患者数目合理安排值班人数，要到指定地点休息，夜间有需要时，护士可找值班人员协助；做到专人专护，不串病房，若特殊情况需要帮忙，应做好消毒，防止交叉感染；与医护人员团结协作，协助医生为患者浸浴、换药，协助做好患者的饮食、生活及心理护理；保持病房安静、整洁，每日用 75 % 酒精或 0.05 % 含氯消毒液擦拭消毒病房 2 次（晨起、下午），包括病房内病床、窗户、桌柜、吊塔、所有仪器设备及换药车等。

3. 着装要求：入室必须按规定着工作服，戴帽子、口罩，更换专用拖鞋，将脱下的外出服挂于指定区域；出监护室必须弃掉口罩、帽子，着外出服，更换外出鞋；所用衣、帽等要每日更换。

4. 手卫生：严格落实"七步洗手法"，进入或离开监护室时，必须洗手；进行饮食、生活护理前后必须手消毒；协助换药前后必须洗手。

（四）保洁员

1. 保洁员培训及要求：严格遵守医院规章制度，积极配合医务人员做好病房的清洁、消毒工作。不仅要清洁垃圾，擦掉尘埃，同时还必须做好消毒隔离工作，预防交叉感染。

2. 值班规范：坚守岗位，不脱岗；每日打扫特护间内卫生至少 3 次，晨间、上午、下午至少各 1 次，包括病房内及工作区地面、墙壁、窗户、洗手池、垃圾处置区域的卫生清洁，使用特护间专用清洁工具进行清理、消毒；每日更换医用垃圾及换药车内垃圾至少 4 次，晨间、中午下班前及下午上班后、下班前必须入内更换，并分类处置，传染和特殊感染患者须用双层垃圾袋，并注明标识，其余时间若有需要，保洁员应及时更换垃圾袋。

3. 着装要求：入内必须更换专用入内服，戴口罩、帽子，穿鞋套；出监护室必须脱掉入内服，挂于指定位置，弃掉帽子、口罩、鞋套等。

4. 手卫生：严格落实"七步洗手法"，进入或离开监护室时，必须洗手；垃圾处理时，佩戴一次性手套。

十二、监护室护士岗位准入标准

1. 取得全日制护理大专及大专以上学历毕业证书。

2. 取得护士执业资格证书。

3. 经三级甲等医院临床实习 10 个月以上（包括普通外科、肝胆胰脾外科、骨科、心胸外科、泌尿外科、呼吸科、心内科、神经内外科、儿科等科室实习）。

4. 在我科监护室学习不少于 3 个月。

5. 经过监护室专业理论和技术培训并考核合格。

6. 护理基础知识扎实。

十三、监护室各班次工作职责、标准及流程

（一）责任班

1. 工作职责

（1）负责当班期间监护室管理、患者安全和治疗护理工作。

（2）负责检查夜班工作落实情况。

（3）负责查对夜班医嘱的处理及执行情况，并按规定签字。

（4）负责观察并监测患者病情变化，完成各类护理记录。

（5）负责监护室环境清洁、整齐、安静及温度、湿度适宜。

（6）负责次日术前和特殊检查的准备。

（7）负责监护室医嘱的处理。

（8）负责物品清点及毒麻限剧药品管理。

2. 工作标准

（1）仪表、行为规范，符合要求；服务主动、热情，沟通良好。

（2）熟练掌握四个"一口清"，病重患者"七知道"。

（3）执行各项治疗准确、及时，准确掌握本组患者的治疗方案、特殊及异常检查结果。

（4）巡视病房按等级护理巡视要求，发现患者病情变化并及时处置。

（5）患者病情、治疗、护理、液体交接清楚，护理记录及时、准确、完整。

（6）患者各类连续评估准确，功能、康复指导等记录完整。

（7）更换液体及时。

（8）病区管理到位，环境安静、整洁、有序。

（9）每日工作重点完成良好。

（10）各类健康宣教完整，患者掌握良好。

（11）护理记录满页打印。

（12）异常体温复测及时，物理及药物降温后降温结果记录完整。

（13）患者"六洁"落实及时、到位。

（14）各类检查、检验试管准备齐全，宣教准确，各类标本采集准确及时。

（15）危重患者病情观察及记录及时，出入量统计准确。

（16）各类事件报告及时，无隐瞒、拖延。

3. 工作流程

7：30 到科，评估患者。

8：00 交接班（书面、床旁），观察病情并记录。

8：15 做治疗护理，完成基础护理。

9：00 观察并监测患者病情变化，做好护理记录。

10：00 测体温，高热患者降温处理；做次日术前和特殊检查的准备。

11：00 更换棉垫，喂药，摆好午间针剂。

11：30 轮替休息。

12：00 查对医嘱，观察病情并记录，做治疗护理。

13：00 将本班所用物品及时计费。

14：00 测体温，并录入电脑。

14：30 输液、小治疗、护理，整理病室环境，消毒病房，清点物品。

15：00 观察并监测患者病情变化，做好护理记录。

16：00 做治疗护理，检查体温录入电脑情况。

16：30 喂药，处理化验医嘱，耗材计价。

17：00 更换棉垫，更换引流瓶，补充物品。

17：30 整理治疗台，摆晚间针剂、口服药。

17：40 回顾本班工作。

18：00 交班。

（二）小夜班

1. 工作职责

（1）负责监护室管理、患者安全和治疗护理工作。

（2）负责检查责任班工作落实情况。

（3）负责查对日间医嘱处理及执行情况。

（4）负责观察并监测患者病情变化，完成当班患者护理记录。

（5）负责次日术前和特殊检查的准备。

（6）负责监护室医嘱的处理。

（7）负责物品清点及毒麻限剧药管理。

2. 工作标准

（1）服务态度好，仪表端庄。

（2）交接班清楚，公物数目相符，掌握患者情况（数目、病情、治疗、检查、护理等）。

（3）病情观察及时，掌握病重患者"七知道"，按等级护理巡视，及时发现病情及时处理，护理记录准确、据实、客观，正确执行各项治疗。

（4）晚间治疗及时、准确，专科操作符合规范。

（5）晚间护理到位。

（6）病区安静、整洁、有序，按时关灯、关门，做好病区安全管理。

（7）毒麻限剧药柜钥匙随身携带，账目准确，按规定登记签字。

（8）医嘱核对、处理准确无误，按规定签字。

3. 工作流程

16：45 到科，评估患者，清点物品、毒麻限剧药。

17：00 接班（书面、床旁），观察病情并记录。

17：30 查对日间医嘱及各种治疗本、化验单。

19：00 测体温，并录入电脑，总结 12 小时出入量，做治疗护理。

20：30 处理并执行晚间医嘱，观察并监测患者病情变化，做好护理记录。

21：00 晚间护理，更换棉垫，整理病房环境，消毒。

22：00 清理治疗台，补充物品。

23：00 测体温，并录入电脑。

0：00 停手术医嘱，但小治疗及注射单 1：00、3：00 针剂仍按时执行。关电脑，只留一台值班电脑。

0：40 摆 3：00 针剂，将已执行医嘱时间录入电脑，将本班所用物品及时计费。

1：00 回顾本班工作。

1：30 交班。

（三）大夜班

1. 工作职责

（1）负责当班期间监护室管理、患者安全和护理治疗工作。

（2）负责检查小夜班工作落实情况。

（3）负责查对日间、小夜班医嘱处理及执行情况。

（4）负责观察并监测患者病情变化，完成当班患者护理记录。

（5）负责检查落实术前和特殊检查准备。

（6）负责监护室医嘱处理。

（7）负责晨间标本留取。

（8）负责物品清点及毒麻限剧药管理。

2. 工作标准

（1）服务态度好，仪表端庄。

（2）交接班清楚，公物数目相符，掌握患者情况（数目、病情、治疗、检查、护理等）。

（3）病情观察及时，掌握"七知道"，按等级护理巡视，及时发现病情及时处理，护理记录准确、据实、客观，正确执行各项治疗。

（4）专科操作符合规范，血尿标本采集准确，出入量统计准确。

（5）晨间护理到位。

（6）病区安静、整洁、有序，空气新鲜，按时开灯。

（7）毒麻限剧药柜钥匙随身携带，账目准确，按规定登记签字。

（8）医嘱核对、处理准确无误，按规定签字。

（9）早交班清晰、准确，重点突出。

3. 工作流程

1：30 到科，评估患者，清点物品、毒麻限剧药。

1：40 接班（书面、床旁），观察病情并记录。

2：00 查对全天医嘱及小夜班是否停止术前治疗。

2：30 查对化验单。观察并监测患者病情变化，做好护理记录。

3：00 测体温并录入电脑，做治疗护理。

4：00 摆次日长期针剂。

4：30 次日手术晨 9：00 长期针剂，填写退药单并进行退药交班登记。

5：00 做治疗护理，整理病房环境、消毒。

5：30 备头皮、采血，更换引流瓶，更换一次性尿袋。

6：00 测体温并录入电脑，晨间护理，更换棉垫，病室通风。

6：30 更换口腔、气管切开护理盘，清理补充物品。更换输液器。

7：00 留取 24 小时尿，总结 24 小时出入量并录入电脑。

7：30 喂口服药，擦拭治疗台，补充用物；打印特护记录，回顾本班工作。

8：00 交接班。

十四、监护室消毒隔离措施

（1）病室层流开放期间保持门窗关闭。

（2）病室内桌面、台面用 0.05% 含氯消毒液擦拭，每日 4 次，晨间、上午、下午、晚间各 1 次，做到一桌一巾。

（3）病室内地面用清洁地巾擦拭，每日 4 次，晨间、上午、下午、晚间各 1 次；地面被血、便等污染时，用 0.1% 含氯消毒液泼洒消毒 30 分钟，再进行清理。

（4）翻身床床体每日用 0.1% 含氯消毒液擦拭。

（5）各仪器表面用 75% 酒精擦拭，每日 1 次。

（6）病室墙壁用 0.05% 含氯消毒液擦拭，每周 1 次（周一）。

（7）清洗空调滤网，每周 1 次（周一）。

（8）雾化吸入面罩管路，专人专用，用毕清洗晾干备用；定期更换，每周 1 次（周一）。

（9）呼吸机管路选用一次性管路，每周更换 1 次（周四）；湿化罐使用后送供应室消毒处置，塑封保存，取回备用。

（10）各项操作后严格手消毒，每个病床及治疗车配备手消毒剂 1 瓶。

（11）终末消毒：①病室用 0.5% 过氧乙酸喷雾 1 g/m³，密闭熏蒸 2 小时；或过氧化氢原液喷雾 50 mg/m³，密闭熏蒸 2 小时。喷雾前遮盖好监护仪、呼吸机等贵重仪器。②病床、床架、床头桌、气垫双面用 0.1% 含氯消毒液擦拭。③监护导联、血压计袖带、手电筒、听诊器用 0.1% 含氯消毒液擦拭后再用清水擦拭 1 次。④床单位擦拭后铺好，用臭氧消毒机消毒 30 分钟备用。⑤翻身床、悬浮床用毕，按要求进行终末消毒处理。

十五、监护室手卫生管理制度

1. 各病室门口配备非手触式水龙头。

2. 各病床、治疗车、病房门口配备速干手消毒剂。

3. 配备洗手液，取消肥皂洗手。

4. 严格执行《医务人员手卫生规范》。

5. 严格掌握洗手时机。

6. 专人进行洗手液、速干手消毒剂的请领、补充，保证供应充足。

7. 感染监控小组成员随时检查工作人员洗手时机，方法是否规范，对违反规定者及时纠正。

8. 每月对医务人员手卫生效果进行监测，按比例抽查医生、护士、护工、保洁员，洗手或手消毒后进行手部细菌培养。

9. 每月对手卫生效果进行分析，提出改进措施。

专科质量标准

第六部分

一、烧伤患者护理质量标准

具体内容见表6-1。

表6-1 烧伤患者护理质量标准

项目	标准分值	质量标准	检查方法	评分等级			
				A	B	C	D
基础护理（20分）	3	及时完成入院处置。	床头查看患者及护理记录	3	2	1	0
	5	病房地面、物品表面每日用消毒液擦拭，拖布固定，每日紫外线空气消毒两次，每次30分钟。		5	4	3	1
	5	按分级护理质量标准实施护理，做到"三短六洁"。		5	4	3	1
	5	按要求翻身、叩背，掌握有效咳嗽方法，无护理并发症（压力性损伤、坠床等）。		5	4	3	1
	2	及时采集和送检各种标本。		2	1	0	0
专科护理（60分）	10	密切观察生命体征及精神状态，准确记录出入量，特别关注血压和体温变化，如有异常报告医生。	床头查看患者及护理记录	10	8	6	4
	5	观察创口敷料渗出情况，如渗出量大或有异味，报告医生及时更换敷料。		5	4	3	1
	10	观察患肢端血运：皮肤色泽、温度、肿胀、感觉情况。		10	8	6	4
	10	保持静脉管道通畅，及时输入液体及药物，按照烧伤补液原则及时补液，防止休克。		10	8	6	4
	5	正确体位，抬高患肢；保持功能位；暴露创面，避免受压；保证患者舒适、安全。		5	4	3	1
	10	饮食指导：遵医嘱给予高蛋白、高热量、高维生素饮食，避免辛辣刺激性食物。		10	8	6	4

续表

项目	标准分值	质量标准	检查方法	评分等级 A	B	C	D
专科护理（60分）	5	保护性隔离措施：安置个人病房，操作相对集中。	床头查看患者及护理记录	5	4	3	1
	5	心理护理：建立良好的护患关系，鼓励患者表达内心感受；对患者焦虑心理程度进行评估，取得家属的支持和陪伴。		5	4	3	1
健康教育（20分）	2	接诊护士在24小时内完成入院须知内容，责任护士在48小时内与患者见面，再次核实入院须知内容。	床头查看患者及定时随访	2	1	0	0
	5	介绍烧伤、烫伤相关知识，对患者和家属进行饮食指导及创面修复情况的介绍。		5	4	3	1
	5	交给患者和家属功能康复锻炼及预防瘢痕增生的方法。		5	4	3	1
	5	告知患者和家属需要手术的时机、方法、术后情况以取得患者及其家属的配合。		5	4	3	1
	3	定时复查，按时换药，如有异常情况及时就诊。		3	2	1	0
总分	100						

二、吸入性损伤患者护理质量标准

具体内容见表6-2。

表6-2 吸入性损伤患者护理质量标准

项目	标准分值	质量标准	检查方法	评分等级 A	B	C	D
基础护理（20分）	3	及时完成入院处置。	床头查看患者及护理记录	3	2	1	0
	5	病房整齐，温度、湿度适宜；病房通风，每日2次；每日用消毒液擦拭病房地面、物品表面，限制人员探视及陪护。		5	4	3	1
	5	按分级护理质量标准护理，做到"三短六洁"。		5	4	3	1
	5	按要求翻身、叩背，掌握有效咳嗽方法，无护理并发症（压力性损伤、坠床等）。		5	4	3	1
	2	及时采集和送检各种标本。		2	1	0	0

续表

项目	标准分值	质量标准	检查方法	评分等级			
				A	B	C	D
专科护理（60分）	10	评估患者受伤环境、时间、头面部肿胀程度、声音有无嘶哑，确定吸入性损伤程度。	床头查看患者及护理记录	10	8	6	4
	10	吸氧，抬高床头，半卧位，如颈部烧伤给予颈部过伸位；床旁备抢救用物，如气管切开包、气管套管、气管插管、负压封闭引流装置、必要时备呼吸机。		10	8	6	4
	5	密切观察生命体征及肿胀程度，特别关注呼吸、血氧饱和度变化，如有异常报告医生及时处置。		5	4	3	1
	10	气管切开患者，保持呼吸道通畅，气管套管固定妥当；严格无菌吸痰，动作轻柔；气管切开处固定妥当，及时更换喉垫，保持清洁；每日更换气道护理盘；口腔护理，每日2次。		10	8	6	4
	5	加强肺部听诊，鼓励有效咳嗽及深呼吸训练，定时雾化吸入，肺部护理。		5	4	3	1
	5	正确体位，并保持功能位；暴露创面避免受压；保证患者舒适、安全。		5	4	3	1
	5	饮食指导：遵医嘱给予高蛋白、高热量、高维生素饮食，避免辛辣刺激性食物。		5	4	3	1
	5	保护性隔离措施：安置独立病房，操作相对集中。		5	4	3	1
	5	心理护理：建立良好的护患关系，鼓励患者表达内心感受；对患者焦虑心理程度进行评估，取得患者及其家属的支持和信任。		5	4	3	1
健康教育（20分）	2	接诊护士在24小时内完成入院须知内容，责任护士在48小时内与患者见面，再次核实入院须知内容。	床头查看患者及定时随访	2	1	0	0
	5	介绍吸入性损伤相关知识，并对患者和家属进行饮食指导。		5	4	3	1
	5	教给患者和家属功能康复锻炼及预防瘢痕增生的方法。		5	4	3	1
	5	告知患者和家属需要手术的时机、方法、术后情况，取得患者及其家属的配合。		5	4	3	1
	3	定时复查，按时换药，如有异常情况及时就诊。		3	2	1	0
总分	100						

三、负压封闭引流治疗患者护理质量标准

具体内容见表 6-3。

表 6-3　负压封闭引流治疗患者护理质量标准

项目	标准分值	质量标准	检查方法	评分等级			
				A	B	C	D
基础护理（20分）	5	及时完成入院处置。	床头查看患者及护理记录	5	4	3	1
	2	保持病房安静、整洁，温度、湿度适宜；病房通风，每日2次。		2	1	0	0
	2	按照患者病情所需取舒适卧位，有安全防护措施。		2	1	0	0
	4	按分级护理质量标准实施护理，做到"三短六洁"。		4	3	2	1
	5	按要求翻身、叩背，掌握有效咳嗽方法，无护理并发症（压力性损伤、坠床等）。		5	4	3	1
	2	及时采集和送检各种标本。		2	1	0	0
专科护理（60分）	4	心理护理：向患者耐心讲解负压封闭引流治疗优点及注意事项，尽快建立患者及其家属的信心。	床头查看患者及护理记录	4	3	2	1
	8	创面护理：观察患肢局部微循环情况，皮肤温度变化；观察创面有无异味，有异常及时报告医生。		8	6	4	2
	10	负压封闭引流情况观察护理：①负压压力是否在规定范围内；②敷料是否鼓起；③引流管管型是否存在；④观察有无大量新鲜血液吸出。如有上述情况应立即报告医生并予以相应处理。		10	8	6	4
	8	管道护理：保持引流通畅，避免引流管受压、扭曲；观察贴膜有无破损或引流管接头有无松脱，是否保持持续负压状态，如有异常及时通知医生和对症处置。		8	6	4	2
	10	负压封闭引流装置的维护：引流管的长度以90～120 cm为宜，每日晨更换引流装置，严格无菌操作，在操作过程中引流管不能高于创面，防止引流液逆流。		10	8	6	4
	10	疼痛护理：评估患者疼痛，遵医嘱给予镇痛药，提供干净、舒适的环境；教会患者转移注意力。留有镇痛泵者，保持镇痛泵导管通畅并及时去除。		10	8	6	4
	10	饮食指导：遵医嘱给予高蛋白、高热量、高维生素饮食，避免辛辣刺激性食物。		10	8	6	4

项目	标准分值	质量标准	检查方法	评分等级			
				A	B	C	D
健康教育（20分）	3	接诊护士在 24 小时内完成入院宣教，责任护士在 48 小时内与患者见面，再次核实入院须知。	床头查看患者及定时随访	3	2	1	0
	3	责任护士做好相关检查注意事项的指导。		3	2	1	0
	4	责任护士做好疾病相关知识、药物、饮食知识和高危防范注意事项的指导。		4	3	2	1
	4	指导患者肢体功能锻炼，防止患肢长时间制动造成关节僵直、肌肉萎缩等症状。		4	3	2	1
	4	加强对患者活动时引流管保护措施的指导，勿牵拉、受压并始终保持低位。做好宣教，嘱患者和家属不要牵扯、压迫引流管，爱惜维护引流设备。		4	3	2	0
	2	定时复查，如有异常情况及时就诊。		2	1	0	0
总分	100						

四、皮肤软组织扩张手术 I 期患者护理质量标准

具体内容见表 6-4。

表 6-4　皮肤软组织扩张手术 I 期患者护理质量标准

项目	标准分值	质量标准	检查方法	评分等级			
				A	B	C	D
基础护理（20分）	5	及时完成术前准备。	床旁查看患者及护理记录	5	4	3	1
	2	保持病房安静、整洁，温度、湿度适宜；病房通风，每日 2 次。		2	1	0	0
	2	避免扩张器置入区受压，取舒适卧位，有安全防护措施。		2	1	0	0
	4	按分级护理质量标准实施护理，做到"三短六洁"。		4	3	2	1
	5	按要求实施基础护理，无护理并发症（压力性损伤、坠床等）。		5	4	3	1
	2	及时采集和送检各种标本。		2	1	0	0
专科护理（60分）	15	监测生命体征变化，观察术区有无渗血、渗液。	床旁查看患者及护理记录	15	11	7	3
	15	管道护理：保持引流管通畅，观察引流液的颜色、性质、量。如有异常及时报告医生。		15	11	7	3

项目	标准分值	质量标准	检查方法	评分等级			
				A	B	C	D
专科护理（60分）	10	疼痛护理：遵医嘱给予镇痛药物，教会患者转移注意力，观察扩张器置入区注水后皮瓣颜色。	床旁查看患者及护理记录	10	8	6	4
	10	扩张器注水后，避免受压、接触利器等，保护扩张皮瓣。		10	8	6	4
	10	心理护理：建立良好的护患关系，鼓励患者表达内心感受；对患者焦虑心理程度进行评估，给予安慰和鼓励；取得家属支持。		10	8	6	4
健康教育（20分）	2	接诊护士在24小时内完成入院须知内容，责任护士在48小时内与患者见面，再次核实入院须知内容。	床头查看患者及定时随访	2	1	0	0
	5	介绍疾病相关知识，术后保持引流管通畅；保护扩张区皮瓣；注水后疼痛，及时报告医生，观察皮瓣颜色，遵医嘱给予镇痛药物。		5	4	3	1
	2	责任护士做好相关检查注意事项的指导。		2	1	0	0
	3	饮食指导：高蛋白、高热量、高纤维素饮食。		3	2	1	0
	5	术后遵医嘱给予抗感染、缓解水肿、止血等药物，静脉输入。		5	4	3	1
	3	定期注水，自我保护皮瓣，学会观察皮瓣颜色及疼痛性质，如有异常情况及时就诊。		3	2	1	0
总分	100						

五、皮肤软组织扩张手术Ⅱ期患者护理质量标准

具体内容见表6-5。

表6-5　皮肤软组织扩张手术Ⅱ期患者护理质量标准

项目	标准分值	质量标准	检查方法	评分等级			
				A	B	C	D
基础护理（20分）	5	及时完成术前准备。	床旁查看患者及护理记录	5	4	3	1
	3	保持病房安静、整洁，温度、湿度适宜；病房通风，每日2次。		3	2	1	0
	5	按分级护理质量标准实施护理，做到"三短六洁"。		5	4	3	1
	5	按要求翻身、叩背，无护理并发症（压力性损伤、跌倒等）。		5	4	3	1
	2	及时采集和送检各种标本。		2	1	0	0

项目	标准分值	质量标准	检查方法	评分等级			
				A	B	C	D
专科护理（60分）	15	监测生命体征变化。	床旁查看患者及护理记录	15	11	7	3
	15	加强术区观察，及时发现渗血、渗液。留有引流管的患者，保持引流通畅，观察引流液的颜色、性质、量。		15	11	7	3
	15	及时了解术区伤口疼痛情况，密切观察术区皮瓣的血运情况。		15	11	7	3
	10	遵医嘱合理完成静脉补液。		10	8	6	4
	5	心理护理：建立良好的护患关系，给予安慰和鼓励；取得家属支持。		5	4	3	1
健康教育（20分）	5	接诊护士在24小时内完成入院须知内容，责任护士在48小时内与患者见面，再次核实入院须知内容。	床头查看患者及定时随访	5	4	3	1
	5	责任护士做好相关检查注意事项的指导。		5	4	3	1
	5	责任护士做好疾病相关知识、药物、饮食知识和高危防范注意事项的指导。		5	4	3	1
	5	定时复查，学会术区皮瓣自我保护和观察。		5	4	3	1
总分	100						

六、皮瓣移植手术患者护理质量标准

具体内容见表6-6。

表6-6　皮瓣移植手术患者护理质量标准

项目	标准分值	质量标准	检查方法	评分等级			
				A	B	C	D
基础护理（20分）	3	及时完成术前准备。	床头查看患者及护理记录	3	2	1	0
	2	保持病房安静、整洁，温度、湿度适宜；病房通风，每日2次。		2	1	0	0
	5	按照患者病情所需，取舒适卧位，有安全防护措施。		5	4	3	1
	3	按分级护理质量标准实施护理，做到"三短六洁"。		3	2	1	0
	5	按要求实施基础护理如翻身、叩背，无护理并发症（压力性损伤、坠床等）。		5	4	3	1
	2	及时采集和送检各种标本。		2	1	0	0

项目	标准分值	质量标准	检查方法	评分等级			
				A	B	C	D
专科护理（60分）	8	改善全身状况，加强营养，积极治疗基础病，解除创面局部压力，改善血液循环。	床头查看患者及护理记录	8	6	4	2
	8	加强皮肤护理，防止皮瓣受压；做好卫生清洁工作，防止污染术区。		8	6	4	2
	10	术区创面护理：观察皮瓣颜色、皮温，有无皮下积血、积液；抬高患肢，消除肿胀。		10	8	6	4
	10	管道护理：保持引流通畅，避免引流管受压、扭曲；妥善固定，防止脱出；准确记录引流液的颜色、性质和量，保持持续负压状态，如有异常及时通知医生。		10	8	6	4
	10	疼痛护理：评估患者疼痛，遵医嘱给予镇痛药，提供安静、舒适的环境；教会患者转移注意力。留有镇痛泵者，保持镇痛泵导管通畅并及时去除。		10	8	6	4
	10	饮食护理：高蛋白、高热量、高维生素、易消化饮食，忌辛辣刺激性食物。		10	8	6	4
	4	心理护理：患者会有焦虑、恐惧等表现，要做好患者及其家属的工作，使其配合治疗及护理。		4	3	2	1
健康教育（20分）	3	接诊护士在24小时内完成入院须知内容，责任护士在48小时内与患者见面，再次核实入院须知内容。	床头查看患者及定时随访	3	2	1	0
	3	责任护士做好相关检查注意事项的指导。		3	2	1	0
	5	责任护士做好疾病相关知识、药物、饮食知识和高危防范注意事项的指导。		5	4	3	1
	5	指导患者进行肢体功能锻炼，促进生理功能和皮瓣感觉恢复。		5	4	3	1
	2	指导患者，防止瘢痕增生，防止因皮瓣感觉迟钝造成烫伤、冻伤。		2	1	0	0
	2	定时复查，如有异常情况及时就诊。		2	1	0	0
总分	100						

七、植皮手术患者护理质量标准

具体内容见表 6-7。

表 6-7　植皮手术患者护理质量标准

项目	标准分值	质量标准	检查方法	评分等级			
				A	B	C	D
基础护理（20分）	3	及时完成术前准备。	床头查看患者及护理记录	3	2	1	0
	2	保持病房安静、整洁，温度、湿度适宜；病房通风，每日2次。		2	1	0	0
	5	按照患者病情所需，取舒适卧位，有安全防护措施。		5	4	3	1
	3	按分级护理质量标准实施护理，做到"三短六洁"。		3	2	1	0
	5	按要求实施基础护理如翻身、叩背，无护理并发症（压力性损伤、坠床等）。		5	4	3	1
	2	及时采集和送检各种标本。		2	1	0	0
专科护理（60分）	8	改善全身状况，加强营养，积极治疗基础病，解除创面局部压力，改善血液循环。	床头查看患者及护理记录	8	6	4	2
	8	监测生命体征变化。		8	6	4	2
	10	加强皮肤护理，做好卫生清洁工作，防止污染术区。		10	8	6	4
	10	观察术区敷料有无渗血、渗液，保持敷料清洁干燥；抬高患肢，消除肿胀。		10	8	6	4
	10	疼痛护理：评估患者疼痛，遵医嘱给予镇痛药，提供安静、舒适的环境；教会患者转移注意力。留有镇痛泵者，保持镇痛泵导管通畅并及时去除。		10	8	6	4
	10	饮食护理：高蛋白、高热量、高维生素、易消化饮食，忌辛辣刺激性食物。		10	8	6	4
	4	心理护理：患者会有焦虑、抑郁、恐惧等表现，要做好患者及其家属的工作，使其配合治疗及护理。		4	3	2	1
健康教育（20分）	3	接诊护士在24小时内完成入院须知内容，责任护士在48小时内与患者见面，再次核实入院须知内容。	床头查看患者及定时随访	3	2	1	0
	3	责任护士做好相关检查注意事项的指导。		3	2	1	0
	5	责任护士做好疾病相关知识、药物、饮食知识和高危防范注意事项的指导。		5	4	3	1
	5	指导患者进行功能锻炼，促进肢体功能恢复，防止皮片挛缩。		5	4	3	1
	2	指导患者，防止瘢痕增生、色素沉着。		2	1	0	0
	2	定时复查，如有异常情况及时就诊。		2	1	0	0
总分	100						

八、连续性血液净化护理技术质量标准

具体内容见表6-8。

表 6-8 连续性血液净化护理技术质量标准

项目	标准分值	质量标准	检查方法	评分等级			
				A	B	C	D
基础护理（12分）	3	患者体位安全、舒适，符合病情要求。	床前查看患者及护理记录	3	2	1	0
	3	床单位清洁、无血迹、无多余物品。		3	2	1	0
	3	透析中协助患者进食、更换体位。		3	2	1	0
	3	结束后及时更换、整理床单位。		3	2	1	0
专科操作（32分）	6	评估：神志、精神状态、出血情况；血管状况；生命体征；单位时间内患者体液的平衡状态；患者合作程度。	床前查看患者及护理记录	6	4	2	0
	6	治疗前准备：操作者准备；患者准备；机器准备；用物准备；置换液准备；环境准备。		6	4	2	0
	10	连续性血液净化管路预冲及上机、下机操作符合要求。		10	8	6	4
	10	血管通路准备：内瘘和深静脉置管换药符合无菌操作，消毒范围＞8 cm；操作前、后洗手或手消毒。		10	8	6	4
治疗监测（50分）	10	连续监测患者血压、心率、呼吸、血氧饱和度、血电解质及血气分析变化。	床前查看患者及护理记录	10	8	6	4
	10	液体出入平衡监测：准确设置并及时调整置换液、透析液的输入及超滤速度。		10	8	6	4
	10	观察机器运转情况：仔细观察各压力指标的变化情况。		10	8	6	4
	10	观察空气监测、漏血监测、温度监测及漏电保护监测，并能及时鉴别进行报警处理。		10	8	6	0
	10	观察抗凝药使用效果及出血情况。		10	8	6	0
健康教育（6分）	3	让患者了解连续性血液净化的目的，指导患者对深静脉置管的保护，防止感染。	床头查看患者及定时随访	3	2	1	0
	3	指导患者及时陈述异常感受，治疗过程中置管肢体局部限制活动，防止管路扭曲、牵拉、出血不畅。		3	2	1	0
总分	100						

九、血液透析患者护理质量标准

具体内容见表6-9。

表6-9 血液透析患者护理质量标准

项目	标准分值	质量标准	检查方法	评分等级 A	B	C	D
基础护理（30分）	5	及时完成入院处置。	床头查看患者及护理记录	5	4	3	2
	6	保持病房安静、整洁，温度、湿度适宜；病房通风，每日2次，每次30分钟。		6	4	2	1
	6	取舒适卧位，有安全防护措施。		6	4	3	2
	6	按照分级护理质量标准实施护理，做到"三短六洁"。		6	5	4	2
	7	无护理并发症（烫伤、压力性损伤、坠床等）。		7	5	3	0
专科护理治疗（40分）	7	用药护理：透析过程中应严密监测生命体征，防止低血压及失衡综合征；若出现上述情况，立即遵医嘱用药。协助和督促患者按时服药到口，并讲解药物名称、作用及注意事项。	床头查看患者及护理记录	7	5	3	2
	8	活动与休息：合理的休息及运动锻炼可以提高维持性血液透析患者的生活质量，如太极拳、慢跑、步行等。		8	6	4	2
	10	管道护理：维持管道的功能位置，妥善固定，防止脱落；保持通畅，保持无菌，防止污染；准确记录引流液的性质、量和颜色。		10	8	6	4
	7	及时采集和送检各种标本。		7	6	4	2
	8	心理护理：由于病情时间长，患者可能会有焦虑、抑郁、恐惧等表现，要做好患者及其家属的思想工作，配合治疗护理，与患者和家属沟通，了解原因，进行适当疏导和安抚，必要时报告医生和护士长，做好交接班和护理记录。		8	6	4	2
健康教育（30分）	10	护士在患者入院24小时内完成入院须知内容。	床头查看患者及护理记录	10	7	5	3
	10	向患者及家属介绍疾病的基本知识，使其了解疾病诱因、疾病发生、发展过程，治疗经过及注意事项。		10	7	5	3
	10	出院指导：出院后指导患者测量干体重，逐渐加强锻炼，注意劳逸结合，保持良好心态，调节情绪，保持心情舒畅以增强抗病能力；出现不适及时就诊；讲解办理出院结算流程；定期复诊。		10	7	5	3
总分	100						

十、肺炎患者护理质量标准

具体内容见表 6-10。

表 6-10　肺炎患者护理质量标准

项目	标准分值	质量标准	检查方法	评分等级			
				A	B	C	D
基础护理（20分）	5	完成入院处置。	床头查看患者及护理记录	5	4	3	1
	2	保持病房安静、整洁，温度、湿度适宜；病房通风，每日2次。		2	1	0	0
	2	取半卧位，使卧位舒适，有安全防护措施。		2	1	0	0
	4	按分级护理质量标准实施护理，做到"三短六洁"。		4	3	2	1
	5	按要求翻身、叩背，无护理并发症（压力性损伤、坠床等）。		5	4	3	1
	2	及时采集和送检各种标本。		2	1	0	0
专科护理（60分）	15	监测生命体征变化，尤其是体温变化，高热时及时报告医生，给予对症处理，准确记录出入量。	床头查看患者及护理记录	15	11	7	3
	15	促进有效排痰：深呼吸、有效咳嗽、吸入疗法、胸部叩击、体位引流、机械吸痰。		15	11	7	3
	10	给予能提供足够热量、蛋白质和维生素的流质或半流质食物，以补充高热引起的营养物质消耗；鼓励患者多饮水，每日 1～2 L。		10	8	6	4
	10	遵医嘱合理完成静脉补液。		10	8	6	4
	10	心理护理：建立良好的护患关系，鼓励患者表达内心感受；对患者焦虑心理程度进行评估，给予安慰和鼓励；取得家属的支持和陪伴。		10	8	6	4
健康教育（20分）	2	接诊护士在 24 小时内完成入院须知内容，责任护士在 48 小时内与患者见面，再次核实入院须知。	床头查病人及定时随访	2	1	0	0
	5	介绍疾病相关知识，药物、饮食知识和相关防范注意事项。		5	4	3	1
	2	责任护士做好检查注意事项指导。		2	1	0	0
	3	饮食指导：以少食多餐、清淡、少油、高蛋白、高热量为主。		3	2	1	0
	5	遵医嘱给予抗生素、止咳、祛痰药物，静滴、口服、雾化吸入，掌握药物的疗效和不良反应。		5	4	3	1
	3	定时复查，学会自我监测病情，如有异常情况及时就诊。		3	2	1	0
总分	100						

十一、急性肺栓塞患者护理质量标准

具体内容见表 6-11。

表 6-11　急性肺栓塞患者护理质量标准

项目	标准分值	质量标准	检查方法	评分等级			
				A	B	C	D
基础护理（20分）	3	完成入院处置。	床头查看患者及护理记录	3	2	1	0
	2	保持病房安静、整洁，温度、湿度适宜；病房通风，每日2次。		2	1	0	0
	5	注意严格卧床休息。		5	4	3	1
	3	按分级护理质量标准实施护理，做到"三短六洁"。		3	2	1	0
	5	按要求翻身、叩背，无护理并发症（压力性损伤、坠床等）。		5	4	3	1
	2	及时采集和送检各种标本。		2	1	0	0
专科护理（60分）	10	对高度怀疑或确认肺栓塞患者，需住监护病房；对患者严密监测，包括呼吸、循环、意识等。	床头查看患者及护理记录	10	8	6	4
	10	急性期绝对卧床休息，避免下肢过度屈曲，保持大便通畅，避免用力。		10	8	6	4
	10	选择合适的给氧方式和吸入氧浓度进行给氧治疗，以提高氧分压。		10	8	6	4
	15	遵医嘱及时、正确给予抗凝药和溶栓制剂，监测疗效及不良反应。		15	11	7	3
	5	遵医嘱合理完成静脉补液。		5	4	3	1
	5	给予高蛋白（以植物蛋白为主）、适当热量、高维生素、清淡饮食，避免高脂肪、油腻、辛辣刺激性食物。		5	4	3	1
	5	心理护理：建立良好的护患关系，鼓励患者表达内心感受；对患者焦虑心理程度进行评估，给予安慰和鼓励；取得家属的支持和陪伴。		5	4	3	1
健康教育（20分）	5	接诊护士在24小时内完成入院须知内容，责任护士在48小时内与患者见面，再次核实入院须知内容。	床头查看患者及定时随访	5	4	3	1
	5	责任护士做好相关检查注意事项的指导。		5	4	3	1
	5	责任护士做好疾病相关知识、药物、饮食知识和高危防范注意事项指导。		10	8	6	4
	5	对高危人群，指导其避免可能增加静脉血淤滞的行为，避免长期站立；鼓励卧床患者多进行床上肢体活动。		5	4	3	1
总分	100						

十二、呼吸衰竭患者护理质量标准

具体内容见表6-12。

表6-12　呼吸衰竭患者护理质量标准

项目	标准分值	质量标准	检查方法	评分等级			
				A	B	C	D
基础护理（20分）	3	完成入院处置。	床头查看患者及护理记录	3	2	1	0
	2	保持病房安静、整洁，温度、湿度适宜；病房通风，每日2次。		2	1	0	0
	5	摇高床头15°～30°，取舒适卧位，呼吸困难时给予端坐卧位，注意休息，避免刺激。		5	4	3	1
	3	按分级护理质量标准护理，做到"三短六洁"。		3	2	1	0
	5	按要求翻身、叩背，无护理并发症（压力性损伤、坠床等）。		5	4	3	1
	2	及时采集和送检各种标本。		2	1	0	0
专科护理（60分）	10	监测生命体征、意识状态变化，昏迷患者要检查瞳孔大小、对光反射，尤其要注意呼吸频率、节律、深度及血氧饱和度变化。	床头查看患者及护理记录	10	8	6	4
	10	氧疗护理：注意患者血气分析中氧分压和二氧化碳分压变化，调整氧气流量（Ⅰ型呼吸衰竭高流量吸氧，Ⅱ型呼吸衰竭低流量吸氧），观察患者缺氧症状有无改善及皮肤颜色变化。		10	8	6	4
	10	密切观察患者有无神经精神症状，有无判断力减弱、定向力障碍及是否出现精神错乱、狂躁、昏迷、抽搐等症状。		10	8	6	4
	15	观察痰液的性质、颜色、量，指导患者有效咳嗽、咳痰及有效呼吸，必要时建立人工气道，给予吸痰等措施，保持呼吸道通畅。		15	11	7	3
	5	遵医嘱给予抗生素、呼吸兴奋药和祛痰等药物，密切观察药物作用和不良反应。		5	4	3	1
	5	给予高蛋白、高脂肪、低糖类饮食，避免辛辣刺激性食物，多食蔬菜、水果，保持大便通畅。		5	4	3	1
	5	心理护理：建立良好的护患关系，鼓励患者表达内心感受；对患者焦虑心理程度进行评估，给予安慰和鼓励；取得家属支持。		5	4	3	1
健康教育（20分）	5	接诊护士在24小时内完成入院须知内容，责任护士在48小时内与患者见面，再次核实入院须知内容。	床头查看患者及定时随访	5	4	3	1
	5	了解预防感染的重要性，并能避免引起感染的相关因素。		5	4	3	1
	5	责任护士做好疾病相关知识、药物、饮食知识和不良事件防范及相关检查注意事项指导。		10	8	6	4
	5	学会自我监测病情及氧疗注意事项，根据情况采取合适的呼吸功能锻炼形式和锻炼强度。注意保暖，预防呼吸道感染，防止诱发呼吸衰竭；如有异常情况及时就诊。		5	4	3	1
总分	100						

十三、急性心肌梗死患者护理质量标准

具体内容见表 6-13。

表 6-13　急性心肌梗死患者护理质量标准

项目	标准分值	质量标准	检查方法	评分等级 A	B	C	D
基础护理（20分）	5	完成入院处置。	床头查看患者及护理记录	5	4	3	1
	2	保持病房安静、整洁，温度、湿度适宜；病房通风，每日2次。		2	1	0	0
	2	患者未行再灌注治疗前，应绝对卧床休息，调低监护仪的报警声，减少探视，保持环境安静，减少不良刺激，满足患者生活需要。		2	1	0	0
	4	按分级护理质量标准实施护理，做到"三短六洁"；心电监护者电极位置部位应避开胸骨右缘及心前区，以免影响做心电图和紧急电复律。		4	3	2	1
	5	按要求落实跌倒、坠床防范措施，避免受伤。		5	4	3	1
	2	及时采集和送检各种标本。		2	1	0	0
专科护理（60分）	20	监测患者神志和生命体征变化，急性期应住进冠心病监护室，应持续24小时进行心电、血压、呼吸监测，必要时进行血流动力学监测；严格观察心率、心律、血压、脉搏、呼吸变化；观察有无心律失常、心力衰竭等并发症；间断或持续吸氧2～5 L/min，迅速建立静脉通道。	床头查看患者及护理记录	15	11	7	3
	10	评估患者疼痛的部位、性质、程度、持续时间。烦躁不安、剧烈疼痛者，及时报告医生给予镇痛药物，注意观察患者胸痛变化情况。		10	8	6	4
	5	正确使用扩血管、抗心律失常药物，确保安全有效性；观察记录使用后效果。		5	4	3	1
	5	配合溶栓治疗。溶栓治疗或使用抗凝药物者，要注意观察疗效及患者有无出血倾向，如牙龈出血、鼻出血、血尿、血便、呕血等。		5	4	3	1
	10	评估患者排便情况，注意多食蔬菜、水果和粗纤维食物，如芹菜、糙米等，适当按摩患者腹部促进肠蠕动，避免便秘；一旦发现患者排便困难，应立即进行处理，可使用开塞露或低压盐水灌肠。		5	4	3	1
	10	起病后4～12小时内给予流质饮食，以减轻胃扩张；随后过渡到低脂、低胆固醇、清淡饮食，提倡少食多餐，准确记录出入量。		10	8	6	4

项目	标准分值	质量标准	检查方法	评分等级			
				A	B	C	D
健康教育（20分）	2	接诊护士分步完成入院须知内容和护理评估，不能延误抢救时间；责任护士在48小时内与患者见面，逐步完善相关内容。	床头查看患者及定时随访	2	1	0	0
	3	介绍疾病相关知识，告知患者和家属避免过于劳累、情绪激动、饱餐、寒冷刺激等诱发因素；教会患者及其家属心绞痛发作时的缓解方法，胸痛发作时应立即停止活动或舌下含服硝酸甘油。		5	4	3	1
	2	指导患者遵医嘱服药，不要擅自增减药量，自我监测药物不良反应；外出时随身携带硝酸甘油以备急需。硝酸甘油见光易分解，应放在棕色瓶内存放于干燥处，避免潮解失效；药瓶开封后，每6个月更换1次，以确保疗效。		2	1	0	0
	2	饮食指导：宜摄入低热量、低脂、低胆固醇、低盐食物，避免暴饮暴食，少食多餐。		3	2	1	0
	3	评估患者进行康复训练的适应证，如患者生命体征平稳，无明显疼痛，安静时心率低于100次/分，无严重并发症可以进行康复训练，向患者解释合理活动的重要性，遵循循序渐进原则；与医生一起制定个性化运动康复方案，活动时监测心率、心电图变化，出现不适及时停止。		3	2	1	0
	3	责任护士做好相关检查，注意事项指导。		3	2	1	0
	2	改变生活方式，戒烟；逐渐改变急躁、易怒性格，保持平和心态，可采取放松技术或与他人交流方式缓解压力；适当运动，以有氧运动为主，注意运动强度和时间因病情个体差异不同，必要时在监测下放松；在饮食治疗基础上，结合运动和行为等综合治疗，控制体重。		2	1	0	0
	3	定时复查，学会自我监测病情，心绞痛比以前频繁，程度加重，时间延长或服用药物后不缓解应立即就诊，警惕心肌梗死发生；不典型心绞痛发作时可能表现为牙痛、上腹痛等，为防止误诊，可先按心绞痛发作处理并及时就医，出现不适症状及时就诊。		3	2	1	0
总分	100						

十四、高血压患者护理质量标准

具体内容见表 6-14。

表 6-14 高血压患者护理质量标准

项目	标准分值	质量标准	检查方法	评分等级			
				A	B	C	D
基础护理（20分）	5	完成入院处置。	床头查看患者及护理记录	5	4	3	1
	2	保持病房安静、整洁，温度、湿度适宜；病房通风，每日2次。		2	1	0	0
	4	按分级护理质量标准实施护理，落实"三短六洁"。		4	3	2	1
	3	满足卧床期间生活护理需求，保证卧位舒适。		3	2	1	0
	2	落实安全防护措施。		2	1	0	0
	2	按要求协助翻身、叩背，无护理并发症（压力性损伤、坠床等）。		2	1	0	0
	2	及时采集和送检各种标本。		2	1	0	0
专科护理（60分）	5	监测生命体征变化，观察记录血压波动。	床头查看患者及护理记录	5	4	3	2
	10	准确、及时遵医嘱给药，使用可控制滴数的输液器或注射泵，确保静脉降压药物的安全有效。		10	8	5	3
	10	观察用药后血压波动情况。		10	8	5	3
	10	出现高血压急症，应绝对卧床休息、吸氧。		10	8	5	3
	10	有预见性护理措施。		10	8	5	3
	5	指导患者避免屏气、用力呼吸或用力排便，稳定情绪。		5	4	3	2
	5	低盐、低脂饮食，控制总热量及钠盐摄入。		5	4	3	2
	5	心理护理：建立良好的护患关系，给予安慰和鼓励，取得患者及其家属的理解与配合。		5	4	3	2
健康教育（20分）	2	接诊护士在24小时内完成入院宣教，责任护士在48小时内与患者见面，再次核实入院须知内容。	床头查看患者及定时随访	2	1	0	0
	4	责任护士做好相关检查注意事项指导。		4	3	2	1
	3	指导患者正确服用降压药物，强调长期药物治疗的重要性；告知患者降压药物的名称、剂量、用法、作用及不良反应，不得擅自增减药物，更不可突然停服，以免血压突然急剧升高。		3	2	1	0

项目	标准分值	质量标准	检查方法	评分等级			
				A	B	C	D
健康教育（20分）	2	介绍疾病知识，做好日常活动的注意事项。	床头查看患者及定时随访	2	1	0	0
	2	饮食指导：以低盐、低脂饮食为主，每日钠盐摄入量控制在6 g以下；增加摄入粗纤维食物，避免便秘；减少食物中饱和脂肪酸的含量和脂肪总量，控制体重。		2	1	0	0
	4	合理安排运动量，指导患者根据年龄和血压水平选择适宜的运动方式，中老年人应包括有氧、伸展及增强肌力三类运动，可选择步行、慢跑、太极拳、气功等；运动强度指标为运动时最大心率达到以170减去年龄为宜，每周3～5次，每次30～60分钟。		2	1	0	0
	3	定期复查，学会自我监测病情，出现血压增高、头痛、头晕、胸闷等不适症状及时就诊。		3	2	1	0
总分	100						

十五、心功能不全患者护理质量标准

具体内容见表6-15。

表6-15 心功能不全患者护理质量标准

项目	标准分值	质量标准	检查方法	评分等级			
				A	B	C	D
基础护理（20分）	4	完成入院处置。	床头查看患者及护理记录	4	3	2	1
	2	保持病房安静、整洁，温度、湿度适宜；病房通风，每日2次。		2	1	0	0
	4	按分级护理质量标准实施护理，落实"三短六洁"；口腔护理，每日2次。		4	3	2	1
	3	满足患者卧床期间生活护理要求，保证卧位舒适。		3	2	1	0
	2	床单位整洁，有安全防护措施。		2	1	0	0
	3	按要求协助翻身、叩背，无护理并发症（压力性损伤、坠床等）。		3	2	1	0
	2	及时采集和送检各种标本。		2	1	0	0

续表

项目	标准分值	质量标准	检查方法	评分等级			
				A	B	C	D
专科护理（60分）	10	正确评估反映心功能各项体征并记录。	床头查看患者及护理记录	10	8	6	4
	10	卧床休息，给予吸氧，改善通气。		10	8	6	4
	10	监测生命体征，必要时监测血流动力学指标；记录24小时出入量，尿量＞30 ml/h。		10	8	6	4
	5	准确使用强心、扩血管、利尿药物，确保安全有效性。		10	8	6	4
	5	用药后观察效果并记录。		5	4	3	1
	5	定时采血，监测血电解质变化。		5	4	3	1
	5	管道护理：保持置管通畅，避免受压、扭曲；妥善固定，防止脱出；有标识，定时更换，防止感染；准确记录引流液的颜色、性质和量。		5	4	3	1
	5	低盐、低脂、易消化、高蛋白饮食，少食多餐，忌饱餐。		5	4	3	1
	5	心理护理：建立良好的护患关系，鼓励患者表达内心感受，评估患者恐惧心理程度，进行心理辅导，避免发生意外；取得家属的支持。		5	4	3	1
健康教育（20分）	2	接诊护士在24小时内完成入院须知内容，责任护士在48小时内与患者见面，再次核实入院须知内容。	床头查看患者及定时随访	5	4	3	1
	2	责任护士做好相关检查注意事项指导。		5	4	3	1
	5	责任护士做好疾病相关知识、药物、饮食知识和活动注意事项指导。		5	4	3	1
	3	做好高危防范注意事项指导。		5	4	3	1
	5	按心功能分级及患者情况给予活动指导。		2	1	0	0
	3	定期复查，学会自我监测病情，及时就诊。		2	1	0	0
总分	100						

十六、心律失常患者护理质量标准

具体内容见表6-16。

表 6-16　心律失常患者护理质量标准

项目	标准分值	质量标准	检查方法	评分等级			
				A	B	C	D
基础护理（20分）	4	完成入院处置。	床头查看患者及护理记录	4	3	2	1
	2	保持病房安静、整洁，温度、湿度适宜；病房通风，每日2次。		2	1	0	0
	4	按分级护理质量标准实施护理；落实"三短六洁"；口腔护理，每日2次。		4	3	2	1
	3	注意休息，适当进行体育锻炼，以不引起疲劳为度；心律失常发作时卧位休息，采取高枕卧位、半卧位或其他舒适卧位，尽量避免左侧卧位。		3	2	1	0
	2	床单位整洁，有安全防护措施。		2	1	0	0
	3	按要求协助翻身、叩背，无护理并发症（压力性损伤、坠床等）。		3	2	1	0
	2	及时采集和送检各种标本。		2	1	0	0
专科护理（60分）	10	正确评估心律失常种类，备急救药品、除颤仪。	床头查看患者及护理记录	10	8	6	4
	15	监测生命体征，尤其是心率（律）变化，必要时监测血流动力学指标，观察有无恶性心律失常，及时记录报告给予对症处理。		15	11	7	3
	15	用抗心律失常药物严控滴速，确保安全性。		15	11	7	3
	10	用药后观察效果并记录。		10	8	6	4
	5	根据原发病不同给予不同饮食，保持大便通畅；戒烟、酒，避免饱餐。		5	4	3	1
	5	心理护理：建立良好的护患关系，鼓励患者表达内心感受；评估患者恐惧心理程度，进行心理辅导；避免发生意外；取得家属支持。		5	4	3	1
健康教育（20分）	3	接诊护士在24小时内完成入院须知内容，责任护士在48小时内与患者见面，再次核实入院须知内容。	床头查看患者及定时随访	3	2	1	0
	3	责任护士做好相关注意事项指导。		3	2	1	0
	5	责任护士向患者和家属讲解心律失常的原因、诱因及防治知识；说明按时服用抗心律失常药物的重要性，不可自行减量、停药或擅自改用其他药物；告诉患者药物可能出现的不良反应。		5	4	3	1
	5	嘱患者注意劳逸结合、生活规律，保证充足的休息与睡眠；保持乐观情绪。		5	4	3	1
	4	按时复查，教会患者自测脉搏的方法以利于自我监测病情；对于反复发生严重心律失常危及生命者，教会家属心肺复苏术以备应急。		4	3	2	1
总分	100						

十七、上消化道出血患者护理质量标准

具体内容见表6-17。

表6-17　上消化道出血患者护理质量标准

项目	标准分值	质量标准	检查方法	评分等级			
				A	B	C	D
基础护理（20分）	3	完成入院处置。	床头查看患者及护理记录	3	2	1	0
	3	保持病房安静、整洁，温度、湿度适宜；病房通风，每日2次。		3	2	1	0
	3	取平卧位，必要时头偏向一侧，有安全防范措施。		3	2	1	0
	3	按分级护理质量标准实施护理，做到"三短六洁"。		3	2	1	0
	5	按要求翻身（急性期勿翻动、搬动），无护理并发症（压力性损伤、坠床等）。		5	4	3	1
	3	及时采集和送检各种标本。		3	2	1	0
专科护理（60分）	10	监测生命体征变化，准确记录出血量、颜色、性状，观察精神、意识状态及皮肤温度、末梢循环等改变。	床头查看患者及护理记录	10	8	6	4
	10	掌握出血急救措施，一旦出现大出血，能有效采取急救措施，防止窒息；严重者床前备吸引器，遵医嘱为患者备血。		10	8	6	4
	10	建立两条或两条以上有效静脉通路，合理完成静脉补液，准确记录24小时出入量。		10	8	6	4
	10	严格遵医嘱给予止血药物，及时查看当前红细胞、血红蛋白值，以了解出血情况。		10	8	6	4
	10	禁食期间落实好口腔护理，病情平稳后遵医嘱给予高热量、高维生素饮食，避免粗糙、坚硬、刺激性食物。		10	8	6	4
	5	做好安全护理，避免晕厥、跌倒、坠床，告知患者及其家属具体防护措施。		5	4	3	1
	5	心理护理：建立良好的护患关系，出血时守在患者身边，安抚患者，减轻恐惧心理，以更好地配合治疗。		5	4	3	1
健康教育（20分）	4	接诊护士在24小时内完成入院须知内容，责任护士在48小时内与患者见面，再次核实入院须知内容。	床头查看患者及护理记录	4	3	2	1
	6	介绍疾病相关知识，做好相关检查注意事项指导，做好药物、高危注意事项指导。		6	4	2	1
	6	遵医嘱合理饮食，避免粗糙、坚硬、刺激性食物。		6	4	2	1
	4	定时复查，学会自我监测病情，如有异常情况及时就诊。		4	3	2	1
总分	100						

十八、急性胃肠炎患者护理质量标准

具体内容见表6-18。

表 6-18 急性胃肠炎患者护理质量标准

项目	标准分值	质量标准	检查方法	评分等级			
				A	B	C	D
基础护理（20分）	3	完成入院处置。	床头查看患者及护理记录	3	2	1	0
	3	保持病房安静、整洁，温度、湿度适宜；病房通风，每日2次。		3	2	1	0
	3	取半卧位，使卧位舒适，有安全防范措施。		3	2	1	0
	3	按分级护理质量标准实施护理，做到"三短六洁"。		3	2	1	0
	5	按要求翻身、叩背，无护理并发症（压力性损伤、坠床等）。		5	4	3	1
	3	及时采集和送检各种标本。		3	2	1	0
专科护理（60分）	10	监测生命体征变化，尤其是体温、血压变化，严格记录24小时出入量，倾听患者主诉，观察神志、皮肤弹性及是否口渴。	床头查看患者及护理记录	10	8	6	4
	10	密切观察患者呕吐物的性质、次数和量，嘱患者恶心、呕吐时，头偏向一侧；对于腹泻患者，观察大便颜色、次数、量及粪便稀薄程度，及时留取大便送检。		10	8	6	4
	10	观察腹部体征，有无腹痛，观察其疼痛部位、性质、持续时间，按医嘱给予解痉镇痛药，未明确诊断前慎用吗啡等镇痛药。		10	8	6	4
	10	保持口腔清洁，呕吐后及时用温水漱口；腹泻期间，用清水洗肛周皮肤，如有糜烂，可涂鞣酸软膏或行坐浴。		10	8	6	4
	10	遵医嘱合理完成静脉补液。		10	8	6	4
	5	饮食护理：呕吐严重者应禁食，病情好转后给予流质、半流质饮食，2～4天后可进软食；发热初期给予清淡、易消化流质饮食，急性期缓解后可进流质饮食，逐步恢复到软食；勿暴饮暴食，禁止饮酒。		5	4	3	1
	5	心理护理：建立良好护患关系，鼓励患者表达内心感受；评估患者心理情况，给予安慰和鼓励；取得家属支持。		5	4	3	1
健康教育（20分）	4	接诊护士在24小时内完成入院须知内容，责任护士在48小时内与患者见面，再次核实入院须知内容。	床头查看患者及护理记录	4	3	2	1
	6	责任护士做好相关检查注意事项指导。		6	4	2	1
	6	责任护士做好疾病相关知识、药物、饮食知识和高危防范注意事项指导。		6	4	2	1
	4	加强卫生管理，注意饮食和饮水卫生，不吃腐败变质食物。		4	3	2	1
总分	100						

十九、消化性溃疡患者护理质量标准

具体内容见表6-19。

表6-19 消化性溃疡患者护理质量标准

项目	标准分值	质量标准	检查方法	评分等级			
				A	B	C	D
基础护理（20分）	3	完成入院处置。	床头查看患者及护理记录	3	2	1	0
	3	保持病房安静、整洁，温度、湿度适宜；病房通风，每日2次。		3	2	1	0
	3	取舒适卧位，有安全防范措施。		3	2	1	0
	3	按分级护理质量标准实施护理，做到"三短六洁"。		3	2	1	0
	5	按要求翻身、叩背，无护理并发症（压力性损伤、坠床等）。		5	4	3	1
	3	及时采集和送检各种标本。		3	2	1	0
专科护理（60分）	5	监测生命体征变化，注意血压、心率变化，及时倾听患者主诉。	床头查看患者及护理记录	5	4	3	1
	15	观察腹部体征，有无腹痛，观察其疼痛部位、性质、持续时间，按医嘱给予解痉镇痛药，未明确诊断前慎用吗啡等镇痛药。		15	11	8	5
	10	胃镜检查护理：检查前禁食水6小时，检查后2小时可吃流质食物；检查后1～2天，部分患者有咽痛、异物感，多可自行缓解，症状严重，遵医嘱给药；镜检时取活检的患者（特别是老年人），检查后1～2天内，应给予流质饮食，并注意观察大便，如出现黑便及时报告医生。		10	8	6	4
	15	饮食护理：嘱患者定时进餐，少食多餐，以面食为主；溃疡活动期每日进餐5～6顿，症状控制后改为每日3顿；避免粗糙、过冷、过热、辛辣刺激性食物或饮料，忌烟酒。		15	11	8	5
	5	遵医嘱合理完成静脉补液。		10	8	6	4
	10	规律生活及心理护理：进食后半小时至1小时应安静休息，避免外界刺激；保持心情愉悦，鼓励患者表达内心感受，耐心倾听并解答，保持睡眠充足。		5	4	3	1
健康教育（20分）	4	接诊护士在24小时内完成入院须知内容，责任护士在48小时内与患者见面，再次核实入院须知内容。	床头查看患者及护理记录	4	3	2	1
	6	责任护士做好检查注意事项指导。		6	4	2	1
	6	责任护士讲解溃疡病知识，规范合理用药，不自行停药，做好饮食知识和高危防范注意事项指导。		6	4	2	1
	4	定时复查，学会自我监测病情，如有异常情况及时就诊。		4	3	2	1
总分	100						

二十、糖尿病患者护理质量标准

具体内容见表 6-20。

表 6-20　糖尿病患者护理质量标准

项目	标准分值	质量标准	检查方法A	评分等级			
				B	C	D	
基础护理（20分）	3	及时完成入院处置。	床头查看患者及护理记录	3	2	1	0
	2	保持病房安全、整洁，温度、湿度适宜；病房通风，每日2次。		2	1	0	0
	5	注意休息，可适当进行体育锻炼，以不引起疲劳为宜。		5	4	3	1
	3	按分级护理质量标准实施护理，做到"三短六洁"。		3	2	1	0
	5	按要求翻身、叩背，无护理并发症（压力性损伤、坠床、跌倒）。		5	4	3	1
	2	及时采集和送检各种标本。		2	1	0	0
专科护理（60分）	10	监测生命体征及意识、瞳孔变化。	床头查看患者及护理记录	10	8	6	4
	10	补液护理：建立两条静脉通路，给予小剂量胰岛素，降糖速度为每小时血糖下降幅度小于基础血糖值的20%。		10	8	6	4
	10	安全护理：烦躁患者加床档保护，防止坠床。		10	8	6	4
	15	管道护理：做好胃管、吸氧管、输液管护理。		15	11	7	3
	5	监测血糖、血酮、血气分析变化。		5	4	3	1
	5	严格记录24小时出入量，尤其尿量。		5	4	3	1
	5	心理护理：建立良好的护患关系，鼓励患者表达内心感受；对患者恐惧心理程度进行评估，进行心理辅导，避免意外发生；取得家属支持。		5	4	3	1
健康教育（20分）	5	接诊护士在24小时内完成入院介绍内容，责任护士在24小时内与患者见面，再次核对入院介绍内容。	床头查看患者及定期随访	5	4	3	1
	5	责任护士做好相关检查注意事项指导。		5	4	3	1
	5	责任护士做好疾病相关知识、药物、饮食知识和高危防范注意事项指导。		5	4	3	1
	5	定期监测血糖，学会自我监测病情，如有异常情况及时就诊。		5	4	3	1
总分	100						

二十一、糖尿病合并心血管疾病患者护理质量标准

具体内容见表 6-21。

表 6-21　糖尿病合并心血管疾病患者护理质量标准

项目	标准分值	质量标准	检查方法	评分等级 A	B	C	D
基础护理（20分）	2	及时完成入院处置。	床头查看患者及护理记录	2	1	0	0
	3	保持病房安静、整洁，温度、湿度适宜；病房通风，每日2次。		3	2	1	0
	5	取舒适卧位，有安全防护措施。		5	4	3	1
	3	按分级护理质量标准实施护理，做到"三短六洁"。		4	3	2	1
	5	按要求翻身、叩背，无护理并发症（压力性损伤、坠床、跌倒）。		5	4	3	1
	2	及时采集和送检各种标本。		2	1	0	0
专科护理（60分）	10	监测患者生命体征变化，尤其是血压、脉搏变化，并观察患者的神志、面色、末梢循环有无变化，出现异常立即报告医生。	床头查看患者及护理记录	10	8	6	4
	10	疼痛护理：评估疼痛的性质、程度、持续时间。		10	8	6	4
	10	指导患者卧床休息，采取舒适体位。		10	8	6	4
	10	应用硝酸甘油护理：静滴硝酸甘油时注意输液速度，监测血压，预防低血压。		10	8	6	4
	10	急性心肌梗死护理：绝对卧床休息，保持病房干净，间断或持续吸氧，持续心电监护。		10	8	6	4
	5	溶栓护理：观察有无寒战、发热、过敏等副作用，补充血容量控制休克。		5	4	3	1
	5	心理护理：建立良好的护患关系，鼓励患者表达内心感受；对患者焦虑心理程度进行评估，给予安慰和鼓励；取得家属支持。		5	4	3	1
健康教育（20分）	5	接诊护士在24小时内完成入院介绍，责任护士在48小时内与患者见面，再次核实入院介绍内容。	床头查看患者及定时随访	5	4	3	1
	5	指导患者生活规律，不宜过饥、过饱时洗澡。		5	4	3	1
	5	摄入低热量、低脂、低胆固醇、低盐、高纤维饮食，保持大便通畅。		5	4	3	1
	3	按医嘱服药，监测药物副作用，外出时随身携带硝酸甘油。		3	2	1	0
	2	定时复查，学会自我监测病情，如有异常情况及时就诊。		2	1	0	0
总分	100						

二十二、糖尿病足患者护理质量标准

具体内容见表6-22。

表6-22 糖尿病足患者护理质量标准

项目	标准分值	质量标准	检查方法	评分等级			
				A	B	C	D
基础护理（20分）	3	及时完成入院处置。	床头查看患者及护理记录	3	2	1	0
	2	保持病房安静、整洁，温度、湿度适宜；病房通风，每日2次。		2	1	0	0
	5	取半卧位，使卧位舒适，有安全防护措施。		5	4	3	1
	3	按分级护理质量标准实施护理，做到"三短六洁"。		3	2	1	0
	5	按要求翻身、叩背，无护理并发症（压力性损伤、坠床、跌倒）。		5	4	3	1
	2	及时采集和送检各种标本。		2	1	0	0
专科护理（60分）	15	加强足部日常护理：抬高患肢，防止局部受压；每日检查双脚，不要赤脚走路，选择宽松、柔软的鞋子。	床头查看患者及护理记录	15	11	7	3
	15	糖尿病足筛查：观察足部皮肤颜色和营养状况，检查皮肤有无破损。		15	11	7	3
	15	用药护理：应用纠正代谢紊乱和改善局部循环药物，观察不良反应。		15	11	7	3
	10	伤口护理：保持引流通畅，避免引流管受压、扭曲、妥善固定，防止脱出；患肢制动减压，注意保暖。		10	8	6	4
	5	心理护理：由于病情重，住院时间长，患者可能会有焦虑、抑郁、恐惧等表现，要做好患者及其家属的工作，使其配合治疗及护理。		5	4	3	1
健康教育（20分）	3	接诊护士在24小时内完成入院介绍内容，责任护士在48小时内与患者见面，再次核实入院介绍内容。	床头查看患者及护理记录	3	2	1	0
	3	责任护士做好疾病相关知识和糖尿病足的发病进程及高危因素指导。		3	2	1	0
	5	责任护士做好药物、饮食知识和高危防范注意事项指导，尤其是糖尿病足的常见诱因。		5	4	3	1
	5	指导患者糖尿病足的预防方法。		5	4	3	1
	2	介绍疾病相关知识，指导患者养成良好的饮食习惯，避免暴饮暴食和饮酒过度，定时进餐。		2	1	0	0
	2	定时复查，学会自我监测病情，如有异常情况及时就诊。		2	1	0	0
总分	100						

二十三、低血糖症患者护理质量标准

具体内容见表 6-23。

表 6-23　低血糖症患者护理质量标准

项目	标准分值	质量标准	检查方法	评分等级			
				A	B	C	D
基础护理（20分）	3	完成入院处置。	床头查看患者及护理记录	3	2	1	0
	2	保持病房安静、整洁，温度、湿度适宜；病房通风，每日2次。		2	1	0	0
	5	取半卧位，使卧位舒适，有安全防护措施。		5	4	3	1
	3	按分级护理质量标准实施护理，做到"三短六洁"。		3	2	1	0
	5	按要求翻身、叩背，无护理并发症（压力性损伤、坠床、跌倒）。		5	4	3	1
	2	及时采集和送检各种标本。		2	1	0	0
专科护理（60分）	15	评估低血糖的原因：①胰岛 B 细胞增生和肿瘤等病变使胰岛素分泌过多；②使用胰岛素或降糖药过量；③垂体前叶或肾上腺皮质功能减退；④肝损伤；⑤饥饿、剧烈运动。	床头查看患者及护理记录	15	11	7	3
	15	指导患者预防低血糖。		15	11	7	3
	15	指导患者低血糖时如何自救。		15	11	7	3
	15	心理护理：严重低血糖时，患者可能会有焦虑、抑郁、恐惧等表现，要做好患者及其家属的工作，使其配合治疗及护理。		15	11	7	3
健康教育（20分）	3	接诊护士在 24 小时内完成入院介绍内容，责任护士在 48 小时内与患者见面，再次核实入院介绍内容。	床头查看患者及护理记录	3	2	1	0
	3	责任护士做好疾病相关知识和低血糖的发病因素及预防指导。		3	2	1	0
	5	责任护士做好药物、饮食知识和高危防范注意事项指导，尤其是低血糖的常见诱因。		5	4	3	1
	5	指导患者低血糖的预防方法。		5	4	3	1
	2	介绍疾病相关知识，指导患者养成良好饮食习惯，避免暴饮暴食和饮酒过度，定时进餐。		2	1	0	0
	2	定时复查，学会自我监测病情，如有异常情况及时就诊。		2	1	0	0
总分	100						

二十四、脑梗死患者护理质量标准

具体内容见表6-24。

表6-24　脑梗死患者护理质量标准

项目	标准分值	质量标准	检查方法	评分等级			
				A	B	C	D
基础护理（20分）	5	及时完成入院处置。	床头查看患者及护理记录	5	4	3	1
	2	保持病房安静、整洁，温度、湿度适宜；病房通风，每日2次。		2	1	0	0
	2	取半卧位，使卧位舒适，有安全防护措施。		2	1	0	0
	4	按分级护理质量标准实施护理，做到"三短六洁"。		4	3	2	1
	5	按要求翻身、叩背，无护理并发症（压力性损伤、跌倒、坠床等）。		5	4	3	1
	2	及时采集和送检各种标本。		2	1	0	0
专科护理（60分）	15	观察意识、瞳孔、肢体活动及生命体征变化，如有意识情况加重、瞳孔、呼吸、血压变化及肢体活动减少或肌力下降，立即报告医生，给予对症处理；准确记录出入量。	床头查看患者及护理记录	15	11	7	3
	15	做好各种护理：管道护理及皮肤护理，配合康复师做好深静脉血栓预防。		15	11	7	3
	10	给予低盐、低脂、高维生素、易消化食物，忌烟酒；留置胃管时回抽胃液，做好应激性溃疡观察及护理；禁食期间加强口腔护理。		10	8	6	4
	10	遵医嘱合理完成静脉补液。		10	8	6	4
	10	心理护理：建立良好的护患关系，鼓励患者表达内心感受；进行心理辅导，加强安全防护，避免意外发生；取得家属支持。		10	8	6	4
健康教育（20分）	3	接诊护士在24小时内完成入院须知内容，责任护士在48小时内与患者见面，再次核实入院须知内容。	床头查看患者及定时随访	2	1	0	0
	5	介绍疾病相关知识，清醒、有吸烟史者给予戒烟指导，偏瘫患者做好康复护理健康教育，意识不清者向陪护讲解良肢位摆放的意义，有压力性损伤或跌倒等高危风险的患者讲解预防措施，检验其知识掌握程度，必要时重复指导。		5	4	3	1
	5	责任护士做好相关检查注意事项指导。		2	1	0	0
	2	饮食指导：少食多餐，以低盐、清淡、少油、高维生素食物为主。		3	2	1	0
	3	遵医嘱给予相应治疗，使用脱水药者注意血管保护，预防静脉炎。		5	4	3	1
	2	定时复查，学会自我监测病情，如有异常情况及时就诊。		3	2	1	0
总分	100						

二十五、癫痫患者护理质量标准

具体内容见表 6-25。

表 6-25 癫痫患者护理质量标准

项目	标准分值	质量标准	检查方法	评分等级			
				A	B	C	D
基础护理（20分）	5	及时完成入院处置。	床头查看患者及护理记录	5	4	3	1
	2	保持病房安静、整洁、温度、湿度适宜；病房通风，每日2次。		2	1	0	0
	2	取半卧位，使卧位舒适，有安全防护措施。		2	1	0	0
	4	按分级护理质量标准实施护理，做到"三短六洁"。		4	3	2	1
	5	按要求翻身、叩背，无护理并发症（压力性损伤、跌倒、坠床等）。		5	4	3	1
	2	及时采集和送检各种标本。		2	1	0	0
专科护理（60分）	10	严密观察意识和生命体征变化，发作时保持呼吸道通畅，及时吸痰；注意防止外伤（如舌咬伤、骨折、脱臼、擦伤等）；加强安全保护，放置床档。	床头查看患者及护理记录	10	8	6	4
	5	备好各种急救药物及器材，遵医嘱使用抗癫痫药及镇静药物，注意观察药物不良反应。		5	4	3	1
	10	给予营养丰富、清淡、无刺激性饮食。		10	8	6	4
	15	管道护理：留置胃管、尿管等管路的患者，避免引流管受压、扭曲；妥善固定，防止脱出；定时更换引流袋，防止感染；准确记录引流液的颜色、性质和量。		15	11	7	3
	10	卧床休息，吸氧、高热时做好物理降温，脑水肿给予脱水药物，预防和控制感染，及时查找抽搐病因。		10	8	6	4
	10	心理护理：建立良好的护患关系，鼓励患者表达内心感受；对患者恐惧心理程度进行评估，并进行心理辅导，避免意外发生；取得家属支持和陪伴。		10	8	6	4
健康教育（20分）	3	接诊护士在24小时内完成入院须知内容，责任护士在48小时内与患者见面，再次核实入院须知内容。	床头查看患者及定时随访	3	2	1	0
	2	责任护士做好相关检查注意事项指导。		2	1	0	0
	5	责任护士做好疾病、药物、饮食知识和癫痫发作时自我保护知识指导。		5	4	3	1
	5	强调坚持长期规律服药的必要性，避免突发停药、减药、漏服药或自行换药；随身携带个人信息卡片，以备发作时旁人提供帮助，及时联系处理。		5	4	3	1
	5	定时复查，尽量避免独处，如有异常情况及时就诊。		5	4	3	1
总分	100						

二十六、睡眠呼吸暂停综合征患者护理质量标准

具体内容见表6-26。

表 6-26　睡眠呼吸暂停综合征患者护理质量标准

项目	标准分值	质量标准	检查方法	评分等级 A	B	C	D
基础护理（20分）	4	及时完成入院处置。	床头查看患者及护理记录	4	3	2	1
	4	保持病房安静、整洁，温度、湿度适宜；病房通风，每日2次。		4	3	2	1
	4	嘱患者睡眠时采取侧卧位，以减轻症状。		4	3	2	1
	4	按分级护理质量标准实施护理，做到"三短六洁"。		4	3	2	1
	4	及时采集和送检各种标本。		4	3	2	1
专科护理（60分）	6	使用无创呼吸机者，护士教会其操作方法，并观察运行状况。	床头查看患者及护理记录	6	4	2	0
	6	监测生命体征变化，按时完成各项检查，掌握异常检查值。		6	4	2	0
	6	需手术者，做好术前介绍、准备；病情重者，遵医嘱转重症监护室。		6	4	2	0
	6	遵医嘱执行术前准备，围手术期正确用药。		6	4	2	0
	6	术后回病房者，给予平卧位，头偏向一侧；持续低流量吸氧；心电监测观察生命体征，尤其是呼吸的频率、节律和面色及有无憋气症状。		6	4	2	0
	6	指导患者合理膳食：由流食向温凉、易消化半流食、软食、普食逐渐过渡，遵从金字塔健康饮食结构指导。		6	4	2	0
	6	观察术区有无出血：嘱患者及时吐出口中分泌物，集中处置。		6	4	2	0
	6	熟练掌握应急预案，急救用物准备齐全。		6	4	2	0
	6	准确统计出入量，及时记录。		6	4	2	0
	6	心理护理：建立良好的护患关系，了解患者心理需求，及时给予安慰解释和疏导。		6	4	2	0
健康教育（20分）	5	接诊护士在24小时内完成入院须知内容，责任护士在48小时内与患者见面，患者知晓责任护士并掌握相关要求。	床头查看患者及定时随访	5	4	3	1
	5	术前后宣教材料齐全。		5	4	3	1
	4	患者知晓掌握术前、术后注意事项。		4	3	3	1
	2	患者知晓、依从垃圾分类。		2	1	0	0
	2	患者知晓卧位姿势、体重控制、戒烟酒等良好生活习惯与治疗效果关系。		2	1	0	0
	2	患者知晓出院流程和注意事项。		2	1	0	0
总分	100						

二十七、呼吸道感染患儿护理质量标准

具体内容见表 6-27。

表 6-27　呼吸道感染患儿护理质量标准

项目	标准分值	质量标准	检查方法	评分等级			
				A	B	C	D
基础护理（20分）	5	及时完成入院处置，进行入院评估，根据分值填写不良事件预报，挂提示标识。	床头查看患者及护理记录	5	4	3	1
	3	保持病房安静、整洁，温度、湿度适宜；病房通风，每日 2 次；患儿注意保暖。		3	2	1	0
	5	按分级护理质量标准实施护理，做到"三短六洁"；头上胎脂及时清理；床单位整洁，1 岁以下患儿使用一次性纸尿裤。		5	4	3	1
	5	按要求翻身，无护理并发症（压力性损伤等）；正确使用床档，防止坠床；必须有监护人看护，防止跌倒。		5	4	3	1
	2	及时采集和送检各种标本。		2	1	0	0
专科护理（60分）	15	监测生命体征变化，体温过高者，及时给予物理降温；体温＞38.5℃，遵医嘱给予退热药物。	床头查看患者及护理记录	15	11	7	3
	15	观察患儿有无喘息、憋气、缺氧等症状，及时报告医生；给予舒适体位。		15	11	7	3
	5	遵医嘱给予持续低流量吸氧；遵医嘱给予雾化吸入，完毕后给予叩背、擦拭面颊及喂水。		5	4	3	1
	10	遵医嘱给予抗感染、化痰、止咳等药物治疗，观察疗效；惊厥患儿遵医嘱给予预防惊厥药物，告知家长其重要性。		10	8	6	4
	10	保证营养供给，避免喂养过程中出现呛奶现象。		10	8	6	4
	5	对家长进行心理护理：建立良好的护患关系，给予安慰，取得家长的理解和配合。		5	4	3	1
健康教育（20分）	5	接诊护士在 4 小时内完成入院须知内容，责任护士在 24 小时内与患儿及其家长见面，再次核实入院宣教内容。	床头查看患者及定时随访	5	4	3	1
	5	护士做好相关检查注意事项指导。		5	4	3	1
	5	护士做好疾病知识、药物和意外事件防范注意事项指导，告知家长饮食方面的知识、如何添加辅食及预防疾病的注意事项；对于惊厥患儿，要告知家长如何预防高热惊厥的发生，发生时的处理措施及用药指导。		5	4	3	1
	5	定时复查，如有异常情况及时就诊。		5	4	3	1
总分	100						

二十八、腹泻患儿护理质量标准

具体内容见表 6-28。

表 6-28　腹泻患儿护理质量标准

项目	标准分值	质量标准	检查方法	评分等级			
				A	B	C	D
基础护理（20分）	5	完成入院处置，进行入院评估，根据分值填写不良事件预报，挂提示标识。	床头查看患者及护理记录	5	4	3	1
	3	保持病房安静、整洁，温度、湿度适宜；病房通风，每日2次；患儿注意保暖。		3	2	1	0
	5	按分级护理质量标准实施护理，做到"三短六洁"，头上胎脂及时清理；床单位整洁，住院期间须使用一次性纸尿裤，及时更换；观察患儿有无臀红。		5	4	3	1
	5	按要求翻身，无护理并发症（压力性损伤等）；正确使用床档，防止坠床；必须有监护人看护，防止跌倒。		5	4	3	1
	2	及时采集和送检各种标本。		2	1	0	0
专科护理（60分）	15	监测生命体征变化，体温过高者，及时给予物理降温；体温>38.5℃，遵医嘱给予退热药物。	床头查看患者及护理记录	15	11	7	3
	15	观察患儿有无呕吐、腹泻情况，有无脱水症状，如精神萎靡、皮肤弹性差、眼窝凹陷、尿少、囟门凹陷等，及时报告医生；给予舒适体位；严格准确记录出入量。		15	11	7	3
	5	遵医嘱给予动脉、静脉取血，及时观察电解质情况。		5	4	3	1
	10	遵医嘱给予抗感染、补液等药物治疗，观察疗效；严格按照医嘱进行补液，严格控制输液速度；遵医嘱给予补钾治疗，注意补钾时注意事项；遵医嘱给予口服补液盐，告知家长服用口服补液盐的方法。		10	8	6	4
	10	保证营养供给，避免刺激性及粗纤维饮食。		10	8	6	4
	5	对家长进行心理护理：建立良好的护患关系，给予安慰，取得家长理解和配合。		5	4	3	1
健康教育（20分）	5	接诊护士在4小时内完成入院须知内容，责任护士在24小时内与患儿及家长见面，再次核实入院宣教内容。	床头查看患者及定时随访	5	4	3	1
	5	护士做好相关检查注意事项指导。		5	4	3	1
	5	护士做好疾病知识、药物和意外事件防范注意事项的指导，告知家长饮食方面的知识、如何添加辅食（1岁以内）及预防疾病的注意事项。		5	4	3	1
	5	定时复查，如有异常情况及时就诊。		5	4	3	1
总分	100						

参考文献

[1] 柴家科. 实用烧伤外科学 [M]. 北京：人民军医出版社，2014.

[2] 杨宗城. 烧伤治疗学 [M]. 3 版. 北京：人民卫生出版社，2006.

[3] 王淑君，申传安. 烧伤冻伤糖尿病足病护理 500 问 [M]. 北京：科学技术文献出版社，2018.

[4] 祝红娟，王淑君，李芳容. 分阶段入院宣教在烧伤患儿家属中的应用效果研究 [J]. 中华现代护理杂志，2015，（20）：2395-2397.

[5] 张媛媛，耿燕婷，周体. 长期卧床老年患者留置尿管感染的原因及护理对策 [J]. 中华损伤与修复杂志（电子版），2013，8（6）：75-76.

[6] 王仙园，田晓丽，李亚洁. 现代战创伤护理 [M]. 北京：人民军医出版社，2005.

[7] 王淑君，柴家科，迟云飞，等. 批量烧伤患者的接诊流程再造 [J]. 中华护理杂志，2009，44（11）：1003-1005.

[8] 王淑君，张晓影，魏雪菁，等. 成批危重烧伤病人护理程序化管理 [J]. 护理管理杂志，2005，5（6）：31-32.

[9] 杨林娜，何伟，魏雪菁. 电击伤患者实施标准化护理的效果观察 [J]. 实用临床医药杂志，2017，21（10）：101-104.

[10] 王淑君，申传安. 婴幼儿烧伤后惊厥的预防护理 [J]. 中华损伤与修复杂志（电子版），2012，7（6）：679-680.

[11] 鲁虹言，王淑君，国聪聪，等. 集束化护理预防吸入性损伤气管切开患者套管脱出的效果 [J]. 中华现代护理杂志，2017，23（34）：4322-4325.

[12] 王淑君，祝红娟，申传安. 我国吸入性损伤患者人工气道管理的研究进展 [J]. 中华现代护理杂志，2017，23（34）：4309-4313.

[13] 李方容，王淑君. 大面积烧伤气管切开患者肺部感染的预防护理 [J]. 中国美容医学，2012，21（14）：495-496.

[14] 王淑君，申传安，李菊清，等. 大面积烧伤合并吸入性损伤患者气管切开术后吸痰的护理 [J]. 中华现代护理杂志，2013，19（31）：3873-3875.

[15] 敖芬，魏雪菁. 吸入性损伤及气管切开术前后的预见性护理 [J]. 实用临床医药杂志，2014，18（20）：60-62.

[16] 王淑君，申传安，魏雪菁，等. 中心静脉导管置管术在严重烧烫伤患者中的临床应用 [J]. 中华损伤与修复杂志（电子版），2011，06（5）：835-838.

[17] 鲁虹言，王淑君，李方容，等. 大面积烧伤患者卧翻身床尿袋放置方法的改进 [J]. 护理学杂

志, 2016, 31 (10): 66-67.

[18] 祝红娟, 王淑君, 申传安. 烧伤患者头部供皮区行红光治疗护理的效果观察 [J]. 中华护理杂志, 2012, 47 (9): 784-785.

[19] 申传安, 郝岱峰. 烧创伤负压治疗 [M]. 北京: 人民卫生出版社, 2016.

[20] 朱文君, 许明火. 旋肩胛血管横支岛状皮瓣修复严重腋窝瘢痕挛缩畸形的术后护理 [J]. 军医进修学院报, 2010, 31 (12): 1231-1232.

[21] 李菊清, 王淑君. 丙泊酚应用于危重烧伤患者镇静治疗中的护理 [J]. 中国美容医学, 2012, 21 (14): 506-507.

[22] 连晶, 魏雪菁. 严重烧伤合并重度吸入性损伤患儿悬浮床治疗的护理对策 [J]. 感染、炎症、修复, 2013, 14 (3): 172-172.

[23] 李方容, 王淑君, 申传安, 等. 重症烧伤患者的陆地远程安全转运 [J]. 中华护理杂志, 2014, 49 (4): 429-432.

[24] 王淑君, 张媛媛, 卢军玲. 颜面烧伤后皮肤康复治疗频次与疗效观察研究 [J]. 中华损伤与修复杂志 (电子版), 2010, 05 (5): 604-607.

[25] 张媛媛, 卢军玲. 皮肤康复综合治疗腹部瘢痕增生的疗效观察 [J]. 中华损伤与修复杂志 (电子版), 2011, 06 (3): 454-457.

[26] 张媛媛, 卢军玲. 皮肤康复综合治疗在面部浅Ⅱ度烧伤愈后色素沉着治疗中的临床应用 [J]. 中华损伤与修复杂志 (电子版), 2011, 06 (1): 130-133.

[27] 祝红娟, 王淑君, 李方容, 等. 大面积烧伤患者使用翻身床的安全管理 [J]. 中华护理杂志, 2014, 49 (1): 16-19.

[28] 敖芬, 魏雪菁. 大面积烧伤患者应用翻身床的安全护理 [J]. 感染、炎症、修复, 2011, 12 (4): 208.

[29] 张燕, 王淑君. 以"文化引导"优化护理服务的思考 [J]. 解放军医院管理杂志, 2012, 19 (8): 799-800.

[30] 皮红英, 马燕兰, 王玉玲. 身心并护临床实践 [M]. 北京: 科学出版社, 2019.

[31] 吕探云. 健康评估 [M]. 北京: 人民卫生出版社, 2002.

附　录

附录 1　专科"身心并护"临床护理路径

附表 1–1　成人烧伤患者"身心并护"标准化临床护理路径

成人烧伤患者"身心并护"标准化临床护理路径			姓名及住院号（上为住院号，下为姓名）		
时间	路径内容 / 项目	实施内容			
入院当日	入院接待	通知医生，主动迎接患者，通知责任护士。			
		测量（询问）身高、体重并录入 PDA 系统。			
		将患者安置到合适病房及病床进行救治。			
	护理评估　一般情况	监测神志、生命体征，询问现病史、既往病史、过敏史。			
	护理评估　专科情况	询问患者受伤史、受伤环境、有无吸入性损伤、鼻毛有无烧焦，伤后有无处理措施，评估烧伤的部位、深度、有无渗液、疼痛程度、肿胀程度、末梢血运及有无不适主诉等情况。			
	护理评估　整体护理连续评估	疼痛、压力性损伤、跌倒、自理能力、导管滑脱风险评分，告知患者存在的风险及注意事项。			
	护理评估　心理评估	评估患者有无紧张、焦虑、抑郁等情绪，主动沟通，讲解烧伤知识，减少患者顾虑。			
	护理评估　营养筛查	评估患者的营养状态，告知患者增加营养可促进创面愈合。			
	护理记录	填写入院评估单。			
		生命体征情况录入 PDA 系统。			
		建立护理记录。			
	入院介绍	介绍病区环境（护士站、医生办、治疗室、换药室、污物间、标本存放处、开水间等）。			
		讲解病室设施（病床床档、床头桌、餐板、呼叫器、厕所等）使用方法。			
		介绍住院规章制度（作息时间、陪护探视制度、病房管理制度、垃圾分类、门禁管理、卫生要求等）。			
		讲解《住院须知》相关内容，并请患者或家属签字，存入病历。			

成人烧伤患者"身心并护"标准化临床护理路径			姓名及住院号 （上为住院号， 下为姓名）		
时间	路径内容 / 项目	实施内容			
入院当日	入院介绍	介绍住院所需物品、交代如何办理饭卡、费用查询方法。			
		介绍病区主任、护士长、经治医生、责任护士。			
	入院处置	遵医嘱予以患者妥善处置，危重患者卧悬浮床或普通床，吸氧，心电监护，留置导尿管、胃管等。			
		卧位护理（头面部、颈部、躯干、四肢、臀部等）。			
		遵医嘱予以患者输液、皮试等各项治疗，按补液计划补液。			
		配合医生行清创治疗。			
		指导患者配合检查。			
		落实基础护理，做到三短、六洁。			
	监测指标	观察生命体征。			
		重症患者监测尿液的颜色、性质、尿量，评估静脉补液情况，观察休克纠正情况。			
		神志：反映烧伤休克的严重程度，如为兴奋烦躁、神志恍惚等应快速补液，及时给氧，以纠正血容量不足。			
		口渴的程度：烧伤越重，口渴越明显，但应控制饮水，可少量多次给予电解质饮料，口服。			
		消化道症状：休克早期出现，一般为脑缺氧、肠缺氧所致，可留置胃管观察胃液颜色等。			
		创面的情况：有无水肿、异味，分泌物颜色、性质及量，是否干燥等。			
		各项化验指标、检查结果。			
		观察有无并发症。			
		按补液计划补液，观察休克纠正情况。			
	饮食护理	根据医嘱指导患者进餐，伤后可逐步先进食流质，少食多餐，避免辛辣刺激性食物。			
		向患者讲解高蛋白、高热量、高维生素饮食的配餐原则。			
		协助患者进餐，不能经口进食者可遵医嘱留置胃管鼻饲。			

成人烧伤患者"身心并护"标准化临床护理路径			姓名及住院号（上为住院号，下为姓名）		
时间	路径内容/项目	实施内容			
入院当日	心理护理	主动沟通，讲解烧伤知识，减少患者顾虑。			
	安全管理	告知患者家属烧伤休克的危险性及注意事项，引起患者家属重视。			
		悬挂标识；告知防止压力性损伤、坠床、烫伤、跌倒等注意事项；按等级护理要求，指导患者活动范围；告知患者各种管道的重要性，加强巡视，防止管道脱出。			
	执行医嘱	遵医嘱按时完成各项治疗。			
	健康教育	讲解治疗、用药（静脉用药、外用药、口服药）情况。			
		讲解检查、检验标本的留取方法、时间和注意事项。			
		根据护理等级指导适当活动。			
伤后第1日	护理评估与观察	观察生命体征、尿量、意识、口渴程度、消化道症状、各项化验值、创面的情况，观察有无并发症。			
		评估烧伤创面、深度、有无渗液、疼痛程度、肿胀程度、末梢血运等情况。			
		根据风险评估结果采取相应护理措施，进行连续性评估。			
	安全管理	悬挂标识；告知防止压力性损伤、坠床、烫伤、跌倒等注意事项；按等级护理要求，指导患者活动范围；告知患者各种管道的重要性，加强巡视，防止管道脱出。			
		根据风险评估结果采取相应护理措施，进行连续性评估。			
	健康教育	告知管道留置的重要性，妥善固定各种管道，定时查看。			
		讲解休克期并发症的危险，取得患者配合。			
		讲解烧伤知识，指导患者采取适当卧位。			
	心理护理	主动沟通，根据患者的心理状态进行针对性疏导，减少患者顾虑。			
	饮食护理	协助安排好进餐（高蛋白、高热量、高维生素、易消化饮食）。			
	基础护理	指导患者保持大便通畅及卧床大小便方法。			

成人烧伤患者"身心并护"标准化临床护理路径			姓名及住院号（上为住院号，下为姓名）		
时间	路径内容 / 项目	实施内容			
伤后第 2 日	护理评估与观察	观察生命体征、尿量、意识、口渴程度、消化道症状、各项化验值、创面的情况，观察有无并发症。			
		评估烧伤创面、深度、有无渗液、疼痛程度、肿胀程度、末梢血运等情况。			
		根据风险评估结果采取相应护理措施，进行连续性评估。			
	安全管理	按等级护理要求巡视。			
		根据风险评估结果采取相应护理措施。			
		进行护理操作时做到无菌，防止由于护理不当造成感染。			
		询问患者有无不适，注意倾听患者主诉。			
	饮食护理	饮食指导：指导患者高蛋白、高热量、高维生素饮食。			
	执行医嘱	遵医嘱按时完成各项治疗。			
	健康教育	进行烧伤知识宣教。			
		指导患者采取适当体位。			
		各种管道妥善固定，定时查看。			
	心理护理	主动沟通，询问患者有无焦虑、担心、紧张情绪，与患者加强交流。			
	基础护理	按等级护理要求落实基础护理，指导患者保持大便通畅及卧床大小便方法。			
出院前日	一般护理	按等级护理要求巡视病房。			
	饮食护理	指导患者高热量、高维生素饮食。			
	健康教育	根据烧伤的程度及恢复情况，告知患者出院后仍需加强功能锻炼，定期复查。			
		告知办理出院手续流程。			
	健康教育	告知复印病历手续流程。			
		讲解出院带药的功效及使用方法。			
		评价健康教育的效果（患者对疾病防护知识的掌握情况）。			

续表

成人烧伤患者"身心并护"标准化临床护理路径			姓名及住院号（上为住院号，下为姓名）		
时间	路径内容/项目	实施内容			
出院前日	健康教育	告知患者出院后注意事项并附书面出院指导及联系电话。			
	征求意见	进行满意度问卷调查。			
出院当日	出院指导	再次告知出院后注意事项。			
	征求意见	护士长征询患者及其家属意见。			
	送患者	责任护士送患者至电梯口。			
	床单位和环境	回收床尾标识及各种宣教表格，同时丢弃床头卡。			
		终末消毒。			
出院后	出院随访	出院1个月内完成第一次随访，了解患者愈后瘢痕生长情况和功能康复进度，对患者加强瘢痕预防和康复指导。			

附表 1-2　电击伤患者"身心并护"标准化临床护理路径

电击伤患者"身心并护"标准化临床护理路径			姓名及住院号（上为住院号，下为姓名）		
时间	路径内容 / 项目	实施内容			
入院当日	入院接待	主动迎接患者，通知责任护士。			
		测体重、身高，并录入 PDA 系统；年龄超过 70 岁或小于 7 岁，需有家属陪护。			
		将患者安置到合适的病床上休息，协助患者更衣、佩戴腕带。			
		通知医生查看患者，协助医生查看创面。			
	护理评估 — 一般情况	监测神志和生命体征，询问现病史、即往病史、过敏史。			
	护理评估 — 专科情况	评估损伤部位、面积、深度，有无昏迷史、跌落史，合并症，伤后处置措施，有无不适主诉，有无深静脉置管、切开减张等。			
	护理评估 — 整体护理连续评估	疼痛、压力性损伤、跌倒、自理能力评分，告知患者存在的风险及注意事项。			
	护理评估 — 心理评估	评估患者有无紧张、焦虑、抑郁等情绪，主动沟通，讲解电击伤知识，减少患者顾虑。			
	护理评估 — 营养筛查	评估患者有无营养不良，告知饮食注意事项。			
	护理记录	填写入院评估单。			
		生命体征情况录入 PDA 系统。			
		建立护理记录。			
	入院介绍	介绍病区环境（护士站、医生办、治疗室、换药室、污物间、标本存放处、开水间等）。			
		讲解病室设施（病床床档、床头桌、餐板、呼叫器、厕所等）使用方法。			
		介绍住院规章制度（作息时间、陪护探视制度、病房管理制度、垃圾分类、门禁管理、卫生要求等）。			
		讲解《住院须知》相关内容，并请患者或家属签字，存入病历。			
		介绍住院所需物品，交代如何办理饭卡。			
		介绍病区主任、护士长、经治医生、责任护士。			

电击伤患者"身心并护"标准化临床护理路径			姓名及住院号（上为住院号，下为姓名）		
时间	路径内容/项目	实施内容			
入院当日	入院处置	协助医生行创面处置。			
		根据创面部位给予适当卧位。			
		遵医嘱予以患者输液、皮试等各项治疗，并在床旁备止血带。			
		落实基础护理，给患者打第一壶开水。			
	饮食护理	根据医嘱指导患者订餐（普食、糖尿病饮食、流食、半流食、鼻饲等）。			
		协助患者进餐。			
	安全管理	悬挂标识；告知防止压力性损伤、坠床、烫伤、跌倒等注意事项；禁止私自外出；按等级护理要求指导活动范围。			
	执行医嘱	遵医嘱按时完成各项治疗。			
	健康教育	讲解治疗、用药（静脉用药、外用药、口服药）情况。			
		讲解检查、检验标本的留取方法、时间和注意事项。			
		饮食指导：向患者讲解高蛋白、高能量、高维生素饮食的配餐原则。			
		根据护理等级指导适当活动。			
		告知护患沟通方法。			
		告知采取适当体位的目的。			
入院第1日	护理评估与观察	评估生命体征及意识、精神、心理状况。			
		评估静脉输液部位皮肤及其他各管路情况。			
		根据整体护理连续评估结果采取措施，皮肤有损伤者填写压力性损伤报告表。			
		评估创面渗液，敷料颜色、气味，协助送检细菌培养。			
	饮食护理	针对病史、病情检查需求，给予饮食指导。			
		协助进餐。			
	安全管理	根据风险评估结果采取相应护理措施。			
		按等级护理要求巡视。			
		妥善固定各种管道。			

电击伤患者"身心并护"标准化临床护理路径			姓名及住院号（上为住院号，下为姓名）		
时间	路径内容／项目	实施内容			
入院第 1 日	留取标本	晨起 6：00 抽血：遵医嘱检验血型、血常规、肝肾功能、电解质、血凝四项、术前八项等。			
		指导患者留取尿、大便、创面分泌物标本并送检。			
	检查指导	打印检查单，遵医嘱指导患者进行各项检查；常规：心电图、胸片。			
		告知检查的时间、地点、意义及注意事项，落实完成检查。			
		关注异常检查结果，报告主管医生。			
	健康教育	指导患者活动范围，注意休息。			
		指导患者高蛋白、高能量、高维生素、高纤维素饮食。			
		进行电击伤知识宣教，与患者及其家属进行沟通。			
	基础护理	按等级护理要求完成基础护理项目，给予生活照顾。			
术前 1 日	护理评估	评估患者，并填写术前评估单。			
	术前准备	配合医生完成各项检查、检验等术前检查。			
		进行手术皮肤准备，抽取血液做交叉配血试验。			
		遵医嘱做抗生素类皮试，结果及时报告医生，提醒医生开术中用药，如果为阳性结果，告知医生并标明。			
		嘱患者术前禁食水时间（有特殊交代要告知）。			
		交代家属或陪护准备便器、胸带、腹带等术后用物。			
	饮食护理	协助安排好手术后进餐准备（清淡、易消化饮食）。			
	执行医嘱	遵医嘱完成各项治疗。			
	健康教育	进行手术相关知识宣教（讲解手术方式、麻醉方式、时间）。			
		进行术前、术后饮食指导（必要时让其复述一遍），并签字。			
	健康教育	指导患者练习床上大小便及变换体位技巧。			
	心理评估	评估有无紧张、焦虑、抑郁等情绪，采取不同沟通方式。			
术日当天	基础护理	按等级护理要求完成基础护理项目，给予生活照顾。			
	护理评估	评估患者手术前准备情况（如情绪、心理、配合能力等），有无感冒，女性患者是否月经来潮。			

电击伤患者"身心并护"标准化临床护理路径			姓名及住院号（上为住院号，下为姓名）		
时间	路径内容/项目	实施内容			
术日当天	入手术室前护理	确认手术部位皮肤准备工作。			
		再次确认患者禁食、水。			
		指导患者排净大小便。			
		注射术前针。			
		与手术室护士交接病历及术中用药。			
		送患者至门口，鼓励、安慰患者。			
		准备床单位、心电监护仪、吸氧装置、负压封闭引流装置。			
	返病房后护理	将患者平稳移至床上，按手术要求安置卧位。			
		整理床单位，观察静脉输液在位、通畅情况。			
		检查意识情况，测量生命体征（如体温、呼吸、脉搏、血压、血氧饱和度）。			
		检查患者肢端血运情况。			
		遵医嘱吸氧、心电监测。			
		留置管道标识（如留置针、尿管）。			
		与手术室护士交接病历、术中情况、术中特殊处置、皮肤、手术。			
	术后护理评估	评估患者疼痛情况（可使用镇痛泵）。			
		评估患者麻醉是否完全清醒，完成压力性损伤、跌倒、自理能力评估，书写特护记录。			
	安全管理	根据各项评估结果制定并采取相应护理措施。			
		妥善固定各种管道。			
		使用床档。			
		未完全清醒患者，必要时给予保护具或用约束带约束。			
		根据需要及时巡视。			
	执行医嘱	遵医嘱用药。			
		遵医嘱监测生命体征。			
	饮食护理	术后6小时协助患者进食。			
		协助患者少量饮水，呕吐时头偏向一侧。			
	健康教育	向患者介绍术后吸氧、心电监护的目的。			
		嘱患者卧床休息。			

电击伤患者"身心并护"标准化临床护理路径			姓名及住院号（上为住院号，下为姓名）		
时间	路径内容/项目	实施内容			
术日当天	健康教育	指导并协助患者床上排便。			
		讲解并告知术后6小时进食、水的意义。			
		讲解术后肢体抬高的目的。			
	一般护理	按等级护理要求完成病情观察、基础护理及护理记录。			
		嘱患者卧床休息，抬高患肢。			
		指导患者保持大便通畅的方法。			
术后1日	护理评估	继续术后评估。			
		评估静脉输液部位情况。			
		评估术区情况。			
		评估排便情况。			
		评估患者睡眠情况。			
		评估生命体征、精神状态及饮食情况。			
		其他。			
	饮食护理	指导患者清淡、易消化、高营养饮食，并协助进餐。			
		根据评估结果采取相应护理措施。			
	安全管理	妥善固定各种管道。			
		按等级护理制度要求巡视病房。			
	执行医嘱	遵医嘱给药。			
	健康教育	向患者讲解术后卧床、术区制动的必要性。			
		用药指导。			
		进行合理饮食指导。			
		讲解病情转归过程及注意事项。			
		讲解卧床深呼吸、有效咳嗽的意义。			
术后恢复日	一般护理	按护理等级完成病情观察、基础护理及护理记录。			
		嘱患者卧床14天左右，床上翻身。			
		保持大便通畅。			

续表

电击伤患者"身心并护"标准化临床护理路径			姓名及住院号（上为住院号，下为姓名）		
时间	路径内容/项目	实施内容			
术后恢复日	护理评估	评估患者各项生命体征情况。			
		评估患者对疾病、预防、康复指导方面知识的掌握情况。			
		评估患者的心理情况。			
	饮食护理	指导患者高热量、高维生素饮食，并协助进餐。			
	安全管理	根据评估结果采取相应护理措施。			
	执行医嘱	遵医嘱给药。			
	心理评估	进行心理护理情况。			
出院前日	一般护理	按等级护理要求完成基础护理工作。			
		指导患者功能锻炼。			
	饮食护理	指导患者高热量、高维生素饮食及饮食注意事项，并协助进餐。			
	护理评估	评估患者锻炼后情况。			
		评估患者对疾病预防、康复方面的能力。			
	健康教育	根据患者病情指导患者恢复期的治疗和活动。			
		进行康复指导和二级预防宣教。			
		出院准备及出院指导。			
	出院手续指导	祝贺康复出院，告知办理出院手续流程。			
		告知办理复印病历流程。			
		讲解出院带药的作用、使用方法、频次及注意事项。			
		评价健康教育的效果（患者对疾病防护知识的掌握情况）。			
		告知患者出院后注意事项并附书面出院指导及联系电话。			
	征求意见	进行满意度问卷调查。			
出院当日	出院指导	再次告知出院后注意事项。			
	征求意见	护士长征询患者及其家属意见。			
	送患者	责任护士送患者至电梯口，再次叮嘱坚持锻炼康复。			
	床单位和环境	回收床尾标识及各种宣教表格，同时丢弃床头卡。			
		更换床单位；终末消毒。			

电击伤患者"身心并护"标准化临床护理路径			姓名及住院号（上为住院号，下为姓名）		
时间	路径内容 / 项目	实施内容			
出院后	出院随访	出院 1 个月内电话询问患者出院后的功能康复情况，有无不适主诉，康复中存在问题、疑惑，进行答疑，同时指导下一步康复训练。			

附表 1-3　老年烧伤患者"身心并护"标准化临床护理路径

老年烧伤患者"身心并护"标准化临床护理路径			姓名及住院号（上为住院号，下为姓名）		
时间	路径内容 / 项目		实施内容			
入院当日	入院接待		主动迎接患者，通知责任护士。			
			测体重、身高，并录入 PDA 系统；年龄超过 70 岁，需有家属陪护。			
			将患者安置到病床上休息、协助患者更衣、佩戴腕带。			
			通知医生查看患者。			
	护理评估	一般情况	监测神志和生命体征、沟通能力评估（听力、智力、语言能力等）、行动能力评估，询问现病史、既往病史、过敏史。			
		专科情况	询问受伤史，评估烧伤部位、面积、深度、合并症，伤后处置措施，患者有无不适主诉。			
		整体护理连续评估	疼痛、压力性损伤、跌倒、自理能力评分，告知患者及其家属存在的风险及注意事项。			
		心理评估	评估患者有无紧张、焦虑、抑郁等情绪，主动沟通，讲解烧伤知识，减少患者顾虑。			
		营养筛查	评估患者有无营养不良，告知饮食注意事项。			
	护理记录		填写入院评估单。			
			生命体征情况录入 PDA 系统。			
			建立护理记录。			
	入院介绍		介绍病区环境（护士站、医生办、治疗室、换药室、污物间、标本存放处、开水间等）。			
			讲解病室设施（病床床档、床头桌、餐板、呼叫器、厕所等）使用方法。			
			介绍入院规章制度（作息时间、陪护探视制度、病房管理制度、垃圾分类、门禁管理、卫生要求等）。			
			讲解《住院须知》相关内容，并请患者或家属签字，存入病历。			
			介绍入院所需物品，交代如何办餐卡。			
			介绍病区主任、护士长、经治医师、责任护士。			
	入院处置		协助医生行创面处置。			
			遵医嘱予患者输液、皮试等各项治疗。			
			落实基础护理，给患者打第一壶开水。			

老年烧伤患者"身心并护"标准化临床护理路径			姓名及住院号（上为住院号，下为姓名）		
时间	路径内容/项目	实施内容			
入院当日	饮食护理	根据医嘱指导陪护订餐（普食、糖尿病饮食、流食、半流食等）。			
		协助患者进餐。			
	安全管理	悬挂标识；告知患者家属防止压力性损伤、坠床、烫伤、跌倒等注意事项；禁止私自外出等；按等级护理要求，指导患者及其家属活动范围；突发病症处置预案。			
	执行医嘱	遵医嘱按时完成各项治疗。			
	健康教育	讲解治疗、用药（静脉用药、外用药、口服药）情况。			
		讲解检查、检验标本的留取方法、时间、注意事项。			
		饮食指导：向患者讲解高蛋白、高热量、高维生素饮食的配餐原则。			
		根据护理等级指导适当活动。			
		告知护患沟通方法。			
		告知采取适当卧位的目的。			
入院第1日	护理评估与观察	评估生命体征及意识、精神、心理情况。			
		评估静脉输液部位血管、皮肤及其他各管路情况。			
		根据整体护理连续评估结果，有风险者按规范追踪评估，皮肤有损伤者填写压力性损伤报告表。			
		评估创面渗液，敷料颜色、气味，协助送检细菌培养。			
	饮食护理	针对检查需求，以及异常检验结果，给予饮食指导。			
		协助进餐。			
	安全管理	根据风险评估结果采取相应护理措施。			
		按等级护理要求巡视。			
		妥善固定各种管道。			
	留取标本	晨起6：00抽血；入院常规全套及特殊化验检查。			
		指导患者留取尿、大便、创面分泌物标本。			
	检查指导	遵医嘱指导患者进行各项检查，如心电图、胸片等。			

续表

老年烧伤患者"身心并护"标准化临床护理路径			姓名及住院号（上为住院号，下为姓名）		
时间	路径内容/项目	实施内容			
入院 第1日	检查指导	告知检查的时间、地点、意义及注意事项，落实完成检查。			
		关注异常检查结果，报告主管医生。			
	健康教育	指导患者活动范围，注意休息。			
		指导患者高蛋白、高热量、高维生素饮食。			
		进行烧伤知识宣教，与患者及其家属进行沟通。			
出院 前1日	基础护理	按等级护理要求完成基础护理项目，给予生活照顾。			
	一般护理	按老年患者护理常规实施护理。			
		辅助并指导患者功能锻炼。			
	饮食护理	指导患者进食高蛋白、高热量、高维生素饮食，饮食注意事项，协助进餐。			
	护理评估与观察	评估患者活动后情况。			
		评估患者及其家属对疾病预防、保健方面的能力。			
	健康教育	根据患者病情指导患者恢复期的治疗和活动。			
		出院准备及出院指导。			
	出院手续指导	告知办理出院手续流程。			
		告知办理复印病历流程。			
		讲解外用药的作用、使用方法、频次及注意事项。			
		评价讲课教育的效果（患者对疾病防护知识的掌握情况）。			
		告知患者出院后注意事项并附出院指导及联系电话。			
	征求意见	进行满意度问卷调查。			
出院 当日	出院指导	再次告知出院后注意事项，重点是烧烫伤预防知识。			
	征求意见	护士长征询患者及其家属意见。			
	送患者	责任护士送患者至电梯口，并告别。			
	床单位和环境	回收床尾标识及各种宣传表格，同时丢弃床头卡。			
		更换床单位；终末消毒。			
出院后	出院随诊	出院1个月内电话询问康复情况、健康状况，并给予专业指导。			

附表 1-4　成人烧伤手术患者"身心并护"标准化临床护理路径

成人烧伤手术患者"身心并护"标准化临床护理路径			姓名及住院号（上为住院号，下为姓名）		
时间	路径内容/项目		实施内容		
入院当日	入院接待		主动迎接患者，通知责任护士。		
			测身高、体重，并录入 PDA 系统。		
			将患者安置到病床上休息，协助患者更衣、佩戴腕带。		
			通知医生查看患者。		
	护理评估	一般情况	监测神志、生命体征，询问现病史、既往病史、过敏史。		
		专科情况	了解受伤史，评估烧伤部位、面积、深度，合并症，患者有无不适主诉。		
		整体护理连续评估	疼痛、压力性损伤、跌倒、自理能力评分，告知患者存在的风险及注意事项。		
		心理评估	评估患者有无紧张、焦虑、抑郁等情绪，主动沟通，讲解烧伤知识，减少患者顾虑。		
		营养筛查	评估患者有无营养不良，告知饮食注意事项。		
	护理记录		填写入院评估单。		
			生命体征情况录入 PDA 系统。		
			建立护理记录。		
	入院介绍		介绍病区环境（护士站、医生办、治疗室、换药室、污物间、标本存放处、开水间等）。		
			讲解病室设施（病床床档、床头桌、餐板、呼叫器、厕所等）使用方法。		
			介绍住院规章制度（作息时间、陪护探视制度、病房管理制度、垃圾分类、门禁管理、卫生要求等）。		
			讲解《住院须知》相关内容，并请患者或家属签字，存入病历。		
			介绍住院所需物品，交代如何办理饭卡。		
			介绍病区主任、护士长、经治医生、责任护士。		
	入院处置		协助医生行创面处置，落实基础护理，给患者打第一壶开水。		
			根据创面部位给予适当的卧位。		

成人烧伤手术患者"身心并护"标准化临床护理路径			姓名及住院号（上为住院号，下为姓名）		
时间	路径内容/项目	实施内容			
入院当日	入院处置	遵医嘱予患者输液、皮试等各项治疗。			
		落实基础护理，给患者打第一壶开水。			
	饮食护理	根据医嘱指导患者订餐（普食、糖尿病饮食、流食、半流食等）。			
	安全管理	悬挂标识；告知防止压力性损伤、坠床、烫伤、跌倒等注意事项；禁止私自外出等；按等级护理要求，指导患者活动范围。			
	执行医嘱	遵医嘱按时完成各项治疗。			
	健康教育	讲解治疗、用药（静脉用药、外用药、口服药）情况。			
		讲解检查、检验标本的留取方法、时间和注意事项。			
		饮食指导：向患者讲解高蛋白、高热量、高维生素饮食的配餐原则。			
		根据护理等级指导适当活动。			
		告知护患沟通方法。			
		告知采取适当卧位的目的。			
待手术日	护理评估与观察	评估生命体征及意识、精神、心理状况。			
		评估静脉输液部位皮肤及其他各种管路情况。			
		根据整体护理连续评估结果采取措施，有风险者连续评估观察。			
		评估创面渗液，敷料颜色、气味。			
	饮食护理	针对手术、检查需求，以及异常检验结果，给予饮食指导。			
		协助进餐。			
	安全管理	根据风险评估结果采取预防护理措施。			
		按等级护理要求巡视。			
		妥善固定各种管道。			
	留取标本	晨起6：00抽血：遵医嘱进行，如交叉配血、血型、血常规、肝肾功能、电解质、血凝四项、术前八项等。			
		指导患者留取尿常规、大便常规。			

成人烧伤手术患者"身心并护"标准化临床护理路径			姓名及住院号 （上为住院号， 下为姓名）		
时间	路径内容/项目	实施内容			
待手术日	检查指导	遵医嘱指导患者进行各项检查。			
		告知检查的时间、地点、意义及注意事项，落实完成检查。			
		关注异常检查结果，报告主管医生。			
	健康教育	指导患者活动范围，注意休息。			
		指导患者高蛋白、高热量、高维生素饮食。			
		进行烧伤知识宣教，与患者进行沟通。			
	基础护理	按等级护理要求完成基础护理项目，给予生活照顾。			
	护理评估	按术前护理评估单内容评估患者，并填写术前评估单。			
	术前准备	配合医生完成各项检查、检验等术前检查。			
		进行手术部位皮肤准备。			
		遵医嘱做抗生素等皮试，结果及时报告医生，提醒医生开术中用药。			
		遵医嘱做普鲁卡因皮试，阳性结果告知医生并做好标识。			
		嘱患者术前晚0：00后禁食、水（有特殊交代的要告知）。			
		交代家属或陪护准备便器、胸腹带等术后用物。			
	饮食护理	协助安排好次日术后进餐准备（清淡、易消化饮食）。			
	执行医嘱	遵医嘱完成各项治疗。			
	健康教育	进行手术相关知识的宣教（讲解手术的方式、麻醉方式、时间）。			
		进行术前、术后饮食指导，宣教后让其复述一遍，并签字。			
		指导患者练习床上大小便及变换体位技巧。			
	心理评估	评估患者有无紧张、焦虑情绪，采取不同沟通方式。			

续表

成人烧伤手术患者"身心并护"标准化临床护理路径			姓名及住院号（上为住院号，下为姓名）		
时间	路径内容/项目	实施内容			
术日当天	基础护理	按等级护理要求完成基础护理项目，给予生活照顾。			
	护理评估	评估患者手术前准备情况（情绪、心理、配合能力等），有无感冒，女性患者是否月经来潮。			
	入手术室前护理	确认手术部位皮肤的准备工作。			
		再次确认患者禁食、水。			
		指导患者排尽大小便。			
		注射术前针。			
		与手术室护士交接病历、术中带药。			
		送患者至电梯口，鼓励、安慰患者。			
	返病房后护理	准备床单位、心电监护仪、吸氧装置、负压封闭引流装置。			
		将患者平稳移至床上，按手术要求安置卧位。			
		整理床单位，观察静脉输液在位、通畅情况。			
		检查患者意识情况，测量生命体征（体温、脉搏、呼吸、血压）。			
		检查患者肢端血液循环情况。			
		遵医嘱吸氧、心电监测。			
		留置管道标识（如留置针、尿管）。			
		与手术室工作人员共同交接病历、术中情况、术中特殊处置、皮肤、手术部位、输入液体、带回液体及血制品、特殊注意事项。			
	术后护理评估	评估术后患者疼痛情况（可使用镇痛泵）。			
		评估患者麻醉是否完全清醒，完成压力性损伤、跌倒、疼痛、导管滑脱、自理能力评估，书写术后护理记录。			
	安全管理	根据各项评估结果制定并采取相应护理措施。			
		妥善固定各种管道。			
		使用床档。			
		未完全清醒患者，必要时给予保护具，或约束带约束。			
		根据需要及时巡视。			

成人烧伤手术患者"身心并护"标准化临床护理路径			姓名及住院号 （上为住院号， 下为姓名）		
时间	路径内容/项目	实施内容			
术日 当天	执行医嘱	遵医嘱用药。			
		遵医嘱监测生命体征。			
	饮食护理	术后6小时协助患者进食（易消化、清淡饮食）。			
		协助患者饮少量水，呕吐时头偏向一侧。			
	健康教育	向患者介绍术后吸氧、心电监护的目的。			
		嘱患者卧床休息。			
		指导并协助患者床上排便。			
		讲解并告知术后6小时进食水的意义。			
		讲解术后肢体持续抬高的目的。			
术后 1日	一般护理	按等级护理要求完成病情观察、基础护理及护理记录。			
		嘱患者卧床休息，抬高患肢。			
		指导患者保持大便通畅的方法。			
		评估疼痛情况。			
	护理评估	根据术后风险评估结果，有风险者连续评估。			
		评估静脉输液部位情况。			
		评估术区情况。			
		评估排便情况。			
		评估患者睡眠情况。			
		评估生命体征、精神状态及饮食情况。			
		其他。			
	饮食护理	指导患者清淡、易消化、高热量饮食，并协助进餐。			
	安全管理	妥善固定各种管道。			
		按等级护理制度要求巡视病房。			
	执行医嘱	遵医嘱给药。			
	健康教育	向患者讲解术后卧床、术区制动的必要性。			
		用药指导。			

续表

成人烧伤手术患者"身心并护"标准化临床护理路径			姓名及住院号（上为住院号，下为姓名）		
时间	路径内容 / 项目	实施内容			
术后1日	健康教育	进行合理饮食指导。			
		讲解病情转归过程中注意事项。			
		讲解卧床深呼吸、有效咳嗽的意义。			
		其他。			
术后恢复日	一般护理	按等级护理要求完成病情观察、基础护理及护理记录。			
		根据手术情况嘱患者卧床休息时限，床上翻身。			
		根据专科护理常规评估生命体征。			
	护理评估	评估患者各项生命体征情况。			
		评估患者活动情况。			
		评估患者对疾病预防、康复指导方面知识的掌握情况。			
		评估患者心理情况。			
	饮食护理	指导患者高热量、高维生素饮食，并协助进餐。			
	安全管理	根据风险评估结果采取相应护理措施。			
	执行医嘱	遵医嘱给药。			
	心理护理	根据患者心理状态，进行针对性心理护理。			
出院前日	一般护理	按等级护理要求完成基础护理工作。			
	健康教育	根据患者病情指导患者恢复期的治疗和活动。			
		进行康复指导和二级预防宣教。			
		出院准备及出院指导。			
	出院手续指导	祝贺康复出院，并告知办理出院手续流程。			
		告知办理复印病历流程。			
	出院手续指导	讲解出院带药的作用、使用方法、频次及注意事项。			
		评价健康教育的效果（患者对疾病防护知识的掌握情况）。			
		告知患者出院后注意事项并附书面出院指导及联系电话。			

成人烧伤手术患者"身心并护"标准化临床护理路径			姓名及住院号（上为住院号，下为姓名）		
时间	路径内容／项目	实施内容			
出院前日	征求意见	进行满意度问卷调查。			
出院当日	出院指导	再次告知出院后注意事项。			
	征求意见	护士长征求患者及家属意见。			
	送患者	责任护士送患者至电梯口。			
	床单位和环境	回收床尾标识及各种宣教表格，同时丢弃床头卡。			
		更换床单位；终末消毒。			
出院后	出院随访	出院 1 个月内电话随访术区恢复情况、瘢痕预防和康复效果，给予指导。			

附表 1-5　烧伤行负压封闭引流治疗患者"身心并护"标准化临床路径

烧伤行负压封闭引流治疗患者"身心并护"标准化临床路径			姓名及住院号（上为住院号，下为姓名）		
时间	路径内容 / 项目		实施内容		
入院当日	入院接待		主动迎接患者，通知责任护士。		
			测身高、体重，并录入 PDA 系统。		
			将患者安置到病床上休息，协助患者更衣、佩戴腕带。		
			通知医生查看患者。		
	护理评估	一般情况	监测神志、生命体征，询问现病史、既往病史、过敏史。		
		专科情况	了解受伤史，评估烧伤部位、面积、深度、并发症，患者有无不适主诉。		
		整体护理连续评估	疼痛、压力性损伤、跌倒、自理能力评分，告知患者存在的风险及注意事项。		
		心理评估	评估患者有无紧张、焦虑、抑郁等情绪，主动沟通，讲解烧伤知识，减少患者顾虑。		
		营养筛查	评估患者有无营养不良，告知饮食注意事项。		
	护理记录		填写入院评估单。		
			生命体征情况录入 PDA 系统。		
			建立护理记录。		
	入院介绍		介绍病区环境（护士站、医生办、治疗室、换药室、污物间、标本存放处、开水间等）。		
			讲解病室设施（病床床档、床头桌、餐板、呼叫器、厕所等）使用方法。		
			介绍住院规章制度（作息时间、陪护探视制度、病房管理制度、垃圾分类、门禁管理、卫生要求等）。		
			讲解《住院须知》相关内容，并请患者或家属签字，存入病历。		
			介绍住院所需物品、交代如何办理饭卡、费用查询方法。		
			介绍病区主任、护士长、经治医生、责任护士。		
	入院处置		协助医生行创面处置，安装负压装置，包括负压表、引流瓶、引流管。		
			根据创面部位给予适当的卧位。		

烧伤行负压封闭引流治疗患者"身心并护"标准化临床路径			姓名及住院号（上为住院号，下为姓名）		
时间	路径内容 / 项目	实施内容			
入院当日	入院处置	遵医嘱予患者输液、皮试等各项治疗。			
		落实基础护理。			
	饮食护理	根据医嘱指导患者订餐（普食、糖尿病饮食、流食、半流食等）。			
		协助患者进餐。			
	安全管理	悬挂标识；告知防止压力性损伤、坠床、烫伤、跌倒等注意事项；禁止私自外出等；按等级护理要求，指导患者活动范围。			
	执行医嘱	遵医嘱按时完成各项治疗。			
	健康教育	讲解治疗、用药（静脉用药、外用药、口服药）情况。			
		讲解检查、检验标本的留取方法、时间、注意事项。			
		饮食指导：向患者讲解高蛋白、高热量、高维生素饮食的配餐原则。			
		根据护理等级指导适当活动。			
		告知护患沟通方法。			
		告知采取适当卧位的目的。			
负压治疗日	护理评估与记录	评估压力值、敷料有无管型、负压有效性、有无漏气、肢体末梢血运、有无硬结。			
		疼痛评分，根据情况给予适当处理。			
		记录患者行负压封闭引流治疗情况，并记录以上评估内容。			
	安全管理	根据风险评估结果采取相应护理措施。			
		妥善固定负压管道。			
	健康教育	讲解行负压封闭引流治疗的意义及行负压治疗后注意事项。			
		指导患者采取适当卧位。			
		饮食指导：指导患者高蛋白、高热量、高维生素饮食。			
		讲解卧床大小便的意义。			

续表

烧伤行负压封闭引流治疗患者"身心并护"标准化临床路径			姓名及住院号（上为住院号，下为姓名）	
时间	路径内容 / 项目	实施内容		
负压引流留置日	护理评估与观察	评估患者生命体征、意识、精神、心理状况。		
		评估压力值、敷料有无管型、负压有效性、有无漏气、肢体末梢血运。		
		评估创面颜色、气味，有无渗出，管路通畅情况。		
		评估静脉输液及其他各种留置管路情况。		
		疼痛评分，根据情况给予适当处理。		
		评估患者大小便习惯情况。		
		评估有无贴膜过敏情况。		
	安全管理	根据风险评估结果采取相应护理措施。		
		妥善固定管道。		
		按等级护理要求巡视。		
	饮食护理	协助安排好进餐（高蛋白、高热量、高维生素、易消化饮食）。		
	执行医嘱	遵医嘱按时完成各项治疗。		
		定时更换负压引流管路及引流瓶（行创面冲洗者，每日1次；未冲洗者，每周1次）。		
	健康教育	进行负压封闭引流技术相关知识宣教。		
		指导患者采取适当体位。		
		饮食指导：指导患者高蛋白、高热量、高维生素饮食。		
		指导患者床上变换卧位技巧。		
		指导患者保持大便通畅及卧床大小便方法。		
	基础护理	按等级护理要求完成基础护理项目，给予生活照顾。		
拔除负压日	专科护理	负压装置按消毒隔离制度处置。		
		协助医生进行创面处置、继续换药或手术准备。		
		创面处置情况记录于护理记录上。		
	健康教育	根据创面恢复情况指导患者活动。		
		创面完全恢复，戴弹力套可下地活动。		
		进行拆除负压后治疗宣教。		

烧伤行负压封闭引流治疗患者"身心并护"标准化临床路径			姓名及住院号（上为住院号，下为姓名）		
时间	路径内容/项目	实施内容			
出院前日	一般护理	按等级护理要求巡视病房。			
	饮食护理	指导患者高热量、高维生素饮食，并协助进餐。			
	健康教育	根据患者病情指导患者恢复期的治疗和活动。			
		祝贺治愈出院，告知办理出院手续流程。			
		告知复印病历手续流程。			
		讲解外用药的功效及使用方法。			
		评价健康教育的效果（患者对疾病防护知识的掌握情况）。			
		告知患者出院后注意事项并附书面出院指导及联系电话。			
	征求意见	进行满意度问卷调查。			
出院当日	出院指导	再次告知出院后注意事项。			
	征求意见	护士长征求患者及其家属意见。			
	送患者	送患者至电梯口。			
	床单位和环境	回收床尾标识及各种宣教表格，同时丢弃床头卡。			
		整理床单位；终末消毒。			
出院后	出院随访	出院1个月内完成第一次随访，了解患者愈后瘢痕生长情况和功能康复进度，对患者加强瘢痕预防和康复指导。			

附表2 烧伤整形科常用静脉药品宣教

附表2-1 烧伤整形科常用静脉药品宣教

药物分类	药物名称	作用	规格	用法	注意事项
抗生素类	注射用美罗培南	适用于敏感菌引起的感染：如呼吸系统感染、腹内感染、泌尿生殖系统感染、其他严重感染，如败血症等。	0.5 g	静脉滴注。成人：每8小时给药500～1000 mg。小儿：按体重10～20 mg/kg，每日3次。	1.慎用：①对β内酰胺类抗生素过敏者慎用；②严重肝、肾功能障碍者慎用；③支气管呼喘、皮疹、荨麻疹等过敏体质者慎用。2.长期用药时应注意监测肝、肾功能和血常规。3.溶液的配制：以适宜溶液稀释后在15～30分钟内静脉滴注。
	注射用替加环素	适用于18岁以上患者，由特定细菌所致感染的治疗，如复杂性皮肤软组织感染、复杂性腹腔内感染。	50 mg	推荐给药方案为首剂100 mg，然后每12小时给药50 mg，静脉输注时间应每12小时给药1次，每次30～60分钟。	对四环素类抗生素过敏的患者应慎用；对怀疑出现胰腺炎的患者应考虑停止应用替加环素；妊娠妇女应用本品可导致胎儿受到伤害；本品使用可导致不敏感微生物的过度生长，包括真菌，容易发生二重感染。
	注射用硫酸多黏菌素B	用于铜绿假单胞菌及其他假单胞菌引起的创面、尿路及眼、耳、气管等部位感染，也可用于败血症等。	50 mg	静脉滴注。成人及肾功能正常者每日1.5～2.5 mg/kg（一般不超过2.5 mg/kg），分两次以5%葡萄糖溶液500 ml稀释后滴入。每12小时1次。	肾功能减退患者应减小剂量；多黏菌素B可产生肌无力和呼吸抑制，治疗期间应持续监测。
	注射用头孢哌酮钠舒巴坦钠	适用于由敏感菌所引起的下列感染：上、下呼吸道感染；上、下泌尿道感染；腹膜炎胆囊炎、胆管炎和其他腹腔内感染、败血症和软组织感染等。	1.5 g	静脉滴注。成人：每12小时给药1.5～3.0 g。	已知对青霉素类、头孢菌素类抗生素过敏者禁用；肝功能障碍者慎用；长期使用可引起不敏感细菌过度生长。

续表

药物分类	药物名称	作用	规格	用法	注意事项
抗生素类	注射用亚胺培南西司他丁钠	本品为广谱抗生素，特别适用于多种病原体所致需氧菌/厌氧菌引起的混合感染，以及在病原菌未确定前的早期治疗。	500 mg	静脉滴注。成人：每 12 小时给药剂量 500～1000 mg。静脉滴注时间≤500 mg 时，静脉滴注时间 20～30 分钟，如剂量＞500 mg 时，静脉滴注时间应不少于 40～60 分钟。	1. 在使用本品时出现过敏反应，应立即停药并做相应处置。 2. 本品可产生中枢神经系统的副作用，如肌肉痉挛、精神错乱或癫痫发作，尤其当使用剂量超过根据体重和肾功能状态所推荐的剂量时，因此需严格按照推荐剂量安排使用。
	注射用替考拉宁	本品主要用于治疗各种严重的革兰氏阳性菌感染。	0.2 g	静脉滴注。首剂，静脉给药 0.4 g，以后维持剂量 0.2 g，每日 1 次。	1. 药物配制：用 0.9% 氯化钠注射液或 5% 葡萄糖注射液 3ml 缓慢注入本瓶内，轻轻转动小瓶，直至粉末完全溶解，注意不能产生泡沫，如有泡沫形成，将瓶放置 15 分钟，直至泡沫消失，将溶体完全吸入注射器中，打入溶液中使用。 2. 本品与万古霉素可能有交叉过敏反应，故对万古霉素过敏者慎用。 3. 治疗期间定期做肝、肾功能检查。
	注射用醋酸卡泊芬净	本品适用于成人患者和儿童患者：经验性治疗中性粒细胞减少、伴发热患者的可疑真菌感染治疗，以及对其他治疗无效或不能耐受的侵袭性曲霉菌病。	70mg；50 mg	静脉滴注。第一次单次 70 mg，随后每日单次 50 mg。输注液高大约 1 小时经静脉缓慢输注。	白色粉剂要完全溶解，轻轻混合，直到获得透明溶液；在溶解过程中，应以肉眼观察溶解后的溶液有无颗粒物或变色，溶液出现混浊或溶液沉淀不得使用。
	盐酸莫西沙星注射液	适用于敏感菌所致的呼吸道感染，包括慢性支气管炎急性发作、急性鼻窦炎等。	0.4 g	静脉滴注。每次 0.4 g，每日 1 次，输注时间≥90 分钟，疗程 5～10 天。	有中枢神经系统疾病患者慎用；慎用于有致心律失常的因素存在时（如严重的心动过缓或急性心肌缺血）；用药期间，从事驾驶或操作机器者应注意。

续表

药物分类	药物名称	作用	规格	用法	注意事项
抗生素类	注射用头孢美唑钠	抗感染，如败血症、急性支气管炎、肺脓肿、膀胱炎、肾盂肾炎等。	0.5 g；1 g	静脉滴注。成人：1～2 g/d，分 2 次静脉滴注。小儿：25～100 mg/（kg·d），分 2～4 次静脉滴注。	对青霉素类抗生素有过敏症既往史患者，严重肾损伤患者均慎用本品；使用前充分询问有无过敏史；使用时，做好休克的急救措施；给药期间及给药后 1 周避免饮酒。
	人血白蛋白注射液	适用于血容量不足并需要使用胶体以恢复并维持循环血容量的临床指征。	50 ml：10 g（20%）	20% 人血白蛋白可以通过静脉途径直接输注，也可以在等渗溶液中稀释后输注。	怀疑过敏或有过敏反应需立即停止输注，如出现休克，应立即开始休克的标准治疗；人血白蛋白溶液不能用注射用水稀释，因为可能引起接受 20% 人血白蛋白患者出现溶血。
抗休克类	羟乙基淀粉 130/0.4 氯化钠注射液	治疗和预防血容量不足。	500 ml	静脉滴注。确定是低血容量，每日最大剂量 50 ml/kg；如果不能监测患者的低血容量状态，每日最大剂量应限定在 30 ml/kg。	初始治疗量为 10～20 ml 患者，应缓慢输入，并密切观察，防止发生过敏反应；为防止中毒脱水，使用本品前应先给予晶体溶液；严重肝肾疾病或严重凝血功能紊乱患者应慎用。
	右旋糖酐 40 葡萄糖注射液	扩充血容量；降低血液黏滞性，改善微循环。	500 ml	静脉滴注。每次 250～500 ml，每日或隔日 1 次，7～14 天为 1 个疗程。	首次应用应注意有无过敏反应发生，开始时缓慢滴注。
利尿、抗水肿类	甘露醇注射液	降低颅内压；降低眼压；渗透性利尿。	250 ml：50 g	利尿：成人常用量为 1～2 g/kg，一般用 20% 溶液 250 ml 静脉滴注；小儿常用量为 0.25～2 g/kg，以 15%～20% 溶液 2～6 小时内static脉滴注。	甘露醇遇冷易结晶，故应用前仔细检查，如有结晶，可置热水中或用力震荡待结晶完全溶解后再使用。

药物分类	药物名称	作用	规格	用法	注意事项
利尿、抗水肿类	呋塞米注射液	利尿药，主要用于水肿性疾病。	2 ml：20 mg	肌内注射或静脉注射。20～80 mg/d，隔日每日1～2次，从小剂量开始；治疗水肿性疾病可静脉注射，开始20～40 mg/d，必要时每2小时追加剂量，直至出现满意疗效，维持用药阶段可分次给药；小儿用量起始按1 mg/kg静脉注射，必要时每隔2小时追加1 mg/kg，最大剂量每日可达6 mg/kg。	长期用药有水电解质紊乱（低血钾、低血钠、低血氯），应注意监测。
	冻干静注人免疫球蛋白（pH_4）	补充丙种球蛋白，增强免疫力。	2.5 g	重症感染：每日200～300 mg/kg，连续2～3天。	静脉滴注或以5%葡萄糖溶液稀释1～2倍做静脉滴注，开始滴注速度为1 ml/min（约20滴/分），持续15分钟后若无不良反应，可加快速度，最快速度不超过3 ml/min（约60滴/分）；本品应放于2～8℃避光保存，输注前复温；输注时应单独输注，不能与其他液体同时输注，输注时用输血器，且输注前后均应冲管。
抗过敏类	地塞米松磷酸钠注射液	抗炎、抗毒、抗过敏、抗休克及免疫抑制作用。	1 ml：2 mg 或 1 ml：5 mg	肌内注射或静脉滴注，每次2～20 mg。	不良反应：诱发或加重感染，肌肉萎缩、骨质疏松、肌肉萎缩等，大量使用时，易引起类库欣综合征（满月脸、水牛背、向心性肥胖、皮肤变薄、高血压、尿糖等）；长期使用时，容易引起精神症状（失眠、激动、欣快感）及精神病。
镇痛类	氟比洛芬酯注射液	镇痛。	5 ml：50 mg	每次50 mg，每日1～2次，静脉注入。尽可能缓慢给药，时间超过1分钟。	患有严重消化性溃疡，心肝肾功能严重异常，严重高血压患者禁用。

药物分类	药物名称	作用	规格	用法	注意事项
保肝类	注射用还原型谷胱甘肽	防治细胞损伤，保护肝脏。	600 mg	可经肌内注射，也可缓缓静脉注射，或加入输液中静脉滴注。每日 1～2 支或遵医嘱。	无特殊注意事项，置于儿童不能触及处。
	异甘草酸镁注射液	改善肝功能异常。	10 ml：50 mg	每次 0.1 g，每日 1 次，以 5% 或 10% 葡萄糖注射液或 0.9% 氯化钠注射液 250 ml 或 100 ml 稀释后静脉滴注，4 周为 1 个疗程或遵医嘱。如病情需要，每日可用至 0.2 g。	本品可能引起假性醛固酮增多症，在治疗过程中如出现发热、皮疹、高血压、血钠潴留、低血钾等情况，应予以停药，所以，治疗过程中，应定期监测血压和血清钾、钠浓度。
	多烯磷脂酰胆碱注射液	治疗各种类型肝病。	5 ml：232.5 mg	静脉滴注。配置在 5% 或 10% 葡萄糖溶液中，465 mg/d，每日 1 次。	本品中含有苯甲醇，3 岁以下患儿禁用。
胃酸抑制类	注射用奥美拉唑钠	抑制胃酸分泌，保护胃黏膜。	40 mg	静脉注射或静脉静滴。40 mg，每日 1～2 次。	不应与阿扎那韦合用；抑制胃酸分泌的作用强，时间长，故不宜同时服用其他抗酸剂或抑酸剂。
	注射用兰索拉唑	口服疗法不适用者，伴有出血的胃、十二指肠溃疡，急性应激性溃疡，急性胃黏膜损伤者。	30 mg	静脉滴注或静脉壶入。成人每次 30 mg，用 0.9% 氯化钠注射液 100 ml 溶解后静脉滴注，每日 2 次；或 30 mg 静脉壶入，每日 2 次。推荐静滴时间 30 分钟，疗程不超过 7 天。	有药物过敏症既往史、肝损伤患者慎用。
化痰类	盐酸氨溴索注射液	去除痰液。	2 ml：15 mg	成人及 12 岁以上儿童：每日 2～3 次，每次 1 支，慢速静脉注射；严重病例可以增至每次 2 支。6～12 岁儿童：每日 2～3 次，每次 1 支；2～6 岁儿童：每日 3 次，每次 1/2 支。2 岁以下儿童：每日 2 次，每次 1/2 支。	妊娠前 3 个月应慎用。

续表

药物分类	药物名称	作用	规格	用法	注意事项
调节电解质类	氯化钾注射液	治疗及预防低钾血症。	10 ml：1 g	用于严重低钾血症或不能口服者。一般用法：将10%氯化钾注射液10～15 ml 加入5%葡萄糖注射液500 ml 中滴注（总直接静脉滴注与推注）。	静脉补钾原则：①见尿补钾；②浓度不宜过高（钾的溶度不要超过0.3%，如5%葡萄糖溶液500 ml 中最多只能加入10%氯化钾溶液15 ml），禁止直接静脉注射；③速度不宜过快（成人静脉滴速不要超过60滴/分，不可过快，滴注速度以每小时滴入氯化钾不超过1 g 为宜，最快也必须控制在1.5 g 以内，否则可能引起心脏停搏）；④总量不宜过大（24小时补钾总量成人一般为6 g）；⑤监测血钾浓度；⑥注意穿刺部位的选择，及时巡视观察液体有无外渗。
	浓氯化钠注射液	各种原因所致水中毒及严重低钠血症；可以外用，减轻角膜水肿。	10 ml：1 g	稀释后静脉滴注。	一般认为，当血钠低于120 mmol/L 时，治疗使血钠上升速度在每小时0.5 mmol/L，不得超过每小时1.5 mmol/L；当血钠低于120 mmol/L 或出现中枢神经系统症状时，可给予3%～5%氯化钠注射液缓慢滴注；一般要求在6小时内将血钠浓度提至120 mmol/L以上，补钠量（mmol）=[142-实际血钠浓度（mmol/L）]×体重（kg）×0.2；不适当地给予高渗氯化钠可致高钠血症，甚至出现急性左心衰竭，监测血清中钠、钾、氯离子浓度。

续表

药物分类	药物名称	作用	规格	用法	注意事项
抗氧化类	维生素C注射液	各种急、慢性传染性疾病的辅助治疗,清除氧自由基。	2 ml : 0.5 g	肌内注射或静脉注射。成人每次100～250 mg,每日1～3次;必要时,成人每次2～4 g,每日1～2次,或遵医嘱。	本品与氨茶碱、头孢唑林、头孢匹林、右旋糖酐、甲硝丙林、青霉素G、维生素K、法华林、碳酸氢钠有配伍禁忌。不宜静脉直接推注或长期应用,长期应用每日2～3 g可引起骨坏血病;快速静脉注射可引起头晕、晕厥,避免发生溶血反应。
	去乙酰毛花苷注射液	主要用于心力衰竭,由于作用快,适用于急性心功能不全或慢性心功能不全急性加重的患者;用于控制房颤、房扑患者的心室率。	2 ml : 0.4mg	静脉壶入,或5%葡萄糖注射液稀释后缓慢注射。首次剂量0.4～0.6 mg,以后每2～4小时可再给0.2～0.4 mg,总剂量1～1.6 mg。	低钾、高钙血症,甲状腺功能低下,肾功能减退时慎用;用药期间注意检查血压、心率、心电图、电解质(尤其钾、钙、镁离子)、肾功能等。
营养支持类	脂肪乳注射液(C14-24)	能量补充药。	250 ml	成人:静脉滴注,按脂肪量计,每日最大推荐剂量3 g(甘油三酯)/kg。	30%脂肪乳注射液250 ml输注时间不少于4小时。慎用于脂肪代谢功能减退患者;使用前必须做过敏试验,对大豆蛋白过敏者慎用,如本品还没有从血流中完全清除,采血时,通常为输注后5～6小时,则将干扰其他实验室检测项目,如胆红素。
	复方氨基酸注射液(18AA)	补充氨基酸,改善营养。	250 ml : 12.5 g	静脉滴注,每次250～500 ml。	应严格控制滴注速度;用前必须详细检查药液,如发现瓶身有破裂、漏气、变色、发霉、沉淀、变质等异常现象绝不能使用;遇冷可能出现结晶,可将药液加热到60℃,缓慢摇动使结晶完全溶解后再用。

续表

药物分类	药物名称	作用	规格	用法	注意事项
止血类	氨甲环酸注射液	适用于急性或慢性、局限性或全身性、原发性纤维蛋白溶解亢进所致各种出血。	5 ml : 0.5 g	静脉注射或静脉滴注，每次 0.25 ～ 0.5 g，每日 0.75 ～ 2 g。	对于有血栓形成倾向者慎用；本品与青霉素或输注血液有配伍禁忌。
	酚磺乙胺注射液	防止手术前后出血；也可用于血小板功能不良、血管脆性增加而引起的出血。	2 ml : 0.25 g	静脉滴注，每次 0.25 ～ 0.75 g，每日 2 ～ 3 次；肌内注射或静脉注射，每次 0.25 ～ 0.5 g，每日 0.5 ～ 1.5 g。	本品可与维生素 K 注射液混合使用，但不可与氨基己酸注射液混合使用。
	注射用白眉蛇毒血凝酶	用于需减少流血或止血的各种医疗情况；也可用于预防出血，如手术前用药，可避免或减少手术部位及术后出血。	0.5 U	静脉滴注、肌内注射或皮下注射。一般出血：成人 1 ～ 2 U；儿童 0.3 ～ 0.5 U。	本品溶解后，如发生混浊或沉淀，禁止使用；使用期间应注意观察患者的出血、凝血时间。
	注射用尖吻蝮蛇血凝酶	本品辅助用于外科手术浅表创面渗血的止血。	1 U	本品为单次静脉注射给药；每次 2 U，每瓶用 1 ml 注射用水溶解；用于手术预防性止血，术前 15 ～ 20 分钟给药。	DIC 及血液病所致出血，不宜使用本品；使用期间应注意观察患者的出血、凝血时间。

附录 3　烧伤整形科常用口服药品宣教

附表 3-1　烧伤整形科常用口服药品宣教

药物名称	作用	规格	用法	注意事项
盐酸曲马多缓释片	用于中至重度疼痛，镇痛。	100 mg	吞服，勿嚼碎。50～100 mg，每日最高剂量通常不超过400 mg，两次服药间隔时间不得少于 8 小时。不建议用于 12 岁以下患者。	慎用于阿片类药物依赖或有滥用药物及依赖倾向者；急性酒精中毒和使用安眠药、中枢性镇痛药者慎用。
艾司唑仑片	抗焦虑，抗失眠。	1 mg	1～2 mg，睡前服。	避免长期大量使用而成瘾，如长期使用应逐渐减量，不宜骤停；使用后应观察是否有呼吸抑制。
谷氨酰胺散	补充谷氨酰胺，辅助治疗分解代谢和高代谢状况。	2.5 g	口服。成人：每日 10～30 g，每日 3 次，疗程 1 周。	用温开水溶解，即配即用；使用中应检测 ALT、AST 和酸碱平衡。
铝镁加混悬液	中和胃酸。	15 ml : 1.5 g	每日 3～4 次，每次 1 袋，餐后 1～2 小时或睡前服用，或遵医嘱；用前摇匀。	避免与四素类药物合用。
蒙脱石散	用于成人及儿童急、慢性腹泻。	3 g	口服。成人：每次 1 袋，每日 3 次。儿童：1 岁以下，每日 1 袋，分 3 次口服；1～2 岁，每日 1～2 袋，分 3 次口服；2 岁以上，每日 2～3 袋，分 3 次口服，服用时将本品倒入半杯温开水（约 50 ml）中混匀快速服完。急性腹泻患者服用本品治疗时，首次剂量加倍。	治疗急性腹泻时，应注意纠正脱水；对本品过敏者禁用，过敏体质者慎用。
枯草杆菌二联活菌颗粒	用于因肠道菌群失调引起的腹泻、便秘、胀气、消化不良等。	1 g	本品为儿童专用药品，2 岁以下儿童，每次 1 袋，每日1～2次；2岁以上儿童，每次1～2袋，每日 1～2 次。用 40℃以下温开水冲服，也可直接服用。	本品为活菌制剂，切勿将本品置于高温处，溶解时水温不宜超过40℃。

续表

药物名称	作用	规格	用法	注意事项
枸橼酸莫沙必利片	用于功能性消化不良伴有胃灼热、嗳气、恶心、呕吐、上腹胀等消化道症状。	5 mg	每次 5 mg，每日 3 次，饭前服用。	服用一段时间，消化道症状没有改变时，应停止服用。
多潘立酮片	用于消化不良症状。	10 mg	成人：每日 3 次，每次 10 mg，饭前 15～30 分钟服用。	1岁以下小儿慎用；剂量不宜过大。
酒石酸美托洛尔片	用于治疗高血压、心肌梗死、心律失常、心力衰竭等。	25 mg	剂量应个体化，一般每次 25～50 mg，每日 2～3 次或每次 100 mg，每日 2 次，最大剂量一日不应超过 300～400 mg。	低血压、心脏或肝功能不全时慎用；不宜与维拉帕米同时使用，以免引起心动过缓、低血压和心脏停搏。
马来酸氯苯那敏片	适用于皮肤过敏症，如荨麻疹、湿疹、皮炎等；也可用于过敏性鼻炎、药物性皮炎食物过敏。	4 mg	口服。成人：每次 1 片，每日 3 次。	服药期间不得驾驶机、车、船，不要从事高空作业、机械作业及操作精密仪器；儿童需在成人监护下使用。
肠内营养乳剂	补充肠内营养及能量。	500 ml	鼻饲或口服，推荐剂量为每日 400～2000 ml（450～1800 kcal）。	管饲给药时，应逐渐增加剂量；输入过快或严重超剂量时，可能出现恶心、呕吐或腹泻等胃肠道反应；适用于糖尿病患者。
西甲硅油乳剂	用于治疗由胃肠道中聚集过多气体而引起的不适症状，如腹胀等；可作为腹部影像学检查的辅助用药。	30 ml；1 ml（25 滴）乳剂中含 40 mg 西甲硅油	对于因气体在腹部聚集而引起的胃肠道不适，婴儿：1 ml（相当于 25 滴）西甲硅油乳剂混合到瓶装食物中，哺乳前或哺乳后喂服。1～6岁儿童：每日 3～5 次，每次 1 ml。6～14岁儿童：每日 3～5 次，每次 1～2 ml。青少年和成年人：每日 3～5 次，每次 2 ml。西甲硅油乳剂可在就餐时或餐后服用。	开瓶后保质 28 天，过期不得使用。
布洛芬混悬液	用于感冒或流感引起的发热、头痛；也可用于缓解轻中度疼痛如关节痛、神经痛、偏头痛、牙痛。	100 ml	口服。成人：每次 10～15 ml，每日 3～4 次。12 岁以下小儿用量：1～3 岁，体重 10～15 kg，每次用量 5 ml；4～6 岁，体重 16～21kg，每次用量 5 ml；7～9 岁，体重 22～27 kg，每次用量 8 ml；10～12 岁，体重 28～32 kg，每次用药 10 ml。若持续疼痛或发热，可间隔 4～6 小时重复用药 1 次，24 小时不超过 4 次。	对本品过敏者禁用，对其他解热镇痛药过敏者慎用。肾功能不全、高血压、消化道溃疡、血友病或其他出血性疾病患者，使用前必须咨询医生。孕妇、哺乳期妇女慎用。

附录 4 烧伤整形科常用注射药品宣教

烧伤整形科常用注射药品宣教

附表 4-1 烧伤整形科常用注射药品宣教

药物名称	作用	规格	用法	注意事项
注射用重组人生长激素	补充生长激素，促进组织修复。	4.5 IU	按体重每次 0.1 IU/kg，每日 1 次，晚睡前皮下注射。	注射部位应经常更换，防止脂肪萎缩，可引起血糖变化。
盐酸哌替啶注射液	作用于中枢神经系统，镇静、镇痛。	1 ml：50 mg	肌内注射，每次 25～50 mg，每日 100～400 mg，两次用药时间间隔不宜少于 4 小时。极量：每次 150 mg，每日 600 mg，成人一次按体重 0.3 mg/kg 为限。	本品有呼吸抑制作用，应注意观察呼吸，注意预防形成药物依赖。
非那根（盐酸异丙嗪注射液）	能增强麻醉药、催眠药、镇痛药和局部麻醉药的作用，降低体温，有镇吐作用，适用于各种过敏症。	2 ml：50 mg；1 ml：25 mg	抗过敏，每次 25 mg，必要时 2 小时后重复；严重过敏时可肌内注射 25～50 mg，最高量不得超过 100 mg；镇静催眠，每次 25～50 mg。小儿用药：抗过敏，每次按体重 0.125 mg/kg 或按体表面积 3.75 mg/m²，每 4～6 小时 1 次；镇静催眠，必要时每次按体重 0.5～1 mg/kg 或每次 12.5～25 mg。	避免与哌替啶、阿托品多次合用；不宜与氨茶碱混合注射。
硫酸阿托品注射液	内脏绞痛；迷走神经过度兴奋所致窦房阻滞、房室阻滞等缓慢型心律失常；抗休克；有机磷中毒。	1 ml：0.5 mg	皮下注射、肌内注射、静脉注射。成人常用量：每次 0.3～0.5 mg，每日 0.5～3 mg，极量：一次 2 mg。儿童皮下注射：每次 0.01～0.02 mg/kg，每日 2～3 次。	不宜用于支气管哮喘患者；孕妇静脉注射阿托品，可使胎儿心动过速；青光眼及前列腺肥大、高热患者禁用；儿童脑部对本品敏感，尤其发热时易引起中枢障碍，应慎用。
苯巴比妥钠注射液	治疗癫痫；也可用于其他疾病引起的惊厥及麻醉前给药。	1 ml：0.1 g	肌内注射，抗惊厥与癫痫持续状态，成人每次 100～200 mg，必要时 4～6 小时重复 1 次。麻醉前给药，术前半小时肌内注射 0.1 g。	呼吸功能障碍者禁用；用药期间避免驾驶车辆、操作机械和高空作业，以免发生意外。

续表

药物名称	作用	规格	用法	注意事项
注射用赖氨匹林	用于发热及轻、中度疼痛。	0.9 g	肌内注射或静脉注射，以 0.9% 氯化钠注射液溶解后注射。成人：每次 0.9～1.8 g，每日 2 次；儿童：每日按体重 10～25 mg/kg，分 2 次给药。	已知对本品过敏的患者，有活动性消化道溃疡 / 出血，或者曾复发溃疡 / 出血的患者，重度心力衰竭患者禁用。
盐酸曲马多注射液	用于各种急、慢性疼痛。	2 ml：100 mg	肌内注射，每次 50～100 mg，必要时可重复，每日剂量不超过 400 mg。	慎用于阿片类药物依赖或有滥用药物及依赖倾向者；急性酒精中毒和使用安眠药、中枢性镇痛药者慎用。
盐酸罂粟碱注射液	治疗脑、心及外周血管痉挛所致缺血，肾、胆或胃肠道等内脏痉挛。	1 ml：30 mg	肌内注射，每次 30 mg，每日 90～120 mg。	可能引起肝功能受损；用于心绞痛、新近心肌梗死或卒中时须谨慎，心肌抑制时忌大量，以免引起进一步抑制。
注射用胸腺法新	增强免疫应答能力。	1.6 mg	皮下注射，每次 1.6 mg，每周 2 次，两次相隔 3～4 天，连续 4 周（共 8 针）。	正在接受免疫抑制治疗的患者，如器官移植者禁用。

附表 5 烧伤整形科常用外用药品宣教

附表 5-1 烧伤整形科常用外用药品宣教

药物名称	作用	规格	用法	注意事项
复合溶葡萄球菌酶消消毒剂（百克瑞端）	生物酶类消毒剂。	50 ml	清创后外用冲洗、湿敷、喷洒。	使用前勿剧烈摇晃，以免破坏酶活性，脓血环境不影响酶活性，37℃时活性最强。
银离子抑菌洗液（创洁夫）	烧伤、烫伤等各类灼伤创面的清洗消毒。	100 ml	直接对伤口喷洒清洗消毒；每日清洗消毒3～4次，喷洒量视创面大小而定。	切勿口服，不宜与碘制剂及0.9%氯化钠溶液合用。
重组人表皮生长因子外用溶液（I）	促进组织再生与修复，加速愈合。	2000 IU/ml，15 ml	清创后喷洒。	2～8℃环境中保存和运输。
外用重组人碱性成纤维细胞生长因子	促进创面愈合。	3500 IU	直接涂抹于（或用喷雾器喷于）清创后伤患处，或在伤患处覆以适当大小的消毒纱布，将药液均匀滴于湿纱布，适当包扎，适用量约为150 IU/cm²创伤面积。	使用面积超过10%体表面积时的安全性尚未确定。
外用重组人粒细胞巨噬细胞刺激因子（rhGM-CSF）	促进创面愈合。	100 μg rhGM-CSF/10 g	常规消毒清洗后涂抹并包扎，用量视创面大小而定，推荐剂量为每支100 cm²创面面积，每日1次，疗程7～28天。	常规清创消毒后，应再次使用无菌0.9%氯化钠溶液清洗创面后，方可使用；含可能使蛋白质变性成分（如重金属、鞣酸、生物碱）的外用药物，建议不与本品共用。
银锌抑菌霜	抑菌。	45 g	清洁创面后直接涂抹本品，然后用无菌纱布覆盖包扎；或将软膏涂于无菌纱布上，再贴于创面，最后覆盖无菌纱布包扎；或将涂有软膏的无菌纱布直接放入脓腔引流脓液；软膏用量根据创面大小及感染情况而定。	使用后应关注患者体温变化，对磺胺类药物过敏者禁用。
铈离子抑菌精	抑菌。	30 g	清创后直接涂抹创面或者均匀涂抹于内层纱布覆盖创面后敷料包扎。	对磺胺类药物过敏者禁用。

药物名称	作用	规格	用法	注意事项
丝白祛斑软膏	活血化瘀，祛风消斑。	20 g	涂于面部及患处，每日2次，配合按摩3～5分钟。	禁止内服；忌忧思恼怒，保证充足睡眠；避免日光暴晒；添用期间不宜同时使用其他外用化妆品和其他外用药；孕妇禁用。
疤痕止痒软化乳膏	活血柔皮，除湿止痒，用于药物或手术后增生性瘢痕。	20 g	外用，涂敷于患处，每日3次。	瘢痕表面有破溃或起疱者暂停使用；孕妇慎用；新伤口愈合后形成的瘢痕应在第1个月时减小剂量。
积雪苷软膏	用于治疗外伤、手术创伤、烧伤所致瘢痕及硬皮病。	30 g	外用，涂患处，每日3～4次。	避免在烧伤创伤后局部涂抹后即按摩5分钟；局部涂抹或有创面未愈合前使用本品；孕妇及过敏体质者慎用；儿童需在成人监护下使用。
复春散1号	抗菌，抑菌，杀菌，清热解毒，活血化瘀，消炎抗菌，消肿止痛，祛腐生新，收湿敛疮，能促进肉芽组织及皮肤状态生长。	10 g	用无菌0.9%氯化钠溶液或注射用水将药粉调制成混悬液（调制比例为10 g药粉加60 ml溶剂），涂洗待消毒部位；或制成纱布湿敷于待消毒部位，每日1～2次，干燥结痂、渗出皮肤状态少时，可隔日1次。	过敏体质者慎用。
疤痕平	保护创面，促进愈合，抑制增生性瘢痕。	1片	清洁创面后将疤痕平水凝胶贴于创面愈合处，可用胶布加以固定。	可适当修剪，创面愈合后使用。
纳米银抗菌医用敷料（爱可欣、爱护邦、纳米银烧烫伤贴、德湿银）	抗菌，杀菌。	9 cm×15 cm, 9 cm×25 cm 等	将敷料（或其功能区）覆盖于创面上，根据渗出物的量和伤口条件更换敷料，可每日更换或数日更换1次，直至伤口愈合；非黏型敷料使用前需用无菌水润湿。	不能与碘类制剂同时使用，否则容易生成碘化银影响效果。
胶原蛋白海绵（创必复）	创面修复，创面止血，神经营养。	50 mm×50 mm×3 mm 等	取适当面积的创必复，敷于需要治疗的组织中或表面，创必复边缘与需治疗组织边缘相适，或超过1.5～2.0 cm为宜；可多块使用。	创必复分两面，即皱面和光滑面，应注意区分；创必复贴治疗组织表面必须保持湿润新鲜创面，无活动出血，创必复具有非常强的吸渗性，与之接触的器械一定要干燥，并且每一次性使用放置到所需部位。

续表

药物名称	作用	规格	用法	注意事项
胶原蛋白海绵（斯泰可）	创面止血。	80 mm × 50 mm	可用于单纯通过压力、结扎或其他传统止血方法无效时毛细血管、静脉和小动脉出血的止血，直接贴创后止血。	一次性使用，不能重新灭菌。
皮耐克	真皮缺损之创面修复。	82 mm × 120 mm	彻底清创后使用。	价格昂贵，掌握适应证。
吸水敷料	吸收渗出，提供湿润环境，促进愈合。	20 cm × 20 cm × 5 mm 等	直接贴附。	注意合理固定。
TJ纱布敷料	物理抗菌，不粘伤口，吸液透气，加速愈合。	90 cm × 90 cm	直接贴附或隔着其他烧伤敷料。	控制在2天左右更换1次。
护创敷料	有成膜性，抑菌防感染，止血，促进创面愈合。	20 ml	将创面和周围皮肤清洗干净后喷涂，每次以均匀覆盖创面为宜；对需要包扎的创面，应将纱布的包扎面湿透喷透。	避免高温与明火；若瓶口处出现褐色物质附着，为银离子释放后的氧化反应，不影响药物使用。
复方肝素钠尿囊素凝胶	抗瘢痕挛缩。	20 g	将本品涂在瘢痕部位，每日3～4次。	要坚持用药。
复方利多卡因乳膏	皮层局部麻醉。	10 g	在皮肤表面涂一层厚厚的乳膏，上盖密封敷膜；成人和1岁以上儿童每大约1.5 g/10 cm²；小手术大约2 g，涂药时间至少1小时，最长5小时；大面积皮肤手术1.5～2 g/10 cm²，涂药时间至少2小时，最长5小时；3～12个月婴儿在16 cm²面积皮肤最多涂用2 g乳膏，涂药时间大约1小时。	不能用于开放性伤口和儿童生殖器官黏膜；不能应用于受损的耳鼓膜；用于眼睛周围时应特别小心；特异反应性皮炎涂用15～30分钟即可；对于眼部溃疡，应清毒后使用；使用时间延长，可降低临床麻醉效果。
人工细胞愈合膜	促进伤口愈合。	5 g	清洁创面后涂于创面上，边缘超出创面1 cm左右；一般每日涂抹1次；创面较深可适当增加涂抹厚度，外加无菌纱布包扎，应与抗生素合用。	对无菌要求较严格的创面应一次用完，对一般创面每次用完后应立即旋紧盖子，尽快用完，防止污染；涂用后形成的皮膜易溶于水，应避免创面与水接触。

附录 6　烧伤整形科常用化验正常值及意义

附表 6-1　烧伤整形科常用化验正常值及意义

项目	参考值	危急值	意义
白细胞总数（WBC）	成人：(4.0～10.0)×10^9/L 新生儿：(15～20)×10^9/L 6个月至2岁：(11～12)×10^9/L	<1.0×10^9/L 或 >30×10^9/L	白细胞总数增多或减少主要受中性粒细胞数量的影响。
中性粒细胞绝对值及百分比	绝对值：(2.0～7.5)×10^9/L 百分比：40%～75%		生理性增高：新生儿、妊娠晚期。病理性增高：急性感染、急性大出血、急性中毒、白血病。病理性降低：某些感染（伤寒、病毒）、再生障碍性贫血、脾亢、某些理化因素损伤、某些免疫性疾病。
淋巴细胞绝对值及百分比	绝对值：(1.0～4.5)×10^9/L 百分比：20%～45%		增高：某些病毒或细菌所致的传染病（麻疹、风疹、水痘、流行性腮腺炎、病毒性肝炎、结核病等）、传染性淋巴细胞增多症、某些慢性感染和结核病恢复期、淋巴细胞性白血病、白血病性淋巴肉瘤、肾移植术后。降低：常见于接触放射线、应用肾上腺皮质激素、抗淋巴细胞球蛋白治疗、淋巴细胞减少症、免疫缺陷病、丙种球蛋白缺乏症等。
单核细胞总数及百分比	绝对值：(0.2～0.8)×10^9/L 百分比：3%～10%		增高：某些感染（如亚急性细菌性心内膜炎）、急性感染的恢复期、单核细胞性白血病、活动性结核病、淋巴瘤及骨髓增生异常综合征等。降低：无重要临床意义。
嗜酸性粒细胞绝对值及总数	绝对值：(0.05～0.3)×10^9/L 百分比：0.1%～5%		增高：过敏性疾病（支气管哮喘、荨麻疹、血管神经性水肿、食物过敏、神经性鼻炎及由曲霉菌芽孢引起的肺炎等）、寄生虫病（急性血吸虫病、钩虫病、绦虫病、旋毛虫病、肺吸虫病等）、某些皮肤病、某些恶性肿瘤（霍奇金病、淋巴系统恶性疾病等）。降低：常见于长期应用肾上腺皮质激素治疗时，也可见于大手术及某些传染病的早期。

续表

项目	参考值	危急值	意义
嗜碱性粒细胞绝对值及总数	绝对值：(0.00～0.7)×10⁹/L 百分比：0～1.0%		增高：常见于慢性粒细胞性白血病、嗜碱粒细胞白血病、骨髓纤维化及某些转移癌。降低：无重要临床意义。
红细胞总数（RBC）	男：(4.0～5.5)×10¹²/L 女：(3.5～5.0)×10¹²/L		生理性增高：新生儿、高原居民。生理性降低：生理性贫血。病理性增高：相对增高——各种原因的脱水造成血液浓缩；绝对增高——代偿性红细胞增加（肺心病等）；真性增高——真性红细胞增多症。病理性降低：病理性贫血。
血红蛋白（Hb）	男：120～160 g/L 女：110～150 g/L	<50 g/L 或 >200 g/L；<95 g/L 或 >223 g/L（新生儿）	
红细胞比积（HCT）（红细胞压积，PCV）	男：40%～50% 女：35%～45%	<15%或60%；33%或71%（新生儿）	增高：大面积烧伤和脱水患者。降低：贫血患者。
血小板计数（PLT）	(100～300)×10⁹/L	<20×10⁹ 或 >1000×10⁹/L	增高：骨髓增生性疾病、原发性血小板增多症、大出血、术后、脾切除后（一时性）。降低：血小板生成障碍（白血病、再生障碍性贫血）、血小板破坏过多（如ITP）、脾亢、系统性红斑狼疮（SLE）、血小板消耗过多（如DIC）。
肌酐（CR）	62～106 μmol/L		反映肾小球滤过率，但其敏感性、可靠性较差。增高：各种原因所致的肾小球滤过功能减退。降低：蛋白摄入不足或消瘦。
尿素氮（BUN）	3.2～7.1 mmol/L		增高：肾小球滤过功能损伤、蛋白质分解代谢旺盛或蛋白质摄入过多（如上消化道出血、甲亢、大面积烧伤、高热、应用大剂量肾上腺糖皮质激素及摄入大量蛋白性食物等）、肾前性衰竭。降低：蛋白质摄入过少、怀孕、肝衰竭。

续表

项目	参考值	危急值	意义
尿酸（UA）	208～506 μmol/L		血尿酸浓度受受肾小球过滤功能和肾小管重吸收功能的影响。增高：肾小球过滤功能损伤，其较敏感，体内尿酸生成异常增多，如痛风、血液病、恶性肿瘤及长期使用利尿药，慢性铅中毒和长期素食者。降低：各种原因所致肾小管重吸收功能损伤，尿中丢失过多，肝功能损伤所致尿酸生成减少，慢性镉中毒，应用碘胺类药物及大剂量肾上腺糖皮质激素等。
总蛋白（TP）	63～82 g/L		增高：各种原因引起的血液浓缩或蛋白合成增加。降低：见于血液消释，营养不良、慢性消耗性疾病，肝脏蛋白合成功能障碍及各种原因引起的蛋白丢失过多。
白蛋白定量（ALB）	35～55 g/L		增高：血液浓缩、Addison 病等。降低：营养不良，各种肝脏疾病时，蛋白质消耗增多及血液稀释。
谷丙转氨酶（ALT）	5～40 U/L	＞500 U/L	增高：见于急慢性病毒性肝炎，肝硬化，非病毒性肝炎，胆汁淤积，肝脏发生炎症，坏死、中毒等损伤时，急性重症肝炎时，可出现胆红素明显增高而转氨酶却减低的"胆酶分离"现象，提示肝细胞严重坏死，预后不良。
总胆红素（TBIL）	3～22 μmol/L		①胆红素测定主要用于黄疸的诊断及其类型的鉴别，当肝脏发生炎症，胆道疾病及溶血性疾病也可以引起黄疸；
直接胆红素（DBIL）（结合胆红素）	0～8 μmol/L		②以直接胆红素升高为主常见于原发性胆汁性肝硬化，胆道梗阻等；
间接胆红素（IBIL）（未结合胆红素）	1.7～10.2 μmol/L		③以间接胆红素升高为主常见于溶血性疾病，新生儿黄疸或者输血错误等。肝炎与肝硬化患者的直接胆红素与间接胆红素都可以升高。
胆碱酯酶（CHE）	4～12.6 kU/L		①脂碱酯酶是肝内损伤一种极为敏感的指标，可反映肝细胞的合成功能，用于估计肝脏的储备功能和肝病预后；②急、慢性肝炎时，血清胆碱酯酶降低程度往往与病情严重程度相一致，与黄疸程度不一定平行；若血清胆碱酯酶活性持续降低，则提示预后不良。

续表

项目	参考值	危急值	意义
钙离子（Ca²⁺）	成人：2.1～2.7 mmol/L 儿童：2.25～2.8 mmol/L	<1.7 mmol/L 或 >3.5 mmol/L	增高：①摄入过多（静脉用钙过量，大量引用牛奶等）；②溶骨作用增强（原发性甲状旁腺功能亢进、甲状腺功能亢进、转移性骨癌、急性白血病、多发性骨髓瘤和淋巴瘤等）；③钙吸收作用增强（维生素A或维生素D摄入过多）；④肾脏功能损伤（急性肾衰竭）；⑤其他，如Addison病等。减低：①摄入不足或吸收不良，如严重乳糜泻、阻塞性黄疸；②成骨作用增强，如甲状旁腺功能亢进患者手术后，恶性肿瘤骨转移；③钙吸收作用减弱，如佝偻病、软骨病、如急、慢性肾衰竭；④肾脏疾病，如坏死性胰腺炎、肾病综合征，肾小管性酸中毒；⑤其他，妊娠等。
血糖（Glu）	3.9～6.1 mmol/L	成人：<2.8 mmol/L 或 >33.3 mmol/L 新生儿：<1.6mmol/L 或 >16.6mmol/L 糖尿病患者：<3.9mmol/L（数据来源于中国糖尿病指南）	增高：见于各型糖尿病、内分泌疾病、应激、药物影响、肝脏或胰腺疾病，其他如高热、呕吐、脱水、麻醉、缺氧等。减低：见于胰岛素过多，如胰岛素分泌不足，如肾上腺皮质激素、生长激素缺乏、肝糖原储存缺乏；先天性糖原代谢酶缺乏；消耗性疾病；非降糖药物的影响，如水杨酸、磺胺类、吲哚美辛等；特发性低血糖。
钠离子（Na⁺）	135～145 mmol/L		减低：①摄入不足，如长期低盐饮食、饥饿、营养不良、低盐疗法、不适当的输液；②胃肠道失钠，如幽门梗阻、呕吐、腹泻、肠瘘造瘘等；③肾失钠，如肾小管病变、反复使用利尿药、肾上腺皮质功能减退、糖尿病酮症酸中毒；④皮肤性失钠，如大面积烧伤、大量出汗只补水不补充电解质。增高：①摄入过多，体内水分摄入过少或丢失过多，渗透性利尿或肾小管浓缩功能不全、甲状腺功能亢进、肾上腺皮质功能亢进、库欣病、原发性醛固酮增多症、脑外伤、脑血管意外、垂体肿瘤等。

续表

项目	参考值	危急值	意义
氯离子（Cl⁻）	96 ～ 106 mmol/L		增高：①摄入过多，如补充过量含氯溶液；②排泄减少，如急性肾小球肾炎无尿者，肾血流量减少如充血性心力衰竭；③脱水，如腹泻、呕吐，出汗等；④过度换气，如呼吸性碱症酸中毒；⑤肾上腺皮质功能亢进，肾小管对氯化钠重吸收增加。 减低：①摄入不足，如饥饿、营养不良，出汗过多，低盐治疗后；②丢失过多，如严重呕吐、腹泻，胃肠道引流，反复利用尿液，肾上腺皮质功能减退，糖尿病酮症酸中毒；③氯向组织内转移过多，如急性肾炎肾疾病，酸中毒等；④水摄入过多，如尿崩症；⑤呼吸性酸中毒。
钾离子（K⁺）	3.5 ～ 5.3 mmol/L	< 2.5 mmol/L 或 > 6.0 mmol/L	增高：摄入大量库存血，补钾过快。 降低：摄入不足（胃肠功能紊乱，长期无钾饮食，手术后长期禁食等未及时补钾）；丢失过度（严重呕吐，长期腹泻，肾上腺皮质功能亢进，长期使用强利尿药，肾小管功能障碍，大面积烧伤等）；钾向细胞内转移（碱中毒、胰岛素治疗，甲状腺功能亢进等）。
二氧化碳（CO₂）	22 ～ 30 mmol/L		增高：代偿性呼吸性酸中毒，呼吸中枢抑制，代谢性碱中毒。 降低：代偿性呼吸性碱中毒，代谢性酸中毒。
血浆凝血酶原时间（PT）	成人：11 ～ 13 秒 新生儿：2 ～ 3 秒	成人：> 30 秒 新生儿：> 20 秒	PT 延长：①先天性凝血因子Ⅰ、Ⅱ、Ⅴ、Ⅶ、Ⅹ缺乏；②继发性凝血因子缺乏，如严重肝病，维生素 K 缺乏，纤溶亢进，DIC，接受大量输血，使用抗凝药物等；③其他因素，如饮酒、痢疾，应用抗生素，甲基多巴，磺胺等药物。 PT 缩短：血液高凝状态，如 DIC 早期，心肌梗死，脑血栓形成，高脂血叶类蔬菜饮食，口服避孕药，维生素 K 等。
活化部分凝血活酶时间（APTT）	26 ～ 37 秒，与正常对照比较，延长 10 秒以上为异常。	> 100 秒	APTT 延长：血友病，血管性血友病，严重纤维蛋白原，凝血酶原，凝血因子Ⅴ和Ⅹ缺乏，异常物如存在凝血因子Ⅷ抗体，抗磷脂抗体，纤溶亢进，以及使用普通肝素治疗。 APTT 是临床肝素治疗的首选实验室监测指标，一般要求应用肝素的 APTT 是未使用时的 1.5 ～ 2.5 倍为宜。 APTT 缩短：DIC，血栓前状态和血栓性疾病。

续表

项目	参考值	危急值	意义
凝血酶时间（TT）	16～18秒		TT延长：低（无）纤维蛋白原血症、异常纤维蛋白原血症、DIC、SLE和肝脏疾病等。TT是肝素、水蛭素抗凝治疗监测的良好指标，一般控制在TT参考值的25倍，TT也是链激酶、尿激酶溶栓治疗监测的良好指标，一般控制在TT参考值的1.5～2.5倍。
血浆纤维蛋白原（Fg）	成人：2.0～4.0 g/L 新生儿：1.25～3.0 g/L	< 1 g/L	增高：见于心肌梗死、急性感染、急性肾炎、糖尿病、创伤、休克、大手术后、妊娠高血压综合征、恶性肿瘤及血栓前状态等，亦可见于雌激素、口服避孕药、吸烟等。减低：见于重症肝炎、肝硬化、DIC、原发性纤溶症、先天性无纤维蛋白原血症、营养不良、溶栓治疗等。
动脉血氧分压（PaO_2）	10.6～13.3 kPa（80～100 mmHg）< 80 mmHg 为缺氧		判断肌体是否缺氧及程度：< 60 mmHg，呼吸衰竭；< 40 mmHg，重度缺氧；< 20 mmHg，生命难以维持。
动脉血二氧化碳分压（$PaCO_2$）	4.67～6.0 kPa（35～45 mmHg）		1. 结合 PaO_2 判断呼吸衰竭的类型和程度 PaO_2 < 60 mmHg，$PaCO_2$ < 35 mmHg：I 型呼吸衰竭；PaO_2 < 60 mmHg，$PaCO_2$ > 50 mmHg：II 型呼吸衰竭。 2. 判断有否呼吸性酸碱平衡失调，主要根据 $PaCO_2$ 和 pH 进行判断 （1）$PaCO_2$：> 45 mmHg，提示呼吸性酸中毒；< 35 mmHg，提示呼吸性碱中毒。 （2）pH：与 $PaCO_2$ 协同判断呼吸性酸碱失衡是否失代偿。$PaCO_2$ > 45 mmHg 时：7.35 ≤ pH ≤ 7.45 代偿性呼吸性酸中毒；pH < 7.35 失代偿性呼吸性酸中毒。$PaCO_2$ < 35 mmHg 时：7.35 ≤ pH ≤ 7.45，代偿性呼吸性碱中毒；pH > 7.45，失代偿性呼吸性碱中毒。